实用临床神经病学

主　编　董丽华　赵　刚　胡晓丽　江秀丽
副主编　凌一童　李加梅　杨　芳　隋世华　刘　鑫
　　　　王　美
编　委（按姓氏笔画排序）
　　　　王　美　王寿刚　孔凡斌　刘　庆　刘　鑫
　　　　江秀丽　李加梅　杨　芳　张文婧　郑加平
　　　　赵　刚　胡晓丽　祝艳芳　凌一童　隋世华
　　　　董丽华

科学出版社
北　京

内 容 简 介

本书共二十二章,包括绪论、神经系统的解剖生理及病损的定位诊断、神经系统疾病的常见症状、神经系统疾病的病史采集和体格检查、神经系统疾病的辅助检查、神经系统疾病的诊断原则、头痛、脑血管疾病、脑血管疾病的介入治疗、神经系统变性疾病、中枢神经系统感染性疾病、中枢神经系统脱髓鞘疾病、运动障碍性疾病、癫痫、脊髓疾病、周围神经疾病、自主神经系统疾病、神经-肌肉接头和肌肉疾病、神经系统遗传性疾病、神经系统发育异常性疾病、睡眠障碍、内科系统疾病的神经系统并发症。

本书编写简明扼要,内容新颖实用,重点突出,具有较强的指导性和可操作性,可供广大基层医院医师,各大医院住院、进修、实习医师及医学院校师生参考使用。

图书在版编目(CIP)数据

实用临床神经病学 / 董丽华等主编. —北京:科学出版社,2022.5
ISBN 978-7-03-066046-6

Ⅰ. ①实… Ⅱ. ①董… Ⅲ. ①神经病学 Ⅳ. ①R741

中国版本图书馆 CIP 数据核字(2020)第 170072 号

责任编辑:朱 华 王锞韫 / 责任校对:樊雅琼
责任印制:徐晓晨 / 封面设计:陈 敬

科 学 出 版 社 出版
北京东黄城根北街 16 号
邮政编码:100717
http://www.sciencep.com
固安县铭成印刷有限公司 印刷
科学出版社发行 各地新华书店经销
*
2022 年 5 月第 一 版 开本:787×1092 1/16
2022 年 5 月第一次印刷 印张:11 1/4
字数:333 000
定价:149.00 元
(如有印装质量问题,我社负责调换)

前　言

本书根据临床医院岗位胜任力目标和临床医院岗位需要，在借鉴国内外神经病学成果的基础上编写而成。以科学性、实用性、代表性和适用性为编写原则，整合实用知识体系，体现整体性和系统性，注重点面结合，突出基本知识、基本理论与基本操作。

本书的编者为从事临床、教学和科研工作，有丰富临床经验的神经内科专家，编写内容注重临床思维的培养，使学生能快速把握神经病学的关键点，高效掌握并有效解决临床实践中遇到的具体问题。

神经病学是研究神经系统疾病和肌肉疾病病因、发病机制、临床表现、诊断和鉴别诊断、预防和治疗以及康复等内容的一门临床学科。神经系统按解剖结构分为中枢神经系统（脑、脊髓）和周围神经系统（脑神经、脊神经）两部分。

神经病学是神经科学中的一门临床分支，与神经科学的其他分支学科彼此渗透、相互促进，主要临床症状为运动、感觉和反射障碍。神经系统是人体中结构最精细和功能最复杂的系统，因此与身体其他系统疾病相比，有独特的诊断方式及应用方法。医学生要具备神经系统疾病诊疗临床决策能力和临床预见能力，掌握其独特之处。①定向诊断，即判断是否属于神经系统疾病。②定位诊断，是查明病变的部位，最能体现神经系统的特点。定位分为临床定位（病中+体格检查）及综合定位（临床定位+辅助检查）。③定性诊断，是确定病变的性质，又称病因诊断。④应用临床科研思维，实现从经验医学、循证医学到精准医学的转化。

当前的社会，老龄化趋势增加，疾病谱不断变化，但新的检查手段的涌现，使发现疾病、认识疾病、治疗疾病的水平不断进步。因此，神经科医师需要扎实基础、更新知识，提高对疾病的认识水平，及时对疾病进行合理的诊断，同时尽可能针对病因恰当治疗，提高治愈率，降低致死率和致残率。需要神经科医师掌握现代医学手段及方法，成为"卓越医师"。书中介绍的诊疗方法均为编者多年来从事临床实践的经验与总结，理论联系实际，内容新颖，重点突出，实用性强，适用于广大基层医院医师，各大医院住院、进修、实习医师及医学院校师生参考使用。

限于编写人员的水平和经验，书中难免有疏漏之处，恳请使用本书的广大师生和神经病学同道批评指正，以便再版时进一步完善。

编　者

2021 年 12 月

目　　录

第一章 绪 论

神经病学（neurology）是一门临床二级学科，也是神经科学中的一门分支学科，是研究神经系统疾病和骨骼肌疾病的临床医学，主要从事神经系统和骨骼肌疾病的病因、发病机制、临床表现、诊断、治疗、康复及预防等研究，内容繁多，理论深奥，需反复实践。神经病学是神经科学的一个重要组成部分，是建立在神经科学理论基础之上，而又与其他学科有密切联系，如与神经组织胚胎学、神经解剖学、神经生理学、神经生物学、神经生物化学、神经病理学、神经免疫学、神经药理学、神经遗传学、神经流行病学、神经外科学、神经内分泌学、神经影像学、神经心理学、神经眼科学、神经耳科学、实验神经病学及神经分子生物学等学科息息相关，彼此间相互渗透，相互促进。

一、神经病学研究范围和学习总体目标

1. 研究范围 神经病学是研究神经系统疾病和肌肉疾病病因、发病机制、临床表现、诊断和鉴别诊断、预防和治疗以及康复等内容的一门临床学科。

2. 学科总体目标 神经病学的总体目标是：发展神经科学，提高对疾病的认识水平，及时对疾病进行合理的诊断，同时尽可能针对病因给予恰当治疗，提高治愈率，降低致死率和致残率。具体来说，当神经或肌肉系统疾病发生时，首先应进行定位诊断，即明确病变累及了神经系统的哪些部位，是以中枢神经系统受累为主还是以周围神经系统受累为主，或者是以肌肉疾病为主或者全部受累；最后进行定性诊断以明确病因和病变性质。多种因素均可引起神经系统疾病，如血管病变感染、结缔组织病、遗传中毒营养障碍和先天发育障碍等，需要全面检查以明确病因。待定性诊断完成后，即应进行适当的治疗。

二、神经病学的特性

1. 疾病的复杂性 神经系统和肌肉组织的解剖构造非常复杂，不同部位病变所表现的症状不同，如果病灶同时累及几个部位，临床症状就会互相重叠，给诊断和分析带来很大困难。

2. 症状的广泛性 神经系统的症状既可由神经疾病引起，也可由其他系统疾病产生，如昏迷症状，原发病因可为脑出血、蛛网膜下腔出血、颅内高压，也可由内科疾病的糖尿病引起。有时一种疾病在某一阶段属于内科范畴，另一阶段又属于神经科范畴。

3. 诊断的依赖性 现代科技的发展使得许多新方法和新手段不断涌现，为医师诊断疾病带来了很大便利。但另一方面，神经科医师对辅助检查的依赖性也越来越大，如 CT 诊断脑出血，MRI 诊断多发性硬化，神经活检、肌肉活检和肌电图对于周围神经病和肌病的诊断等。

4. 疾病的严重性 神经科急症、重症多，对生命威胁程度较高，如脑梗死、脑出血和脑肿瘤等均可引起脑水肿，严重时可发生脑疝，可突发呼吸、心跳停止。

5. 疾病的难治性 神经系统疾病中，一些疾病可以治愈，如多数炎症和营养缺乏性疾病；一些疾病虽然不能根治，但可以控制或缓解症状，如特发性癫痫、震颤麻痹和脑血管疾病；一些疾病目前尚无好的治疗方法，如变性病和恶性肿瘤。

三、神经系统疾病的主要病因、临床症状、诊断和治疗

1. 主要病因 神经系统疾病是指神经系统和骨骼肌由于感染、肿瘤、血管病变、外伤、中毒、免疫障碍、变性、遗传、先天发育异常、营养缺陷、代谢障碍等引起的疾病。神经系统疾病的主要临床表现是神经系统生理功能缺失、部分障碍或部分异常活跃等，表现为运动、感觉、反射、自主神经及高级神经活动的功能障碍。

2. 主要临床症状 按发病机制,神经系统疾病的临床症状可分为4组。①缺损症状:指神经组织受损时,正常神经功能减弱或缺失,如内囊病变导致对侧肢体偏瘫、偏身感觉障碍和偏盲。②刺激症状:指神经组织受激惹后所产生的过度兴奋表现,如大脑皮质运动区受刺激引起部分性运动发作。③释放症状:指高级中枢受损后,受其制约的低级中枢出现功能亢进,如上运动神经元损伤可出现锥体束征,表现为肌张力增高、腱反射亢进、病理反射阳性。④断联休克症状:指中枢神经系统局部的急性严重病变,引起在功能上与受损部位有密切联系的远隔部位神经功能短暂缺失,如急性脊髓横贯性损伤时,病变水平以下表现为迟缓性瘫痪,即脊髓休克,休克期过后,逐渐出现神经缺损和释放症状。

3. 诊断 神经病学与其他临床学科类同,学习该学科应培养自己的临床思维与方法。面对一位患者,首先,通过采集完整的病史资料并系统体检,确定患者的疾病是否累及神经系统。其次,如果有,判断具体的病变部位在哪里,即定位诊断。定位诊断既要确定神经系统损伤的部位,如是大脑、小脑、脊髓还是周围神经等,也要判定病变是为弥散性、局灶性、多灶性还是系统性。要做到准确定位,不仅需要熟练掌握神经解剖学、神经生理学的理论基础,熟悉神经系统各种疾病的症状和体征,而且需要掌握并合理应用各种辅助诊断技术,如选择影像学技术(超声波、CT、MRI、DSA、SPECT、PET 等),并进行综合分析和判断,明确病变的部位。最后,要明确引发该病变的原因是什么,即定性诊断。定性诊断(qualitative diagnosis)是需根据病史中反映出来的不同类型疾病的进展特点、主要症状和体征,同时结合病变影像学表现、病原菌培养、体液检查结果,确定疾病的病因及性质,如血管病变、感染、肿瘤、外伤、变性、中毒、遗传性疾病、自身免疫性疾病、先天发育异常等。在临床工作中一定要把定位诊断和定性诊断结合起来,运用于系统而完整的疾病诊断过程中。随着信息技术、神经影像技术、基因技术等技术设备的不断改进创新,神经系统疾病的诊断准确率已大幅提升,并朝着精准医学方向发展。

4. 治疗 神经系统疾病的治疗分别安排在各疾病章节。各类治疗的基本原理,如临床神经药物治疗、免疫治疗、神经保护、基因治疗、干细胞应用、外科治疗、康复治疗等的基本原理与方法,需要掌握常见神经系统疾病的治疗原则,注意神经系统疾病的疗效依据现代神经病学对其认识程度不同而有较大差异。有些可治愈,如多数感染性疾病、营养缺乏性疾病、早期或轻型脑血管疾病等;有些虽不能根治,但可使症状得到控制或缓解,如多发性硬化、重症肌无力、特发性癫痫等;还有相当数量的神经系统疾病目前尚缺乏有效的治疗方法,如神经系统变性疾病、遗传性疾病等。随着医学技术的进步,新的治疗方法的不断涌现,作为一名医师要具有高度的责任心,尽我所能做到早期诊断、早期治疗、对症治疗、缓解病痛、延缓进展、生命支持,提高生活质量与人文关怀,这些都是作为医师的价值所在。可以预测,目前尚不清楚病因且无特效治疗的神经系统疾病,在不久的将来一定能找到有效的治疗方法。

四、神经病学的学科发展趋势

神经系统疾病仍然是造成人类死亡和残疾的主要原因之一。神经病学目前的现状如下。

1. 神经系统疾病谱的变化 老年人口的增多将会使老年变性病和脑血管疾病发病率增多,从而导致疾病谱发生改变。

2. 神经系统疾病诊断手段的变化 由于遗传背景的差异,同种疾病的表现也会千差万别,依靠经验和对传统检查分析,容易造成诊断上的失误。随着分子生物学的发展,诊断已经提高到基因水平,以往不能确诊的一些疾病,特别是遗传性疾病,可以通过分子生物学方法,确定致病基因,并实施进一步的治疗。另外,神经影像学的发展,特别是磁共振的应用,给疾病提供了新的诊断和治疗方法,使得神经疾病的诊断和治疗发生了根本性改变。

3. 神经系统疾病治疗技术的变化 除了大量新药,新的治疗手段也大量进入临床。如功能外科立体定向技术、神经导航操作技术、急性脑梗死的溶栓治疗、缺血性脑血管疾病的外科治疗(颈动脉内膜切除、支架成形术和颅内血管重建等)、脑出血的外科手术、达芬奇机器人手术等，对治疗神经系统疾病发挥了很大的作用。基因治疗也正在进行临床试验，通过基因水平修饰，将正常基因代替致病基因，或封阻或剪断致病基因，或修复被损害基因，从而起到治疗作用。

随着基础医学、临床医学及相关学科的发展，尤其是神经科学各相关学科的迅猛发展，不断涌现出临床神经病学新理论、新技术、新疗法、新循证医学证据。国内外神经病学界修订发表的神经系统常见疾病诊疗指南或建立在以循证医学为依据的专家共识及人工智能为神经系统疾病诊治带来了新的希望。

第二章　神经系统的解剖、生理及病损的定位诊断

神经系统疾病的诊断包括定位诊断（病变部位诊断）和定性诊断（病因诊断）。①根据解剖学、生理学和病理学知识及辅助检查结果对症状进行分析以推断其发病部位，称为定位诊断；②在此基础上确定病变的性质和原因，称为定性诊断。定位诊断是诊断神经系统疾病的第一步，正确完成定位诊断取决于以下3个因素：①对神经系统解剖生理和病理的理解；②对这些结构病损后症状的掌握；③临床基本技能的扎实运用。

神经系统疾病病损后的症状与特点见表2-1。

表 2-1　神经系统疾病病损后的表现

症状	特点
缺损症状	神经结构受损时，正常功能的减弱或消失
刺激症状	神经结构受激惹后，所引起的过度兴奋表现
释放症状	高级中枢受损后，原来受其抑制的低级中枢因抑制解除而出现功能亢进
断联休克症状	中枢神经系统局部发生急性严重损害时，引起功能上与受损部位有密切联系的远隔部位神经功能短暂丧失

第一节　中　枢　神　经

中枢神经系统（central nervous system，CNS）包括脑和脊髓，脑由大脑、间脑细胞的灰质和含上、下行传导束的白质组成。

一、大　脑　半　球

大脑半球（cerebral hemisphere）表面由大脑皮质覆盖，在脑表面形成脑沟和脑回，内部为白质、基底核及侧脑室。两侧大脑半球由胼胝体连接。每侧大脑半球借中央沟、大脑外侧裂和其延长线、顶枕沟和枕前切迹的连线分为额叶、顶叶、颞叶和枕叶，根据功能不同，又有不同分区（图2-1、图2-2）。此外，大脑还包括位于大脑外侧裂深部的岛叶和位于半球内侧面的由边缘叶、杏仁核、丘脑前核下丘脑等构成的边缘系统（图2-3）。大脑半球的特点见表2-2。

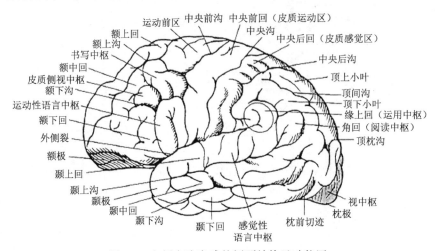

图 2-1　左侧大脑半球外侧面结构及功能区

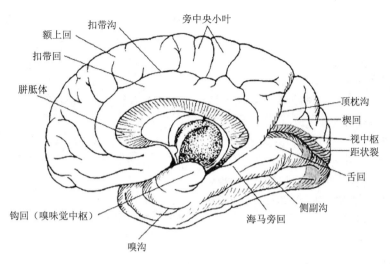

图 2-2　右侧大脑半球内侧面结构及功能区

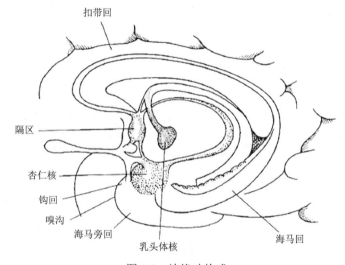

图 2-3　边缘叶构成

表 2-2　大脑半球特点

部位	特点
优势半球	在语言、逻辑思维、分析综合及计算功能等方面占优势；多位于左侧，只有一小部分右利手和约半数左利手者可能在右侧
非优势半球	多为右侧大脑半球，主要在音乐、美术、综合能力、空间、几何图形和人物面容的识别及视觉记忆功能等方面占优势

（一）额叶

1. 解剖与生理　额叶的主要功能与精神、语言和随意运动有关。其主要功能区包括：①皮质运动区，位于中央前回，该区大锥体细胞的轴突构成了锥体束的大部，支配对侧半身的随意运动。②运动前区，位于皮质运动区前方，是锥体外系的皮质中枢，发出纤维到丘脑、基底核和红核等处，与联合运动和姿势调节有关；该区也发出额桥小脑束，与共济运动有关。③皮质侧视中枢，位于额中回后部，司双眼同向侧视运动。④书写中枢，位于优势半球的额中回后部，与支配手部的皮质运动区相邻。⑤运动性语言中枢（Broca 区），位于优势半球外侧裂上方和额下回后部交界的三角区，管理语言运动；额叶前部有广泛的联络纤维，与记忆、判断、抽象思维、情感和冲动行为有关。

2. 病损表现及定位诊断

（1）外侧面病损表现

1）额极病变：以精神障碍为主，表现为记忆力和注意力减退；表情淡漠，反应迟钝，缺乏始动性和内省力；思维和综合能力下降，可有欣快感或易怒。

2）中央前回病变：①刺激性病灶。对侧上、下肢或面部的抽搐（杰克逊癫）或继发全身性癫痫发作。②破坏性病灶多引起单瘫。上部受损产生对侧下肢瘫痪；下部受损产生对侧面、舌或上肢的瘫痪；严重而广泛的损害可出现对侧偏瘫。

3）额上回后部病变：强握反射；摸索反射。

4）额中回后部病变：①产生书写不能；②刺激性病灶引起双眼向病灶对侧凝视；③破坏性病灶：双眼向病灶侧凝视。

5）优势侧额下回后部病变：产生运动性失语。

（2）内侧面病损：多见于大脑前动脉闭塞、矢状窦旁脑膜瘤。旁中央小叶病变：对侧膝以下瘫痪；矢状窦旁脑膜瘤可压迫两侧下肢运动区而使其产生瘫痪，伴有大小便障碍。

（3）底面病损：多见于额叶底面的挫裂伤、嗅沟脑膜瘤、蝶骨嵴脑膜瘤。额叶眶面病损表现为饮食过量、胃肠蠕动过度、多尿、高热、出汗和皮肤血管扩张等症状；福-肯综合征（同侧嗅觉缺失和视神经萎缩、对侧视盘水肿）。

（二）顶叶

1. 解剖与生理　位于中央沟后、顶枕沟前和外侧裂延线的上方。顶叶主要有以下功能分区。①皮质感觉区：中央后回为深浅感觉的皮质中枢，接收对侧肢体的深浅感觉信息，各部位代表区的排列也呈"倒人状"。顶上小叶为触觉和实体觉的皮质中枢。②运用中枢：位于优势半球的缘上回，与复杂动作和劳动技巧有关。③视觉性语言中枢：又称阅读中枢，位于角回，靠近视觉中枢，为理解看到的文字和符号的皮质中枢。

2. 病损表现

（1）中央后回和顶上小叶病变：①破坏病灶对侧肢体复合性感觉障碍，如实体觉、位置觉、两点辨别觉和皮肤定位觉的减退和缺失；②刺激病灶可出现病灶对侧肢体的部分性感觉性癫痫，如扩散到中央前回运动区，可引起部分性运动性发作，也可扩展为全身抽搐及意识丧失。

（2）顶下小叶（缘上回和角回）病变：①体像障碍；②优势侧角回损害（格斯特曼综合征），计算不能（失算症）、手指失认、左右辨别不能（左右失认症）、书写不能（失写症）、有时伴失读；③优势侧缘上回病变（双侧失用症）。

（三）颞叶

1. 解剖与生理　位于外侧裂的下方，顶枕沟前方。功能区定位如下。

（1）感觉性语言中枢（Wernicke 区）：位于优势半球颞上回后部。

（2）听觉中枢：位于颞上回中部及颞横回。

（3）嗅觉中枢：位于钩回和海马回前部，接受双侧嗅觉纤维的传入。

（4）颞叶前部：与记忆、联想和比较等高级神经活动有关。

（5）颞叶内侧面：此区域属边缘系统，海马是其中的重要结构，与记忆、精神、行为和内脏功能有关。

2. 病损表现

（1）优势半球颞上回后部（Wernicke 区）损害：感觉性失语，患者能听见对方和自己说话的声音，但不能理解说话的含义。

（2）优势半球颞中回后部损害：命名性失语，患者对于一个物品，能说出它的用途，但说不出来它的名称。

（3）颞叶钩回损害：幻嗅和幻味，做舔舌、咀嚼动作，称为"钩回发作"。

（4）海马损害：癫痫，出现错觉、幻觉、自动症、似曾相识感、情感异常、精神异常、内脏症状和抽搐，还可以导致严重的近记忆障碍。

（5）优势侧颞叶广泛病变或双侧颞叶病变：精神症状，多为人格改变、情绪异常、记忆障碍、精神迟钝及表情淡漠。

（6）颞叶深部的视辐射纤维和视束受损：视野改变，表现为两眼对侧视野的同向性上象限盲。

（四）枕叶

1. 解剖与生理 为大脑半球后部的小部分，主要与视觉有关。后端为枕极，内侧面以距状裂分为楔回和舌回，围绕距状裂的皮质为视中枢，接受视网膜视觉冲动，位于顶枕沟和枕前切迹连线的后方。

2. 病损表现

（1）视觉中枢病变：①双侧视觉中枢病变产生皮质盲，表现为全盲、视物不见，但对光反射存在；②一侧视中枢病变可产生偏盲，特点为对侧视野同向性偏盲，而中心视力不受影响，称为黄斑回避（sparing of macula）；③舌回或楔回损害时对侧同向性上或下象限盲。

（2）优势侧纹状区周围病变：视觉失认。

（3）顶枕颞交界区病变：可出现视物变形。

（五）岛叶

岛叶（insular lobe）又称脑岛（insula），呈三角形岛状，位于外侧裂深面，被额、顶、颞叶所覆盖。岛叶的功能与内脏感觉和运动有关。刺激人的岛叶可以引起内脏运动改变，如唾液分泌增加、恶心、呃逆、胃肠蠕动增加和饱胀感等。岛叶损害多引起内脏运动和感觉的障碍。

（六）边缘叶

边缘叶（limbic lobe）由半球内侧面位于胼胝体周围和侧脑室下角底壁的一圆弧形结构构成，包括隔区、扣带回、海马回、海马旁回和钩回（图 2-2，图 2-3）。参与高级神经、精神（情绪和记忆等）和内脏的活动。

二、内　　囊

内囊（internal capsule）是宽厚的白质层，位于尾状核、豆状核及丘脑之间，其外侧为豆状核，内侧为丘脑，前内侧为尾状核，由纵行的纤维束组成，向上呈放射状投射至皮质各部。在水平切面上，内囊形成尖端向内的钝角形，分为前肢、后肢和膝部（图 2-4）。

病损表现：

（1）完全性内囊损害："三偏"综合征：病灶对侧可出现偏瘫、偏身感觉障碍及偏盲。

（2）部分性内囊损害：由于前肢、膝部、后肢的传导束不同，不同部位和程度的损害可出现偏瘫、偏身感觉障碍、偏盲、偏身共济失调中的 1～2 个或更多症状。

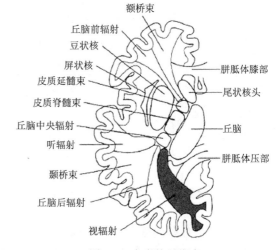

额桥束
丘脑前辐射
豆状核
屏状核
皮质延髓束
皮质脊髓束
丘脑中央辐射
听辐射
颞桥束
丘脑后辐射
视辐射

胼胝体膝部
尾状核头
丘脑
胼胝体压部

图 2-4　内囊的纤维束

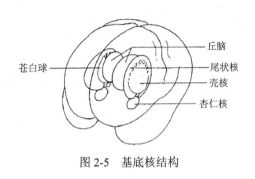

图 2-5　基底核结构

三、基底神经节

基底神经节（basal ganglia）又称基底核（basal nuclei），位于大脑白质深部，主要由尾状核、豆状核、屏状核、杏仁核组成（图 2-5）。

病损表现：基底核病变主要产生运动异常（动作增多或减少）和肌张力改变（增高或降低）。

（1）新纹状体病变：肌张力减低-运动过多综合征。

（2）旧纹状体及黑质病变：肌张力增高-运动减少综合征。

四、间　　脑

间脑（diencephalon）位于两侧大脑半球之间，是脑干与大脑半球连接的中继站。间脑前方以室间孔与视交叉上缘的连线为界，下方与中脑相连，两侧为内囊。左、右间脑之间的矢状窄隙为第三脑室，其侧壁为左右间脑的内侧面。间脑包括丘脑（thalamus）、上丘脑（epithalamus）、下丘脑（hypothalamus）和底丘脑（subthalamus）4 个部分（图 2-6）。

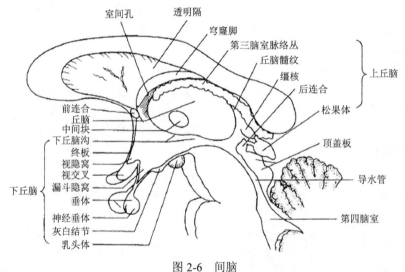

图 2-6　间脑

间脑病变多无明显定位体征，此区占位病变与脑室内肿瘤相似，临床上常称为中线肿瘤。主要表现为颅内压增高症状，临床定位较为困难，需要全面分析。

（一）丘脑

丘脑是间脑中最大的卵圆形灰质团块，对称分布于第三脑室两侧。丘脑前端凸隆，称丘脑前结节；后端膨大，为丘脑枕；其下方为内侧膝状体和外侧膝状体（图 2-7）。

病损表现：

（1）丘脑综合征：对侧的感觉缺失和（或）刺激症状，对侧不自主运动，并可有情感与记忆障碍。

（2）丘脑外侧核群尤其是腹后外侧核和腹后内侧核：对侧偏身感觉障碍。

（3）丘脑至皮质下（锥体外系统）诸神经核的纤维联系受累：出现分离性运动障碍。

（4）丘脑外侧核群与红核、小脑、苍白球的联系纤维受损：偏身不自主运动。

（5）丘脑前核与下丘脑及边缘系统的联系受损：情感与记忆障碍。

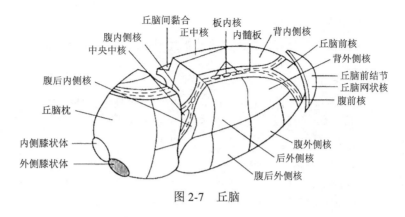

图 2-7　丘脑

（二）下丘脑

下丘脑又称丘脑下部，位于丘脑下沟的下方，由第三脑室周围的灰质组成。

下丘脑是调节内脏活动和内分泌活动的皮质下中枢，下丘脑的某些细胞既是神经元又是内分泌细胞。下丘脑可对体温、摄食、水盐平衡和内分泌活动进行调节，同时也参与情绪活动。

病损表现

（1）视上核、室旁核及其纤维束损害可产生中枢性尿崩症。

（2）下丘脑的散热和产热中枢损害时可产生体温调节障碍。

（3）下丘脑饱食中枢和摄食中枢受损可产生摄食异常。

（4）下丘脑视前区与后区网状结构损害可产生睡眠觉醒障碍。

（5）下丘脑腹内侧核和结节区损害可产生生殖与性功能障碍。

（6）下丘脑的后区和前区损害可出现自主神经功能障碍。

（三）上丘脑

上丘脑的主要结构有松果体、缰连合、后连合。

病损表现： 上丘脑病变常见于松果体肿瘤，可出现由肿瘤压迫中脑四叠体而引起的帕里诺综合征。

（1）上丘受损：瞳孔对光反射消失。眼球垂直同向运动障碍，特别是向上的凝视麻痹。

（2）下丘受损：神经性耳聋。

（3）结合臂受损：小脑性共济失调。

（四）底丘脑

底丘脑外邻内囊，位于下丘脑前内侧，是位于中脑被盖和背侧丘脑的过渡区域，红核和黑质的上端也伸入此区。底丘脑参与锥体外系的功能。

病损表现： 病损时可出现对侧以上肢为重的舞蹈运动，表现为连续的、不能控制的投掷运动，称偏身投掷运动（hemiballismus）。

五、脑　　干

（一）解剖与生理

1. 脑干神经核　分为 3 组：①Ⅲ、Ⅳ；②Ⅴ、Ⅵ、Ⅶ、Ⅷ；③Ⅸ、Ⅹ、Ⅺ、Ⅻ。

2. 脑干传导束　为脑干内的白质，包括深浅感觉传导束、锥体束、锥体外通路及内侧纵束等。

3. 脑干网状结构　为脑干中轴内呈弥散分布的胞体和纤维交错排列的网状区域，脑干网状结构中有许多神经调节中枢，同时还可以接收各种信息传至大脑皮质，可以维持躯体的正常生理活动和保持意识清醒。

（二）病损表现

脑干病变时大都出现交叉性瘫痪，即病灶侧脑神经周围性瘫痪和对侧肢体中枢性瘫痪及感觉障碍。

1. 延髓病损表现

（1）延髓上段的背外侧区病变：Wallenberg 综合征，又称延髓背外侧综合征。

1）前庭神经核损害：眩晕、恶心、呕吐及眼震。

2）疑核及舌咽、迷走神经损害：病灶侧软腭、咽喉肌瘫痪。

3）绳状体及脊髓小脑束、部分小脑半球损害：病灶侧共济失调。

4）交感神经下行纤维损害：Horner 综合征。

5）三叉神经脊束核和脊髓丘脑侧束损害：交叉性感觉障碍。

（2）延髓中腹侧损害：延髓内侧综合征。

1）舌下神经损害：病灶侧舌肌瘫痪及肌萎缩。

2）锥体束损害：对侧肢体中枢性瘫痪。

3）内侧丘系损害：对侧上下肢触觉、位置觉、振动觉减退或丧失。

2. 脑桥病损表现

（1）Millard-Gubler 综合征，又称脑桥腹外侧部综合征。

1）展神经麻痹：病灶侧眼球不能外展。

2）面神经核损害：周围性面神经麻痹。

3）锥体束损害：对侧中枢性偏瘫。

4）内侧丘系和脊髓丘脑束损害：对侧偏身感觉障碍多见于小脑下前动脉阻塞。

（2）脑桥背外侧部损害：Raymond-Cestan 综合征，又称脑桥被盖部综合征。

1）前庭神经核损害：眩晕、恶心、呕吐、眼球震颤。

2）展神经损害：患侧眼球不能外展。

3）面神经核损害：患侧面肌麻痹。

4）脑桥侧视中枢及内侧纵束损害：双眼患侧注视不能。

5）三叉神经脊束损害：交叉性感觉障碍。

6）内侧丘系损害：对侧偏身触觉、位置觉、振动觉减退或丧失。

7）交感神经下行纤维损害：患侧 Horner 征。

8）小脑中脚、小脑下脚和脊髓小脑前束损害：患侧偏身共济失调。

（3）脑桥腹内侧综合征，又称 Foville 综合征：病灶侧眼球不能外展（展神经麻痹）及周围性面神经麻痹（面神经核损害）。

1）两眼向病灶对侧凝视（脑桥侧视中枢及内侧纵束损害）。

2）对侧中枢性偏瘫（锥体束损害），多见于脑桥旁正中动脉阻塞。

（4）闭锁综合征（locked-in syndrome），又称去传出状态：主要见于基底动脉脑桥分支双侧闭塞。

出现双侧中枢性瘫痪（双侧皮质脊髓束和支配三叉神经以下的皮质脑干束受损），只能以眼球上下运动示意（动眼神经与滑车神经功能保留），眼球水平运动障碍，不能讲话，双侧面瘫，舌、咽及构音吞咽运动均障碍，不能转颈耸肩，四肢全瘫，可有双侧病理反射，常被误认为昏迷。

3. 中脑病损表现

（1）Weber 综合征，又称大脑脚综合征：多由于小脑幕裂孔疝引起。表现如下。

1）动眼神经麻痹：患侧除外直肌和上斜肌外的所有眼肌麻痹，瞳孔散大。

2）锥体束损害：对侧中枢性面舌瘫和上下肢瘫痪。

（2）Benedikt 综合征：又称红核综合征，中脑被盖腹内侧部损害。

1）动眼神经麻痹：患侧除外直肌和上斜肌外的所有眼肌麻痹，瞳孔散大。

2）黑质损害：对侧肢体震颤、强直。

3）红核损害：舞蹈、手足徐动及共济失调。

4）内侧丘系损害：对侧肢体深感觉和精细触觉障碍。

六、小　脑

（一）小脑的结构

小脑（cerebellum）分为 3 个主叶：绒球小结叶、前叶和后叶；小脑半球白质内各有 4 个小脑核：顶核、球状核、栓状核和齿状核（图 2-8）。

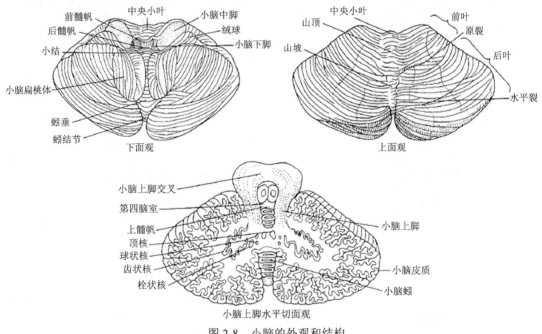

图 2-8　小脑的外观和结构

（二）小脑的纤维及联系

1. 传入纤维　包括脊髓小脑束、前庭小脑束、脑桥小脑束、橄榄小脑束。

2. 传出纤维　齿状核红核脊髓束、齿状核红核丘脑束、顶核脊髓束。

（三）小脑的功能及病损表现

1. 功能　包括维持躯体平衡、控制姿势和步态、调节肌张力、协调随意运动的准确性。

小脑半球上半部分代表上肢；小脑半球下半部分代表下肢；蚓部则代表躯干。

2. 小脑病损表现

（1）小脑蚓部损害：出现躯干共济失调，即轴性平衡障碍。

（2）小脑半球损害：肢体共济失调；指鼻试验、跟膝胫试验、轮替试验笨拙；常有水平性也可为旋转性眼球震颤，往往出现小脑性语言。

七、脊　髓

（一）脊髓外部结构

脊髓自上而下发出 31 对脊神经，与此相对应脊髓也分为 31 个节段，即 8 个颈节（$C_1 \sim C_8$），

12 个胸节（$T_1 \sim T_{12}$），5 个腰节（$L_1 \sim L_5$），5 个骶节（$S_1 \sim S_5$）和 1 个尾节（Co），见图 2-9。每个节段有两对神经根——前根和后根。

脊髓呈前后稍扁的圆柱形。全长粗细不等，有两个膨大部，颈膨大部始自 $C_5 \sim T_2$，发出支配上肢的神经根。腰膨大始自 $L_1 \sim S_2$，发出支配下肢的神经根。脊髓自腰膨大向下逐渐细削，形成脊髓圆锥，圆锥尖端发出终丝，终止于第 1 尾椎的骨膜。

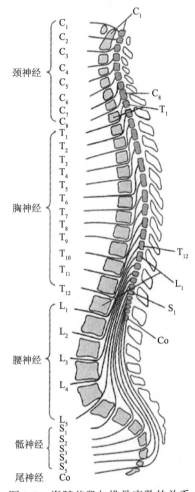

图 2-9　脊髓节段与椎骨序数的关系

（二）脊髓内部结构

1. 髓的灰质　可分为前部的前角、后部的后角及 $C_8 \sim L_2$ 和 $S_{2 \sim 4}$ 的侧角。此外还包括中央管前后的灰质前连合和灰质后连合，它们合称中央灰质。

2. 脊髓的白质　白质主要由上行（感觉）、下行（运动）传导束及大量的胶质细胞组成。

（1）上行纤维束：①薄束和楔束；②脊髓小脑束；③脊髓丘脑束。

（2）下行纤维束：①皮质脊髓束；②红核脊髓束；③前庭脊髓束；④网状脊髓束；⑤顶盖脊髓束；⑥内侧纵束。

（三）脊髓反射与脊髓功能

1. 脊髓反射　主要有两种。

（1）牵张反射：骨骼肌被牵引时，引起肌肉收缩和肌张力增高。

（2）屈曲反射：当肢体受到伤害性刺激时，屈肌快速收缩，以逃避这种刺激，为一种防御反射。

2. 脊髓的功能　脊髓的功能主要表现在两个方面：上、下行传导通路的中继站；反射中枢。

（四）脊髓损害

1. 不完全性脊髓损害　包括前角损害、后索损害、后角损害、侧索损害、中央管附近的损害、脊髓束性损害、侧角损害、脊髓半侧损害、前索损害。

2. 脊髓横贯性损害　①高颈髓损害，定位：$C_{1 \sim 4}$；②颈膨大损害，定位：$C_5 \sim T_2$；③胸髓损害，定位：$T_{3 \sim 12}$；④腰膨大损害，定位：$L_1 \sim S_2$；⑤脊髓圆锥损害，定位：$S_{3 \sim 5}$ 和尾节。

第二节　脑与脊髓的血管

一、脑 的 血 管

（一）脑的动脉

脑的动脉来源于颈内动脉和椎动脉（图 2-10）。

动脉的组成如下。

1. 颈内动脉　①眼动脉；②脉络膜前动脉；③后交通动脉；④大脑前动脉；⑤大脑中动脉。

2. 椎动脉

（1）椎动脉的主要分支：脊髓前、后动脉；小脑下后动脉。

（2）基底动脉的主要分支：小脑下前动脉；迷路动脉（内听动脉）；脑桥动脉；小脑上动脉；大脑后动脉。

3. 大脑动脉环（Willis 环）　由内侧大脑前动脉起始段、两侧颈内动脉末端、两侧大脑后动脉借前后交通动脉连通形成，使颈内动脉系与椎-基底动脉系相交通。后交通动脉和颈内动脉交界处、前交通动脉和大脑前动脉的连接处是动脉瘤的好发部位。

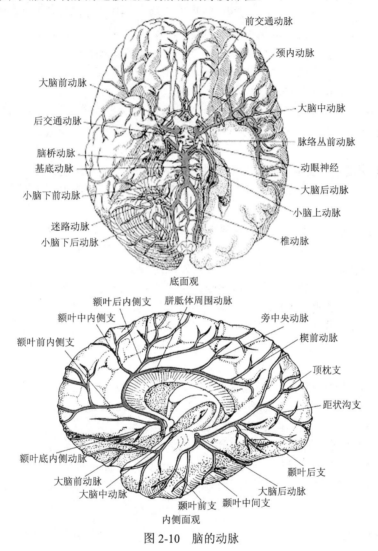

图 2-10　脑的动脉

（二）脑的静脉

1. 大脑浅静脉　大脑上静脉、大脑中静脉、大脑下静脉。

2. 大脑深静脉　大脑内静脉、大脑大静脉。

（三）脑血管病损

1. 颈内动脉主干受累　①可出现患侧单眼一过性黑矇；②患侧 Horner 综合征；③对侧偏瘫、偏身感觉障碍和偏盲；④优势半球受累可出现失语症；⑤非优势半球受累可出现体像障碍。

2. 大脑中动脉主干受累　①"三偏"症状；②可有不同程度的意识障碍；③优势半球受累可出现失语症，非优势半球受累可出现体像障碍。

3. 大脑中动脉皮质支受累　①上分支病损：出现对侧偏瘫和感觉缺失，面部及上肢重于下肢，

Broca 失语（优势半球）和体像障碍（非优势半球）；②下分支病损：出现 Wernicke 失语、命名性失语和行为异常等，常无偏瘫。

4. 大脑中动脉深穿支受累　①对侧中枢性偏瘫，上下肢均等，可有面舌瘫；②对侧偏身感觉障碍；③可有对侧同向性偏盲；④优势半球可出现皮质下失语，常为底节性失语，表现自发性言语受限，音量小，语调低。

5. 大脑前动脉主干受累　①病灶对侧中枢性面舌瘫及偏瘫，以面舌瘫及下肢瘫为重，可伴轻度感觉障碍；②尿潴留或尿急；③精神障碍如淡漠、反应迟钝、欣快、始动障碍和缄默等，常有强握与吸吮反射；④优势半球受累可出现上肢失用，也可出现 Broca 失语。

6. 大脑前动脉皮质支受累　①对侧下肢远端为主的中枢性瘫痪，可伴感觉障碍；②对侧下肢短暂性共济失调、强握反射及精神症状。

7. 大脑前动脉深穿支受累　①对侧中枢性面舌瘫及上肢近端轻瘫；②肌张力增高，呈强直性。

8. 大脑后动脉主干受累　出现对侧偏瘫、偏身感觉障碍及偏盲，丘脑综合征，优势半球病变可有失读症。

9. 大脑后动脉皮质支受累　①对侧同向性偏盲或象限盲，而黄斑视力保存（黄斑回避现象），双侧病变可出现皮质盲；②优势侧颞下动脉受累可见视觉失认及颜色失认；顶枕动脉受累可有对侧偏盲，视幻觉痫性发作，优势侧病损可有命名性失语。

10. 大脑后动脉深穿支受累　①丘脑穿通动脉受累产生红核丘脑综合征，出现病灶侧小脑性共济失调、意向性震颤、舞蹈样不自主运动及对侧感觉障碍；②丘脑膝状体动脉受累可见丘脑综合征，表现为对侧感觉障碍（深感觉为主）、自发性疼痛、感觉过度、共济失调和不自主运动，如舞蹈症、手足徐动症和震颤等；③中脑支受累出现 Weber 综合征或 Benedikt 综合征。

11. 基底动脉主干受累　①引起脑干广泛性病变，累及脑神经、锥体束及小脑；②出现眩晕、呕吐、共济失调、瞳孔缩小、四肢瘫痪、肺水肿、消化道出血、昏迷和高热等，甚至死亡。

12. 基底动脉尖部受累　①眼球运动及瞳孔异常；②对侧偏盲或皮质盲；③严重的记忆障碍；④少数患者可有脑干幻觉，表现为大脑脚幻觉及脑桥幻觉意识障碍。

13. 基底动脉内听动脉受累　表现为病灶侧耳鸣、听力减退、眩晕、呕吐及眼球震颤。

14. 基底动脉中脑支受累　可出现 Weber 综合征或 Benedikt 综合征。

15. 基底动脉脑桥支受累　可出现 Millard-Gubler 综合征。

16. 基底动脉脑桥旁正中动脉受累　可出现 Foville 综合征。

17. 基底动脉小脑上动脉受累　可出现脑桥上部外侧综合征。

18. 椎动脉受累　小脑下后动脉起于椎动脉，此两动脉受累可出现 Wallenberg 综合征。

二、脊髓的血管

（一）血管的组成

1. 脊髓的动脉　包括脊髓前动脉、脊髓后动脉、根动脉。

2. 脊髓的静脉　脊髓前静脉、脊髓后静脉。

（二）脊髓血管损害

1. 前动脉损害　①为供应脊髓前 2/3 区域的脊髓前动脉闭塞所致；②脊髓前动脉综合征主要表现为病灶水平以下的上运动神经元瘫痪、分离性感觉障碍（痛、温觉缺失而深感觉正常）及膀胱直肠功能障碍。

2. 脊髓后动脉损害　①为供应脊髓后 1/3 区域的脊髓后动脉闭塞所致；②脊髓后动脉综合征，主要表现为病变水平以下的深感觉障碍，可伴有不同程度的上运动神经元性瘫痪，轻度膀胱直肠功能障碍。

第三节　脑　神　经

脑神经的功能分类，包括：①运动性神经（第Ⅲ、Ⅳ、Ⅵ、Ⅺ、Ⅻ对）；②感觉性神经（第Ⅰ、Ⅱ、Ⅷ对）；③混合性神经（第Ⅴ、Ⅶ、Ⅸ、Ⅹ对）。

有些脑神经（第Ⅲ、Ⅶ、Ⅸ、Ⅹ对）中还含有副交感神经纤维，12对脑神经除面神经核下部及舌下神经核只受对侧皮质脑干束支配外，其余脑神经运动核均受双侧支配。

一、嗅神经（Ⅰ）

1. 传导通路　嗅细胞（1级神经元）→嗅球（2级神经元）→嗅中枢（颞叶钩回、海马回前部、杏仁核）。

2. 病损表现

（1）嗅中枢病损：嗅觉中枢病变不引起嗅觉丧失，因左右两侧有较多的联络纤维；刺激性病灶引起幻嗅发作，患者常发作性地嗅到特殊的气味，如臭鸡蛋、烧胶皮的气味；可见于颞叶癫痫的先兆期或颞叶海马附近的肿瘤。

（2）嗅神经、嗅球及嗅束病损：颅前窝颅底骨折累及筛板，可撕脱嗅神经造成嗅觉障碍，可伴脑脊液流入鼻腔；额叶底部肿瘤或嗅沟病变压迫嗅球、嗅束，可导致一侧或两侧嗅觉丧失；往往产生双侧嗅觉减退或缺失，与嗅觉传导通路无关。

（3）鼻腔局部病损：见于鼻炎、鼻部肿物及外伤等。

二、视神经（Ⅱ）

（一）传导通路

视神经（optic nerve），主要传导视觉冲动。视网膜内的神经细胞主要分3层；第一层为视杆细胞和视锥细胞。它们是视觉感受器前者位于视网膜周边，与周边视野有关，后者集中于黄斑中央，与中央视野（视敏度）有关；第二层为双极细胞（1级神经元）；第三层为视网膜神经节细胞（2级神经元）。神经节细胞的轴突在视盘处形成视神经，经视神经孔进入颅中窝，在蝶鞍上方形成视交叉（optic chiasma），来自视网膜鼻侧的纤维交叉至对侧，而颞侧的纤维不交叉，继续在同侧走行。不交叉的纤维与来自对侧视网膜的交叉纤维合成束（optic tract），止于外侧膝状体（3级神经元）。

（三）病损表现

1. 视神经　视神经本身病变或受压引起其传导完全中断时——该眼全盲，瞳孔直接对光反应消失，间接对光反应存在。

2. 视交叉　视交叉中部受损（如垂体瘤、颅咽管瘤）导致双眼颞侧偏盲。

3. 视束　视束受损时，产生双眼对侧视野的同向性偏盲，偏盲侧瞳孔对光反应消失。

4. 视辐射　下部受损导致对侧同向性上象限盲，视辐射上部受损导致对侧同向性下象限盲。

5. 枕叶视中枢　视中枢受损时可引起对侧同向性偏盲及视觉失认。

6. 视盘水肿　是颅内压增高的主要客观体征之一，表现为视盘充血、边缘模糊不清、生理凹陷消失、静脉淤血，严重时可见视盘隆起。

7. 视神经萎缩　视力减退或消失，瞳孔扩大，对光反射减弱或消失。外侧膝状体后和视辐射的病变不出现视神经萎缩。

三、动眼、滑车和展神经（Ⅲ、Ⅳ、Ⅵ）

（一）解剖生理

1. 动眼神经（oculomotor nerve）　为支配眼肌的主要运动神经，包括运动纤维和副交感纤维两种成分。动眼神经起自中脑上丘的动眼神经核，此核较大，可分为3个部分。①外侧核：为运动核，左右各一，位于中脑四叠体上丘水平的导水管周围腹侧灰质中；发出动眼神经的运动纤维走向腹侧，经过红核组成动眼神经，由中脑脚间窝出脑，在大脑后动脉与小脑上动脉之间穿过，向前与后交通动脉伴行，穿过海绵窦之侧壁经眶上裂入眶，支配上睑提肌、上直肌、内直肌、下斜肌、下直肌；②正中核或称 Perlia 核：位于中线上，两侧埃丁格-韦斯特法尔（Edinger-Westphal，E-W）核之间，不成对，发出动眼神经的副交感纤维到达两眼内直肌，主管两眼的辐辏运动；③E-W 核：位于正中核的背外侧、中脑导水管周围的灰质中，发出动眼神经的副交感神经节前纤维入睫状神经节交换神经元，其节后纤维支配瞳孔括约肌和睫状肌，司瞳孔缩小及晶状体变厚而视近物，参与缩瞳和调节反射。

2. 滑车神经 起自中脑顶部穿出，与动眼神经伴行，分布于上斜肌，使眼球向外下运动。

3. 展神经 分布于外直肌。

（二）不同部位的眼肌损害

1. 周围性眼肌麻痹

（1）动眼神经麻痹：完全损害时表现为上睑下垂，眼球向外下斜视（由于外直肌及上斜肌的作用），不能向上、向内、向下转动，复视，瞳孔散大，对光反射及调节反射均消失，常见于颅内动脉瘤、结核性脑膜炎、颅底肿瘤等。

（2）滑车神经麻痹：①单纯滑车神经麻痹少见，多合并动眼神经麻痹；②其单纯损害表现为眼球位置稍偏上，向外下方活动受限，下视时出现复视。

（3）展神经麻痹：患侧眼球内斜视，外展运动受限或不能，伴有复视，常见于鼻咽癌颅内转移、脑桥小脑角肿瘤或糖尿病等。

2. 核性眼肌麻痹

（1）双侧眼球运动障碍：动眼神经核紧靠中线，病变时常为双侧动眼神经的部分受累，引起双侧眼球运动障碍。

（2）脑干内邻近结构的损害：展神经核病变可累及面神经纤维，同时累及三叉神经和锥体束。

（3）分离性眼肌麻痹：病变时可仅累及其中部分核团而引起某一眼肌受累，其他眼肌不受影响。

3. 核间性眼肌麻痹（internuclear ophthalmoplegia） 病变主要损害脑干的内侧纵束，故又称内侧纵束综合征。表现为 3 种类型。

（1）前核间性眼肌麻痹：病变位于脑桥侧视中枢与动眼神经核之间的内侧纵束上行纤维。表现为双眼向对侧注视时，患侧眼球不能内收，对侧眼球可外展，伴单眼眼震。辐辏反射正常，支配内聚的核上通路位置平面高些而未受损。

（2）后核间性眼肌麻痹：病变位于脑桥侧视中枢与展神经核之间的内侧纵束下行纤维。表现为两眼同侧注视时患侧眼球不能外展，对侧眼球内收正常；刺激前庭，患侧可出现正常外展动作；辐辏反射正常。

（3）一个半综合征（one and a half syndrome）：一侧脑桥被盖部病变，引起脑桥侧视中枢和对侧已交叉过来的联络同侧动眼神经内直肌核的内侧纵束同时受累。表现为患侧眼球水平注视时既不能内收又不能外展；对侧眼球水平注视时不能内收，可以外展，但有水平眼震。

4. 核上性眼肌麻痹

（1）双眼同时受累。

（2）无复视。

（3）反射性运动仍保存。

（三）不同眼肌麻痹导致的复视

复视成像的规律如下。

（1）一侧外直肌麻痹时眼球偏向内侧，虚像位于实像外侧。

（2）一侧内直肌麻痹时眼球偏向外侧，虚像位于实像内侧。

（3）支配眼球向上运动的眼肌麻痹时眼球向下移位，虚像位于实像之上。

（4）支配眼球向下运动的眼肌麻痹时眼球向上移位，虚像位于实像之下。

（四）不同部位损害所致的瞳孔改变

1. 瞳孔的大小　正常直径 3～4mm。

（1）＜2mm 为瞳孔缩小：见于颈上交感神经径路损害。

（2）＞5mm 为瞳孔散大：见于动眼神经麻痹。

2. 辐辏及调节反射径路损害　指注视近物时双眼汇聚（辐辏）及瞳孔缩小（调节）的反射。

3. 阿-罗瞳孔

（1）表现：两侧瞳孔较小，大小不等，边缘不整，对光反射消失而调节反射存在。

（2）病因：是由于顶盖前区的对光反射径路受损所致，常见于神经梅毒，偶见于多发性硬化及带状疱疹等。

由于顶盖前区内支配瞳孔对光反射和调节反射的神经纤维并不相同，所以调节反射仍然存在。

4. Adie 瞳孔　又称强直性瞳孔，多见于中年女性，表现为一侧瞳孔散大，直接、间接对光反射及调节反射异常。在普通光线下检查病变瞳孔对光反射消失，但在暗处强光持续照射时，瞳孔可出现缓慢的收缩，光照停止后瞳孔又缓慢散大。

四、三叉神经（V）

（一）感觉神经纤维

第 1 级神经元位于三叉神经半月节，三叉神经半月节位于颞骨岩尖三叉神经压迹处、颈内动脉的外侧和海绵窦的后方。

1. 眼神经（第 1 支）　接收来自颅顶前部头皮、前额、鼻背、上睑的皮肤以及鼻腔上部、额窦、角膜与结膜等处的黏膜感觉，经眶上裂入颅。眼神经是角膜反射的传入纤维。

2. 上颌神经（第 2 支）　分布于眼与口裂之间的皮肤、上唇、上颌牙齿和牙龈、硬腭和软腭、扁桃体窝前部、鼻腔、上颌窦及鼻咽部黏膜等，经圆孔入颅。

3. 下颌神经（第 3 支）　是混合神经，与三叉神经运动支并行，感觉纤维分布于耳颞区和口裂以下的皮肤，下颌部的牙齿及牙龈、舌前 2/3、口腔底部黏膜、外耳道和鼓膜，经卵圆孔入颅。

（二）运动神经纤维

三叉神经运动纤维起自脑桥三叉神经运动核，发出纤维在脑桥的外侧出脑，经卵圆孔出颅，走行于下颌神经内，支配咀嚼肌（肌、咬肌、翼内肌、翼外肌）和鼓膜张肌等。主要支配咀嚼运动和张口运动。

（三）角膜反射通路

角膜反射是由三叉神经的眼神经与面神经共同完成的。当三叉神经第 1 支（眼神经）或面神经损害时，均可出现角膜反射消失，刺激角膜通过通路（角膜→三叉神经眼支→三叉神经半月神经节→三叉神经感觉主核→两侧面神经核→面神经→眼轮匝肌）引起闭眼反应。

（四）三叉神经周围性损害

1. 三叉神经半月节和三叉神经根的病变。

2. 三叉神经分支的病变。

（五）三叉神经核性损害

1. 感觉核　分离性感觉障碍：痛、温觉缺失而触觉和深感觉存在；呈洋葱皮样分布。

2. 运动核　咀嚼无力，可伴肌萎缩。

五、面神经（Ⅶ）

面神经（facial nerve）为混合性神经，其主要运动神经司面部的表情运动。

（一）运动纤维

1. 上运动神经元损伤 导致中枢性面神经麻痹。

2. 下运动神经元损伤 导致周围性面神经麻痹。

（二）感觉纤维

感觉纤维包括味觉纤维和一般躯体感觉纤维。

（三）副交感神经纤维

病损分类如下。

1. 面神经管前损害 ①面神经核损害；②膝状神经节损害：Hunt 综合征。

2. 面神经管内损害 表现为周围性面神经麻痹伴有舌前 2/3 味觉障碍及唾液腺分泌障碍。

3. 茎乳孔以外病变 只表现为周围性面神经麻痹。

（四）中枢性和周围性面神经麻痹

比较中枢性和周围性面神经麻痹的区别，见表 2-3。

表 2-3 周围性与中枢性面神经麻痹的鉴别

特征	周围性面神经麻痹	中枢性面神经麻痹
面瘫程度	重	轻
症状表现	面部表情肌瘫痪使表情动作丧失	病灶对侧下部面部表情肌瘫痪（鼻唇沟变浅和口角下垂），额支无损（两侧中枢支配），皱额、皱眉和闭眼动作无障碍；病灶对侧面部随意动作丧失，但哭、笑等动作仍保存；常伴有病灶对侧偏瘫和中枢性舌下神经瘫
恢复速度	缓慢	较快
常见病因	面神经炎	脑血管疾病及脑部肿瘤

六、前庭蜗神经（Ⅷ）

（一）蜗神经

传导听觉，损害后出现听力障碍和耳鸣。

（二）前庭神经

反射性调节机体的平衡，调节机体对各种加速度的反应。

损害后出现眩晕、眼球震颤、平衡障碍。

七、舌咽、迷走神经（Ⅸ、Ⅹ）

（一）舌咽神经

1. 感觉神经 ①特殊内脏感觉纤维；②一般内脏感觉纤维；③一般躯体感觉纤维。

2. 特殊内脏运动纤维 起自延髓疑核，经颈静脉孔出颅，支配茎突咽肌，功能是提高咽穹窿，与迷走神经共同完成吞咽动作。

3. 副交感纤维 起自下泌涎核，经鼓室神经、岩浅小神经，止于耳神经节，其节后纤维分布于腮腺，司腮腺分泌。

（二）迷走神经

迷走神经是行程最长、分布范围最广的脑神经，组成如下。

1. 感觉纤维 ①一般躯体感觉纤维；②一般内脏感觉纤维。

2. 特殊内脏运动纤维。

3. 副交感纤维。

（三）舌咽、迷走神经共同损伤

舌咽、迷走神经彼此邻近，有共同的起始核，常同时受损，表现为声音嘶哑、吞咽困难、饮水呛咳及咽反射消失，称延髓麻痹（真性延髓麻痹），临床上也习惯称之为球麻痹。一侧损害时不出现球麻痹症状，双侧皮质延髓束损伤时才出现构音障碍和吞咽困难，而咽反射存在，称假性球麻痹。真性球麻痹与假性球麻痹的鉴别见表 2-4。

表 2-4　真性球麻痹与假性球麻痹的鉴别

特征	真性球麻痹	假性球麻痹
病变部位	舌咽、迷走神经（一侧或两侧）	双侧皮质脑干束
下颌反射	消失	亢进
咽反射	消失	存在
强哭强笑	无	有
舌肌萎缩	可有	无

（四）舌咽、迷走神经单独受损

1. 舌咽神经麻痹　咽部感觉减退或丧失、咽反射消失、舌后 1/3 味觉丧失、咽肌轻度瘫痪。

2. 迷走神经麻痹　声音嘶哑、构音障碍、软腭不能提升、吞咽困难、咳嗽无力、心动过速。

八、副神经（Ⅺ）

副神经（accessory nerve）为运动神经，包括躯体运动纤维、特殊内脏运动纤维，由延髓支和脊髓支两部分组成。

1. 一侧副神经核或其神经损害　同侧胸锁乳突肌和斜方肌萎缩，患者向病变对侧转颈不能，患侧肩下垂并耸肩无力。

2. 双侧副神经核或其神经损害　双侧胸锁乳突肌均力弱，患者头前屈无力，直立困难，多呈后仰位，仰卧位时不能抬头。

九、舌下神经（Ⅻ）

舌下神经（hypoglossal nerve）为躯体运动神经，支配舌肌运动，只受对侧皮质脑干束支配。病损表现如下。

1. 舌下神经核上性病变　一侧病变时，伸舌偏向病灶对侧。

2. 舌下神经及核性病变　一侧病变表现为患侧舌肌瘫痪，伸舌偏向患侧；两侧病变则伸舌受限或不能，同时伴有舌肌萎缩。

第四节　周围神经

周围神经系统是指脊髓和脑干软脑膜以外的所有神经结构，包括脑神经和脊神经；分为躯体神经和内脏神经，由于内脏神经的传出部分专门支配不直接受人意识控制的平滑肌、心肌和腺体的运动，故又称为自主神经，可再分为交感神经和副交感神经。

一、脊神经

脊神经为混合性神经，一般含有躯体感觉纤维、躯体运动纤维、内脏传入纤维和内脏运动纤维 4 种成分。31 对脊神经可分为 5 部分：8 对颈神经，12 对胸神经，5 对腰神经，5 对骶神经和 1 对尾神经。

（一）脊神经病变导致的运动障碍

病损部位与临床表现如下。

1. 刺激性症状 ①肌束震颤；②肌痉挛；③肌肉痛性痉挛。

2. 麻痹性症状 ①肌力减弱或丧失；②肌萎缩。

（二）脊神经病变导致的感觉障碍

病损临床表现如下。

1. 脊神经病变 分布区内的感觉障碍。

2. 后根损害 节段分布的感觉障碍，常有剧烈根痛。

3. 神经丛和神经干损害 分布区的感觉障碍，常伴有疼痛、下运动神经元瘫痪和自主神经功能障碍。

4. 神经末梢损害 四肢远端对称分布的手套/袜套样感觉障碍，常伴有运动和自主神经功能障碍。

（三）脊神经病变导致的反射变化

可出现浅反射及深反射减弱或消失。腱反射消失为神经病的早期表现，尤以踝反射丧失为最常见，在主要损伤小纤维的神经病变可至后期才出现腱反射消失。

（四）脊神经病变导致的自主神经障碍

可出现：①多汗或无汗、黏膜苍白或发绀、皮温降低、皮肤水肿、皮下组织萎缩、角化过度、色素沉着、皮肤溃疡、毛发脱落、指甲光泽消失、甲质变脆、突起增厚及关节肿大；②其他可有性功能障碍、膀胱直肠功能障碍、直立性低血压及泪腺分泌减少等。

自主神经症状病程较长或为慢性多发性，在周围神经病中较为常见，如遗传性神经病或糖尿病神经病变。

（五）脊神经病变导致的其他症状

1. 动作性震颤 见于某些多发性神经病。

2. 周围神经肿大 见于麻风、神经纤维瘤、施万细胞瘤、遗传性及慢性脱髓鞘性神经病。

3. 畸形 慢性周围性神经病若发生在生长发育停止前可致手足和脊柱畸形，出现马蹄足、爪形手和脊柱侧弯等。

4. 营养障碍 由于失用、血供障碍和感觉丧失，皮肤、指（趾）甲、皮下组织可发生营养性改变，以远端为明显，加之肢体远端痛觉丧失而易灼伤，可造成手指或足趾无痛性缺失或溃疡，常见于遗传性感觉性神经病。

二、自 主 神 经

自主神经支配内脏器官（消化道、心血管、呼吸道及膀胱等）及内分泌腺、汗腺的活动和分泌，并参与调节葡萄糖、脂肪、水和电解质代谢，以及体温、睡眠和血压等。

（一）中枢自主神经

中枢自主神经包括大脑皮质、下丘脑、脑干的副交感神经核团以及脊髓各节段侧角区。

1. 大脑皮质各区均有自主神经的代表区。

2. 旁中央小叶与膀胱、肛门括约肌调节有关。

3. 岛叶、边缘叶与内脏活动有关。

4. 下丘脑是自主神经的皮质下中枢，前区是副交感神经代表区，后区是交感神经代表区，共同调节机体的糖、水、盐、脂肪代谢，以及体温、睡眠、呼吸、血压和内分泌的功能。

（二）周围自主神经

1. 交感神经系统

（1）节前纤维：起始于 $C_8 \sim L_2$ 脊髓侧角神经元，经脊神经前根和白交通支到脊髓旁交感干的椎旁神经节和腹腔神经节并换元。

（2）节后纤维：随脊神经分布到汗腺、血管、平滑肌，而大部分节后纤维随神经丛分布到内脏器官。

（3）作用：兴奋时引起机体消耗增加、器官功能活动增强。

2. 副交感神经系统

（1）节前纤维：起自脑干和 $S_{2 \sim 4}$ 脊髓侧角核团，发出纤维在其支配的脏器附近或在脏器内神经节换元。

（2）节后纤维：支配瞳孔括约肌、睫状肌、下颌下腺、舌下腺、泪腺、鼻腔黏膜、腮腺、气管、支气管、心脏、肝、胰、脾、肾和胃肠等。

（3）作用：副交感神经与交感神经作用互相拮抗，兴奋时可抑制机体耗损、增加储能。

（三）交感神经病损

可出现交感神经功能亢进的症状，表现为瞳孔散大、眼裂增宽、眼球突出、心率加快、内脏和皮肤血管收缩、血压升高、呼吸加快、支气管扩张、胃肠道蠕动分泌功能抑制、血糖升高及周围血容量增加等。

（四）副交感神经病损

可出现副交感神经功能亢进的症状，表现为瞳孔缩小、唾液分泌增加、心率减慢、血管扩张、血压降低、胃肠蠕动和消化腺分泌增加、肝糖原储存增加以增强吸收功能、膀胱与直肠收缩促进废物的排出。

三、周围神经损伤的病理类型

各类型病损的临床表现如下。

1. 沃勒变性　是指任何外伤使轴突断裂后，远端神经纤维发生的变性。神经纤维断裂后，由于不再有轴质运输提供维持和更新轴突所必需的成分，其断端远侧的轴突自近向远发生变化和解体，接近细胞体的轴突断伤则可使细胞体坏死。

2. 轴突变性　是常见的一种周围神经病理改变，可由中毒、代谢营养障碍及免疫介导性炎症等引起。基本病理生理变化为轴突的变性、破坏和脱失，病变通常从轴突的远端向近端发展，故有"逆死性神经病"之称。轴突的变性、解体及继发性脱髓鞘均从远端开始。

3. 神经元变性　是神经元胞体变性坏死继发的轴突及髓鞘破坏，其纤维的病变类似于轴突变性，不同的是神经元一旦坏死，其轴突的全长在短期内即变性和解体，称神经元病。可见于后根神经节感觉神经元病变和运动神经元病损。

4. 节段性脱髓鞘　髓鞘破坏而轴突相对保存的病变称为脱髓鞘。可见于炎症、中毒、遗传性或后天性代谢障碍。病理表现为神经纤维有长短不等的节段性髓鞘破坏，施万细胞增殖。在脱髓鞘性神经病时，病变可不规则地分布在周围神经的远端及近端，但长的纤维比短的更易受损而发生传导阻滞，因此临床上运动和感觉障碍以四肢远端为重。

第五节　肌　　肉

肌肉（muscle）根据构造不同可分为平滑肌、心肌和骨骼肌。平滑肌主要分布于内脏的中空器官及血管壁，心肌为构成心壁的主要部分，骨骼肌主要存在于躯干和肢体。骨骼肌受运动神经支配，一个运动神经元发出一根轴突，在到达肌纤维之前分成许多神经末梢，支配多条肌纤维，构成一个运动单元。

肌肉病损表现如下。

1. 神经-肌肉接头损伤 多表现为重症肌无力,癌性类肌无力综合征,高镁血症,肉毒及有机磷中毒等。

2. 肌肉损伤 多表现为进行性发展的对称性肌萎缩和无力,特殊的体态(翼状肩)及步态(鸭步)可见于肌营养不良,伴有肌肉酸痛可见于肌炎,伴有肌强直可见于强直性肌病。如伴有皮炎或结缔组织损害,多见于多发性皮肌炎。

第六节 运 动 系 统

运动系统(movement system)由上运动神经元(锥体系统)、下运动神经元、锥体外系统和小脑组成。

1. 上运动神经元(锥体系统) 包括额叶中央前回运动区的大锥体细胞及其轴突组成的皮质脊髓束和皮质脑干束。

2. 下运动神经元 包括脊髓前角细胞、脑神经运动核及其发出的神经轴突,是接收锥体系统、锥体外系统和小脑系统传来的冲动的最后通路,支配肌肉的活动。

3. 锥体外系统 广义的锥体外系统是指锥体系统以外所有躯体运动的神经系统结构,包括纹状体系统和前庭小脑系统。

(1)纤维联系:联系广泛,涉及脑内许多结构,包括大脑皮质、纹状体、丘脑、丘脑底核、中脑顶盖、红核、黑质、脑桥、前庭核、小脑、脑干的某些网状核以及它们的联络纤维等。

(2)狭义的锥体外系统:指纹状体系统,包括纹状体(尾状核、壳核和苍白球)、红核、黑质及丘脑底核,总称为基底核。

(3)功能:调节肌张力,协调肌肉运动;维持和调整体态姿势;担负半自动的刻板动作及反射性运动。

4. 小脑 ①主要功能:维持躯体平衡、调节肌张力、协调随意运动。②受损表现:共济失调、平衡障碍。

运动系统病变表现有瘫痪、肌萎缩、肌张力改变、不自主运动、共济失调。

第七节 感 觉 系 统

感觉包括两大类:特殊感觉(视觉、听觉、味觉和嗅觉)和一般感觉(浅感觉深感觉和复合感觉)。本节仅讨论一般感觉。一般感觉可分为以下3种。

1. 浅感觉 指来自皮肤和黏膜的痛、温觉及触觉。

2. 深感觉 指来自肌腱、肌肉、骨膜和关节的运动觉、位置觉和振动觉。

3. 复合感觉 又称皮质感觉,指大脑顶叶皮质对深浅感觉进行分析、比较、整合而形成的实体觉、图形觉、两点辨别觉、定位觉和重量觉等。

一、解剖结构及生理功能

(一)各种感觉传导通路

1. 痛、温觉传导通路。

2. 触觉传导通路。

3. 深感觉传导通路。

(二)脊髓内感觉传导束

脊髓内感觉传导束主要有传导浅感觉的脊髓丘脑束(脊髓丘脑侧束、脊髓丘脑前束)、传导深感觉的薄束和楔束及脊髓小脑束等。

二、损 害 表 现

1. 神经干型感觉障碍　受损害的某一神经干分布区内各种感觉均减退或消失，如桡神经麻痹、尺神经麻痹、腓总神经损伤和股外侧皮神经炎等单神经病。

2. 末梢型感觉障碍　表现为四肢对称性的末端各种感觉障碍（温觉、痛觉、触觉和深感觉），呈手套/袜套样分布，远端重于近端。常伴有自主神经功能障碍，见于多发性神经病等。

3. 后根型感觉障碍　为单侧节段性感觉障碍，感觉障碍范围与神经根的分布一致。常伴有剧烈的放射性疼痛（神经痛），如腰椎间盘脱出、髓外肿瘤等。

4. 髓内型感觉障碍

（1）后角型：损伤侧节段性分离性感觉障碍，出现病变侧痛、温觉障碍，而触觉和深感觉保存。这是由于痛、温觉纤维进入后角，而一部分触觉和深感觉纤维不经过后角直接进入后索所致，见于脊髓空洞症、脊髓内肿瘤等。

（2）后索型：后索的薄束、楔束损害，则受损平面以下深感觉障碍和精细触觉障碍，出现感觉性共济失调，见于糖尿病、脊髓结核或亚急性联合变性等。

（3）侧索型：因影响了脊髓丘脑侧束，表现为病变对侧平面2～3个节段以下痛、温觉缺失而触觉和深感觉保存（分离性感觉障碍）。

（4）前连合型：受损部位双侧节段性分布的对称性分离性感觉障碍，表现为温、痛觉消失而深感觉和触觉存在，见于脊髓空洞症和髓内肿瘤早期。

（5）脊髓半离断型：病变侧损伤平面以下深感觉障碍及上运动神经元瘫痪，对侧损伤平面以下痛、温觉缺失，亦称 Brown-Séquard 综合征，见于髓外占位性病变、脊髓外伤等。

（6）横贯性脊髓损害：即病变平面以下所有感觉（温觉、痛觉、触觉、深感觉）均缺失或减弱，平面上部可能有过敏带，如在颈胸段可伴有锥体束损伤的体征，表现为截瘫或四肢瘫、大小便功能障碍，常见于脊髓炎和脊髓肿瘤等。

（7）马尾圆锥型：主要为肛门周围及会阴部呈鞍状感觉缺失，马尾病变出现后根型感觉障碍并伴剧烈疼痛，见于肿瘤、炎症等。

5. 脑干型感觉障碍

（1）延髓外侧和脑桥下部一侧病变：损害脊髓丘脑侧束及三叉神经脊束和脊束核，出现同侧面部和对侧半身分离性感觉障碍（痛、温觉缺失而触觉存在），如 Wallenberg 综合征等。

（2）延髓内部病变损害：损害内侧丘系引起对侧的深感觉缺失，而位于延髓外侧的脊髓丘脑束未受损，故痛、温觉无障碍，即出现深、浅感觉分离性障碍。

6. 丘脑型感觉障碍　丘脑为深、浅感觉的第3级神经元起始部位，损害时出现对侧偏身（包括面部）完全性感觉缺失或减退。其特点是深感觉和触觉障碍重于痛、温觉，远端重于近端，并常伴发患侧肢体的自发性疼痛（丘脑痛），多见于脑血管疾病。

7. 内囊型感觉障碍　为偏身型感觉障碍，即对侧偏身（包括面部）感觉缺失或减退，常伴有偏瘫及偏盲，称"三偏"综合征，见于脑血管疾病。

8. 皮质型感觉障碍　出现病灶对侧的复合觉（精细感觉）障碍，如实体觉、图形觉、两点辨别觉、定位觉和对各种感觉强度的比较障碍，而痛、温觉障碍轻。皮质感觉区范围广，如部分区域损害，可出现对侧一个上肢或一个下肢分布的感觉缺失或减退，称为单肢感觉减退或缺失。如为刺激性病灶，则出现局限性感觉性癫痫（发作性感觉异常）。

第八节 反　　射

一、解 剖 生 理

反射的解剖学基础是反射弧。反射弧的组成是：感受器→传入神经元（感觉神经元）→中间神经元→传出神经元（脊髓前角细胞或脑干运动神经元）→周围神经（运动纤维）→效应器官（肌肉、分泌腺等）。

1. 深反射

（1）概念：深反射是刺激肌腱、骨膜的本体感受器所引起的肌肉迅速收缩反应，亦称腱反射或肌肉牵张反射。

（2）举例：肱二头肌反射（$C_{5\sim6}$）、肱三头肌反射（$C_{7\sim8}$）、桡骨膜反射（$C_{5\sim6}$）、膝腱反射（$L_{2\sim4}$）、跟腱反射（$S_{1\sim2}$）。

2. 浅反射

（1）概念：浅反射是刺激皮肤、黏膜及角膜而引起的肌肉快速收缩反应。

（2）举例：腹壁反射（$T_{7\sim12}$）、肛门反射（$S_{4\sim5}$）、提睾反射（$T_{1\sim2}$）、角膜反射、跖反射（$S_{1\sim2}$）、咽反射。

二、病损表现

病损临床表现如下。

1. 深反射减弱或消失　反射弧径路的任何部位损伤均可引起深反射的减弱或消失。

2. 深反射增强　深反射亢进是上运动神经元损害的重要体征。

3. 浅反射减弱或消失　上运动神经元性和下运动神经元性瘫痪均可出现浅反射减弱或消失。

4. 病理反射　是锥体束损害的指征，常与下肢腱反射亢进、浅反射消失同时存在。

第三章 神经系统疾病的常见症状

第一节 意识障碍

一、以觉醒度改变为主的意识障碍

以觉醒为标准的意识障碍分级，顺序逐渐加重：嗜睡、昏睡、昏迷；昏迷又分为：浅昏迷、中昏迷、深昏迷。

二、以意识内容改变为主的意识障碍

损害临床表现如下。

1. 意识模糊 ①注意力减退，情感反应淡漠；②定向力障碍，活动减少；③语言缺乏连贯性；④对外界刺激可有反应，但低于正常水平。

2. 谵妄 ①急性脑高级功能障碍表现为认知、注意力、定向，思维迟钝、错觉、幻觉等；②可出现紧张、恐惧和兴奋不安等症状，甚至可有冲动和攻击行为；③病情常呈波动性，夜间加重，白天减轻，常持续数小时和数天。

三、特殊类型的意识障碍

损害的临床表现如下。

1. 去皮质综合征 皮质功能减退或丧失，皮质下功能保存。双上肢屈曲内收，双下肢伸直，足屈曲。

2. 去大脑强直 大脑与中脑和脑桥联系中断，上部脑干功能受损。角弓反张、牙关紧闭、双上肢伸直旋内、双下肢伸直跖屈，病理征阳性。

3. 无动性缄默症

（1）大脑半球及其传出通路无病变。

（2）存在觉醒-睡眠周期，能注视周围环境及人物，貌似清醒，但不能言语。

（3）肌张力降低，二便失禁。

（4）无锥体束征，强力刺激不能改变其意识状态。

（5）常见于脑干梗死。

4. 植物状态

（1）大脑功能严重受损而脑干功能保留。

（2）对自身和外界的认知功能全部丧失。

（3）呼之不应，不能与外界交流。

（4）有自发或反射性睁眼，偶可发现事物追踪。

（5）可有无意义的苦笑。

（6）存在吸吮、咀嚼和吞咽等原始反射。

（7）有觉醒-睡眠周期，大小便失禁。

（注：持续植物状态指颅脑外伤后植物状态持续 12 个月以上，其他原因持续在 3 个月以上。）

第二节 认知障碍

一、记忆障碍

病症分类与临床表现如下。

1. 遗忘 是指对识记过的材料与情节不能再认与回忆，或表现为错误再认或回忆。

2. 顺行性遗忘 是指疾病发生后一段时间内所经历事件不能回忆，近期事件记忆差，不能形成新的记忆，远期记忆尚保存。

3. 逆行性遗忘 是指回忆不起疾病发生之前某一阶段的事件，过去的信息与时间梯度相关的丢失。

4. 记忆减退 是指识记、保持、再认和回忆普遍减退。早期表现为回忆减弱，以后表现为近期和远期记忆均减退，常见于阿尔茨海默病、血管性痴呆等。

5. 记忆增强 是指对远事记忆的异常性增加。患者表现出对很久以前发生的事件和体验，此时又能重新回忆起来，多见于躁狂症、妄想或服用兴奋剂过量。

6. 记忆恍惚 包括似曾相识、旧事如新、重演性记忆错误，与记忆减退过程有关。

7. 虚构 是指将过去从未发生的事件或体验回忆为确有其事，不能自己纠正其错误。

8. 错构 是指记忆有时间顺序上的错误，将过去生活中所经历的事件归于另一无关时期，患者并不自觉，并且坚信自己所说的完全正确。

9. 视空间障碍 是指患者因不能准确判断自身及物体的位置而出现的功能障碍。

10. 执行功能障碍 是指不能确立目标、制订计划和修正计划、实施计划，从而进行有目的的活动。

11. 计算力障碍 是指计算能力减退，无法正确做出以前能做出的简单计算。

二、失 语

失语（aphasia）是指在神志清楚、意识正常，发音和构音没有障碍的情况下，大脑皮质语言功能区病变导致的言语交流能力障碍。

（一）外侧裂周围失语综合征

损害与临床表现如下。

1. Broca 失语 表现为表达性失语或运动性失语；病变部位为优势侧额下回后部。

2. Wernicke 失语 表现为听觉性失语或感觉性失语；由优势侧颞上回后部（Wernicke 区）病变引起。

3. 传导性失语 是指命名、阅读和书写有不同程度损害；由于外侧裂周围弓状束损害导致 Wernicke 区和 Broca 区之间的联系中断所致。

（二）经皮质性失语症

经皮质性失语症又称为分水岭区失语综合征，共同特点为复述相对保留。

损害与临床表现如下。

1. 经皮质运动性失语 能理解他人的言语，但自己只能讲一两个简单的词或短语，呈非流利性失语。

2. 经皮质感觉性失语 听觉理解障碍，对简单词汇和复杂语句的理解均有明显障碍，讲话流利，但语言空洞。

3. 经皮质混合性失语 复述相对好，其他语言功能均严重障碍或完全丧失。

（三）完全性失语

完全性失语也称混合性失语，所有语言功能均严重障碍或几乎完全丧失。

（四）命名性失语

命名性失语又称遗忘性失语，优势侧颞中回后部病变，命名不能，忘记物体名称，能描述物体功能。

（五）皮质下失语

丘脑性失语是指丘脑及其联系纤维受损，急性期有不同程度的缄默和不语，以后言语交流、阅读理解障碍，言语流利性受损，复述功能可保留。内囊、基底核损害所致的失语：言语流利性降低，语速慢、理解无障碍，阅读、复述受损。

三、失　用

失用（apraxia）是指意识清楚、语言理解功能及运动功能正常情况下，患者丧失完成有目的的复杂活动的能力，分为以下几种：观念性失用、观念运动性失用、肢体运动性失用、结构性失用、穿衣失用。

四、失　认

失认（agnosia）是指患者无视觉、听觉和躯体感觉障碍，在意识正常情况下，不能辨认以往熟悉的事物。

临床上，失认可分为以下 4 种：

1. 视觉失认　病变位于枕叶。

2. 听觉失认　病变位于双侧颞上回中部及其听觉联系纤维。

3. 触觉失认　病变位于顶叶角回及缘上回。

4. 体像障碍　病变位于非优势半球顶叶。

五、轻度认知损害

轻度认知损害（mild cognitive impairment，MCI）为介于正常衰老和痴呆之间的中间状态，是一种认知障碍综合征。表现如下。

1. 认知功能下降。

2. 日常基本能力保留。

六、痴　呆

痴呆（dementia）是由于脑功能障碍而产生的获得性、持续性智能损害综合征。表现如下。

1. 两项或两项以上认知域受损。

2. 日常或社会能力明显减退。

3. 可伴发精神行为异常。

第三节　头痛类型

头痛（headache）指外眦、外耳道与枕外隆凸连线以上部位的疼痛，主要临床表现为全头或局部的胀痛或钝痛、搏动性疼痛、头重感、戴帽感或勒紧感等，同时可伴有恶心、呕吐、眩晕和视力障碍等。头痛分类与常见的疾病如下。

1. 全头痛　脑肿瘤、颅内出血、颅内感染、紧张性头痛、低颅压性头痛。

2. 偏侧头痛　血管性偏头痛、鼻旁窦炎性头痛、耳源性头痛、牙源性头痛。

3. 前头痛　颅内肿瘤、鼻旁窦炎性头痛、丛集性头痛。

4. 眼部头痛　高颅压性头痛、丛集性头痛、青光眼、一氧化碳中毒性头痛。

5. 颞部头痛　垂体瘤、蝶鞍附近肿瘤。

第四节　眩　晕

眩晕是一种运动性或位置性错觉，造成人与周围环境空间关系在大脑皮质中的反应失真，产生旋转、倾倒及起伏等感觉。

分类与临床表现如下。

1. 假性眩晕 仅有一般的晕动感，无自身或外界环境空间位置错觉。

2. 真性眩晕 存在自身或对外界环境空间位置的错觉。

3. 非系统性眩晕 又称假性眩晕，常由眼部、心血管和内分泌疾病引起。

4. 系统性眩晕 周围性眩晕和中枢性眩晕。

第五节 视 觉 障 碍

视觉障碍（vision disorder）可由视觉感受器至枕叶皮质中枢之间的任何部位受损引起，可分为两类：视力障碍和视野缺损。

1. 视力障碍 是指单眼或双眼全部视野的视力下降或丧失，可分为以下两种。

（1）单眼视力障碍：有以下 2 种症状表现。

1）突发视力丧失：眼动脉或视网膜中央动脉闭塞，一过性单眼视力障碍（一过性黑矇）。

2）进行性单眼视力障碍：视神经炎、巨细胞（颞）动脉炎、视神经压迫性病变。

（2）双眼视力障碍：有以下 2 种症状表现。①突发视力丧失：多见于双侧枕叶视皮质的短暂性脑缺血发作，起病急，数分钟至数小时可缓解，可伴有视野缺损。②进行性单眼视力障碍：一过性双眼视力障碍和进行性视力障碍。

2. 视野缺损 视野为眼球平直向前注视某一点时所见到的全部空间。视野缺损：指视野某一区域出现视力障碍而其他区域视力正常。

第六节 听 觉 障 碍

听觉障碍可由听觉传导通路损害引起，表现为耳聋、耳鸣及听觉过敏。

1. 传导性耳聋 外耳和中耳向内耳传递声波的系统病变引起的听力下降，声波不能或很少进入内耳 Corti 器，从而不能引起神经冲动；低音调的听力明显减低或丧失，高音调的听力正常或轻微减低。骨导大于气导（Rinne 试验阴性），Weber 试验偏向患侧，无前庭功能障碍；多见于中耳炎、鼓膜穿孔、外耳道耵聍堵塞等。

2. 感音性耳聋 Corti 器、耳蜗神经和听觉通路病理改变；高音调的听力明显减低或丧失，低音调的听力正常或轻微减低。气导大于骨导（Rinne 试验阳性），但二者均降低，Weber 试验偏向健侧，伴前庭功能障碍；多见于迷路炎或听神经瘤。

3. 主观性耳鸣 为患者自己感觉的声音而无客观检查发现。

4. 客观性耳鸣 患者和检查者都可听到，用听诊器可听到患者的耳、眼、头、颈部血管杂音。

5. 听觉过敏 指患者对于正常的声音感觉比实际声源的强度大。

6. 中耳炎早期 三叉神经鼓膜张肌肌支的刺激性病变，引起鼓膜张肌张力增高而使鼓膜过度紧张，可有听觉过敏。

7. 面神经麻痹 引起镫骨肌瘫痪，使镫骨紧压在前庭窗上，小的振动即可引起内淋巴的强烈振动，产生听觉过敏。

第七节 眼 球 震 颤

眼球震颤(nystagmus)是指眼球注视某一点时发生的不自主的节律性往复运动，简称眼震。眼震可以是生理性的，也可由某种疾病引起，脑部不同部位的病变产生的眼震表现不同，下面介绍几种常见的眼震类型。

1. 眼源性眼震 为由视觉系统疾病或眼外肌麻痹引起的眼震。特点：①水平摆动性眼震；②幅度细小；③持续时间长，可为永久性。

2. 前庭性眼震 由前庭终末器、前庭神经或脑干前庭神经核及其传导通路、小脑等功能障碍导致。可细分为：①前庭周围性；②前庭中枢性。

第八节 构 音 障 碍

构音障碍的特点是口语形成障碍。症状包括发音困难、发音不清，发声、音调及语速的异常，严重者完全不能发音。损害与临床表现如下。

1. 上运动神经元损害　单侧皮质脊髓束：双唇和舌承担的辅音部分不清晰，发音和语音共鸣正常。

2. 双侧皮质延髓束　说话带鼻音、声音嘶哑和言语缓慢；辅音发音明显不清晰，常伴有吞咽困难、饮水呛咳、咽反射亢进和强哭强笑等。

3. 基底核病变　说话缓慢而含糊，声调低沉，发音单调，音节颤抖样融合，言语断节及口吃样重复。

4. 小脑病变　构音含糊，音节缓慢拖长，声音强弱不等甚至呈爆发样，言语不连贯，呈吟诗样或分节样。

5. 下运动神经元损害　发音费力和声音强弱不等。

6. 肌肉病变　发音费力和声音强弱不等。

第九节 瘫 痪

瘫痪（paralysis）是指个体随意运动功能的减低或丧失，可分为神经源性、神经-肌肉接头性及肌源性等类型。按运动传导通路的部位不同，可分为上运动神经元性瘫痪、下运动神经元性瘫痪。

1. 上运动神经元性瘫痪　①肌张力高（折刀样）；②肌力减弱：可为单瘫、偏瘫、截瘫、四肢瘫；③瘫痪时肢体远端肌肉受累较重，近端较轻；④腱反射活跃或亢进、浅反射减弱；⑤病理反射出现，无明显肌萎缩。

2. 下运动神经元性瘫痪　①受损下运动神经元支配的肌力减弱；②肌张力降低、肌肉松弛；③腱反射减弱或消失、浅反射减弱；④肌萎缩明显。

第十节 肌 萎 缩

肌萎缩是由于肌肉营养不良而导致的骨骼肌体积缩小，肌纤维变细甚至消失，通常是下运动神经元病变或肌肉病变的结果，临床上可分为以下类型。

1. 神经源性肌萎缩　是指神经-肌肉接头之前的神经结构病变所引起的肌萎缩，病变部位分为脊髓前角细胞、神经根、神经干和延髓运动神经核；肌肉活检的特点为肌纤维数量减少并变细、细胞核集中和结缔组织增生。

2. 肌源性肌萎缩　是指神经-肌肉接头突触后膜以后病变，肌膜、线粒体、肌丝等受损；肌电图呈肌源性损害，肌肉活检可见病变部位肌纤维肿胀/坏死、结缔组织增生和炎症细胞浸润等。

第十一节 感觉障碍、异常

一、躯体感觉障碍

躯体感觉（somatic sensation）指作用于躯体感受器的各种刺激在人脑中的反映。一般躯体感觉包括浅感觉、深感觉和复合感觉。感觉障碍可以分为抑制性症状和刺激性或激惹性症状两大类。

（一）抑制性症状

感觉径路破坏时功能受到抑制，出现感觉（痛觉、温觉、触觉和深感觉）减退或缺失。

（二）刺激性或激惹性症状

1. 感觉过敏　指在正常人中不引起不适感觉或仅有轻微感觉的刺激，而在患者中却引起非常强烈甚至难以忍受的感觉。

2. 感觉过度 ①潜伏期长；②感受性降低，兴奋阈增高；③不愉快的感觉；④扩散性；⑤延时性。

3. 感觉倒错 指对刺激产生的错误感觉如冷的刺激产生热的感觉，触觉刺激或其他刺激误认为痛觉等。

4. 感觉异常 指在没有任何外界刺激的情况下患者感到某些部位有蚁行感、麻木、瘙痒、重压、针刺、冷热肿胀，而客观检查无感觉障碍。常见于周围神经或自主神经病变。

5. 疼痛 ①局部疼痛；②放射性疼痛；③扩散性疼痛；④牵涉性疼痛；⑤幻肢痛；⑥灼烧性神经痛。

二、步态异常

步态(gait)是指行走、站立的运动形式与姿态，机体很多部位参与维持正常步态。步态异常的临床表现及发病因素多种多样，步态异常的临床表现与常见疾病如下。

1. 皮质脊髓束病变

（1）痉挛性偏瘫步态：见于脑卒中后遗症等。

（2）痉挛性截瘫步态：见于脑瘫、脊髓外伤等。

2. 失用步态 见于脑积水或进行性痴呆等。

3. 小步态 见于额叶（皮质或白质）病变。

4. 慌张步态 见于帕金森病。

5. 小脑性共济失调步态 见于小脑病变和多发性硬化等。

6. 感觉性共济失调步态 见于 Friedreich 共济失调、脊髓亚急性联合变性和脊髓结核等。

7. 醉酒步态 见于酒精或巴比妥类中毒。

8. 跨阈步态 见于腓总神经麻痹。

9. 鸭步 见于进行性肌营养不良。

三、不自主运动

不自主运动包括：①震颤，分为静止性震颤和动作性震颤；②舞蹈样运动；③手足徐动症；④扭转痉挛；⑤偏身投掷运动；⑥抽动症。

四、尿便障碍

尿便障碍包括排尿障碍和排便障碍，主要由自主神经功能紊乱所致，病变部位在皮质、下丘脑、脑干和脊髓。

1. 排尿障碍 ①感觉障碍性膀胱；②运动障碍性膀胱；③自主性膀胱；④反射性膀胱；⑤无抑制性膀胱。

2. 排便障碍排便障碍 ①便秘；②大便失禁；③自动性排便；④排便急迫。

第十二节 颅内压异常和脑疝

1. 正常颅内压 成人：80～180mmH$_2$O；儿童：40～100mmH$_2$O。

2. 颅内压异常 颅内压增高＞200mmH$_2$O；颅内压降低＜60mmH$_2$O。

3. 颅内压增高的常见机制和病因

（1）脑组织体积增加：是指脑组织水分增加导致的体积增大即脑水肿，是颅内压增高的最常见原因。根据脑组织水肿机制的不同分为以下两种：

1）血管源性脑水肿：临床最常见，为血脑屏障破坏所致，以脑组织间隙的水分增加为主。常见于颅脑损伤、炎症、脑卒中及脑肿瘤等。

2）细胞毒性脑水肿：由缺氧缺血、中毒等原因所致的细胞膜结构受损，水分聚积于细胞内。常见于息一氧化碳中毒尿毒症、肝性脑病、药物及食物中毒等。

（2）颅内占位性病变：为颅腔内额外增加的颅内容物。病变可为占据颅内空间位置的肿块，如肿瘤(原发或者转移)血肿、脓肿、肉芽肿等。此外，部分病变周围也可形成局限性水肿，或病变阻塞脑脊液通路,进一步使颅内压增高。

（3）颅内血容量增加：见于引起血管床扩张和脑静脉回流受阻的各种疾病。如各种原因造成的血液中二氧化碳蓄积严重颅脑外伤所致的脑血管扩张、严重胸腹挤压伤所致的上腔静脉压力剧增以及颅内静脉系统血栓形成等。

（4）脑脊液增加（脑积水）可由脑脊液的分泌增多、吸收障碍或循环受阻引起。分泌增多见于脉络丛乳头状瘤颅内某些炎症吸收障碍见于蛛网膜下腔出血后红细胞阻塞蛛网膜颗粒等；循环受阻除了可由发育畸形（导水管狭窄或闭锁枕骨大孔附近畸形等）引起外，尚可因肿瘤压迫或炎症、出血后粘连、脑脊液循环通路阻塞所致。

（5）颅腔狭小：见于颅缝过早闭合致颅腔狭小的狭颅症等。

4. 颅内压增高的类型 ①弥漫性颅内压增高。②局限性颅内压增高。

5. 颅内压增高的临床表现 颅内压增高分为急性和慢性两类，见表 3-1。

表 3-1 急性和慢性颅内压增高的临床表现

临床表现	急性颅内压增高	慢性颅内压增高
头痛	极剧烈	持续钝痛，阵发性加剧，夜间痛醒
视盘水肿	不一定出现，多无	典型且具有诊断价值
单侧或双侧展神经麻痹	多无	较常见
意识障碍及生命体征改变	出现早而明显，甚至去大脑强直	不一定出现，如出现则为缓慢进展
癫痫	多有，可为强直-阵挛发作	可有，多为部分性发作
脑疝	发生快，有时数小时即可出现	缓慢发生甚至不发生
常见病因	蛛网膜下腔出血、脑出血、脑膜炎、脑炎等	颅内肿瘤、炎症及出血后粘连

6. 脑疝的分类与临床表现

（1）钩回疝：颞叶内侧海马回及钩回等结构疝入小脑幕裂孔而形成。

（2）中心疝：小脑幕上内容物向下移位通过小脑幕裂孔，使脑干逐层受累。

（3）小脑幕裂孔疝：小脑扁桃体及邻近小脑组织向下移位经枕骨大孔疝入颈椎管上端。

第十三节 睡 眠 障 碍

睡眠障碍分类与临床表现如下。

1. 失眠症 睡眠不足或睡眠不连贯的一种主观感受。

2. 睡眠节律障碍 睡眠作息节律自发地出现与社会的节律相违背的现象。

3. 睡眠相关的呼吸障碍 发生于睡眠期间的呼吸障碍，包括阻塞型睡眠呼吸暂停低通气综合征、中枢性睡眠呼吸暂停综合征、上气道高阻力综合征和肥胖低气道综合征。

4. 异态睡眠 指发生于睡眠中或者醒转过程中的令人不愉快的发声、躯体动作或者精神活动，包括觉醒障碍和快速眼动睡眠、睡眠期异态睡眠等。

5. 睡眠相关运动障碍 指睡眠中出现的，相对简单刻板的运动，造成睡眠紊乱和日间功能障碍的一组疾病，包括不安腿综合征和周期性肢体运动障碍等。

6. 中枢源性睡眠过度 表现为日间过度思睡，包括发作性睡病、特发性睡眠过度和 Kleine-Levien 综合征。

第四章 神经系统疾病的病史采集和体格检查

第一节 病 史 采 集

病史采集是定位和定性正确诊断的基础，是任何先进的辅助检查不能替代的，某些疾病病史可能是诊断的唯一线索和依据，例如三叉神经痛、癫痫发作等。

病史采集要求：系统完整；客观真实；必要时加以分析和核实；重点突出；避免暗示。

一、主 诉

1. 患者在疾病过程中的痛苦感受，是促使其就诊的最主要原因。

2. 主诉能够包含主要症状、发病时间和疾病变化或演变情况。

3. 主诉是疾病定位和定性的第一线索。

4. 要求：简短明了、突出重点。

二、现 病 史

（一）病史采集过程中的重点

1. 症状的发生情况 包括初发症状的发生时间、发病形式（急性、亚急性、慢性、隐袭性、发作性、间歇性或周期性），发病前的可能诱因和原因。

2. 症状的特点 包括症状的部位、范围、性质和严重程度等。

3. 症状的发展和演变症状 如加重、减轻、持续进展或无变化等。症状加重减轻的可能原因和影响因素等。

4. 伴随症状及相互关联 主要症状之外的伴随症状的特点、发生时间及相互影响。

5. 既往诊治情况 包括病程中各阶段检查的结果，诊断和治疗过程、具体的治疗用药或方法以及疗效等。

6. 与现病有关的其他疾病情况 是否合并存在其他系统疾病，这些疾病与现病的关系。

7. 病程中的一般情况 包括饮食、睡眠、体重、精神状态以及大小便的情况等。对儿童患者或幼年起病的成人患者还需了解营养和发育情况。

（二）神经系统常见症状的问诊

1. 慢性头痛的病史询问要点 如果患者有多种类型的头痛，要了解每一种疼痛的具体特点。病史询问要点包括：疼痛的部位（半侧头部、整个头部、后枕部、束带样）；疼痛程度；疼痛性质（压迫性，搏动性，针刺样）；严重性；疼痛出现的时间、持续时间和频率；平均每日咖啡的摄入量；平均每日止痛药的摄入量（包括非处方用药）；加重因素（如饮酒、睡眠剥夺、睡眠过多、食物、光线过强）；缓解因素（如休息/安静、暗室、活动、药物）。

对治疗的反应；神经系统伴随症状（如麻木、感觉异常、无力、语言障碍）；视觉伴随症状（如闪光暗点、一过性失明）；胃肠道伴随症状（如恶心、呕吐、食欲减退）；相关症状（如畏光、怕声、流泪、鼻塞）；有无头部外伤史。

2. 眩晕的病史询问要点 患者所描述眩晕的准确含义；起病形式；严重程度；有无运动错觉；症状是持续性还是间断性；如果症状为间断性，其发作的频率、持续时间、发作时间；与眩晕相关的体位（如立位、坐位、卧位）；头部动作是否会加重眩晕；相关的症状（有无恶心、呕吐、耳鸣、听力下降、无力、麻木、复视、构音困难、吞咽困难、步态异常或平衡障碍、心悸、气短、口干、胸痛）；用药情况，特别注意是否服用抗高血压药或耳毒性药物。

3. 发作性意识丧失的病史询问要点　发作的时间规律（如频率、持续时间）；患者能够回忆起的情况；发作时的情境（如在教堂、在淋浴时、在静脉抽血后）；发作前的情况；发作前的体位（如卧位、坐位、立位）；有无前驱症状或先兆；有无强直或阵挛性动作；发作最初的起始部位；有无尿便失禁或舌咬伤；发作之后一段时间的症状（如入睡、局部的神经功能障碍）；完全恢复的时间；目击者对患者发作时表现的描述；是否服药或饮酒；家族史。

三、既　往　史

询问要点：头部外伤、脑肿瘤、内脏肿瘤以及手术史等；感染病史如脑炎、结核病、寄生虫病、上呼吸道感染以及腮腺炎等；内科疾病史如心脑血管疾病、高血压、糖尿病、胃肠道疾病、风湿病、甲状腺功能亢进症和血液病等；颈椎病和腰椎管狭窄病史等；过敏及中毒史等。

四、家　族　史

（一）询问要点

了解有无家族遗传性疾病，重点应该了解与患者有血缘关系的家庭成员；一些家族史的信息往往同时涉及生活史；除了经常提到的癌症、糖尿病、高血压、冠心病以外，还有偏头痛、癫痫、脑血管疾病、运动障碍病、肌病和小脑性共济失调等；注意询问患者父母之间有无血缘关系，是否为近亲结婚；在某些情况下，还要注意患者的种族背景，因为有些神经系统疾病具有特定的种族和地区性分布趋势。

（二）家族史询问注意事项

注意患者所提供家族史的准确性：有类似症状者可能为其他疾病；有些患者家族中很多人可能患有某种疾病，但患者本人却没有意识到；家族史中有患者患有某些慢性神经功能残疾，却可能被归因为其他疾病如关节炎；家族成员故意拒绝承认有某种疾病家族史；注意家庭大小，对于家族史判断的影响；注意家庭内人员发病，不一定都是遗传病，如传染病、中毒。

五、个　人　史

基本内容包括婚姻状况、教育水平、职业、个人习惯。

第二节　体　格　检　查

一、脑神经检查

（一）嗅神经

嗅觉功能障碍如能排除鼻黏膜病变，常见于同侧嗅神经损害。

（二）视神经

检查内容包括视力、视野和眼底。

（三）动眼神经、滑车神经、展神经

1. 动眼神经、滑车神经、展神经分别为第Ⅲ、Ⅳ、Ⅵ对脑神经，共同管理眼球运动，合称眼球运动神经。

2. 如发现眼球运动向内、向上及向下活动受限，以及上睑下垂、调节反射消失，均提示有动眼神经麻痹。

3. 如眼球向下及向外运动减弱，提示滑车神经有损害。

4. 眼球向外转动障碍则为展神经受损。

5. 瞳孔反射异常可由动眼神经或视神经受损所致。

6. 单侧眼球运动神经的麻痹可导致复视。

（四）三叉神经

1. 三叉神经系第 V 对脑神经，是混合性神经。

2. 感觉神经纤维分布于面部皮肤、眼、鼻、口腔黏膜。

3. 运动神经纤维支配咀嚼肌。

4. 面部感觉

（1）嘱患者闭眼，以针刺检查痛觉、棉絮检查触觉和盛有冷水或热水的试管检查温觉。

（2）两侧对比，观察患者的感觉反应是否减退、消失或过敏，同时确定感觉障碍区域。

5. 角膜反射

（1）嘱患者睁眼向内侧注视，以捻成细束的棉絮从患者视野外接近并轻触外侧角膜，避免触及睫毛，正常反应为被刺激侧迅速闭眼，称为直接角膜反射。

（2）如刺激一侧角膜，对侧也出现眼睑闭合反应，称为间接角膜反射。

（3）直接与间接角膜反射均消失见于三叉神经病变（传入障碍），直接反射消失，间接反射存在，见于患侧面神经瘫痪（传出障碍）。

6. 运动功能

（1）检查者双手触按患者颞肌、咀嚼肌，嘱患者做咀嚼动作，对比双侧肌力强弱。

（2）再嘱患者做张口运动，观察张口时下颌有无偏斜。

（3）一侧三叉神经运动纤维受损时，患侧咀嚼肌肌力减弱或出现萎缩，张口时翼状肌瘫痪，下颌偏向患侧。

（五）面神经

1. 运动功能

（1）首先观察患者的双侧额纹、鼻唇沟、眼裂及口角是否对称。然后，嘱患者做皱额、闭眼、露齿、微笑、鼓腮或吹哨动作。

（2）分类

1）一侧面神经周围性（核或核下性）损害时，患侧额纹减少、眼裂增大、鼻唇沟变浅，不能皱额、闭眼，微笑或露齿时口角歪向健侧，鼓腮及吹口哨时患侧漏气。

2）中枢性（核上的皮质脑干束或皮质运动区）损害时，由于上半部面肌受双侧皮质运动区的支配，皱额、闭眼无明显影响，只出现病灶对侧下半部面部表情肌的瘫痪。

2. 味觉检查

（1）嘱患者伸舌，将少量不同味感的物质（食糖、食盐、醋或奎宁溶液）以棉签涂于舌面测试味觉，每种味觉试验完成后，用水漱口，再测试下一种味觉。

（2）面神经损害者则舌前 2/3 味觉丧失。

（六）位听神经

1. 听力检查 测定耳蜗神经的功能。

2. 前庭功能检查

（1）有无眩晕、平衡失调，检查有无自发性眼球震颤。

（2）通过外耳道灌注冷、热水试验或旋转试验，观察有无前庭功能障碍所致的眼球震颤反应减弱或消失。

（七）舌咽神经、迷走神经

1. 运动

（1）注意患者有无声音嘶哑或带鼻音，是否呛咳，有无吞咽困难。

（2）观察患者张口发"啊"音时腭垂是否居中，两侧软腭上抬是否一致，当一侧神经受损时，该侧软腭上抬减弱，腭垂偏向健侧。

2. 咽反射　用压舌板轻触左侧或右侧咽后壁，正常者出现咽部肌肉收缩和舌后缩，并有恶心反应，有神经损害者则反射迟钝或消失。

3. 感觉

（1）可用棉签轻触两侧软腭和咽后壁，观察感觉。

（2）舌后 1/3 的味觉减退为舌咽神经损害。

（八）副神经

1. 副神经系第XI对脑神经，支配胸锁乳突肌及斜方肌。

2. 检查时注意肌肉有无萎缩，嘱患者做耸肩及转头运动，比较两侧肌力。

3. 副神经受损时，可出现一侧肌力下降，或肌萎缩。

（九）舌下神经

1. 检查时嘱患者伸舌，注意观察有无伸舌偏斜、舌肌萎缩及肌束颤动。

2. 单侧舌下神经麻痹时伸舌舌尖偏向患侧，双侧麻痹者则不能伸舌。

二、运动功能检查

（一）肌力

1. 定义　指肌肉运动时的最大收缩力。

2. 分级　0 级完全瘫痪，测不到肌肉收缩。1 级仅测到肌肉收缩，但不能产生动作。2 级肢体在床面上能水平移动，但不能抬离床面。3 级肢体能抬离床面，但不能抗阻力。4 级能做抗阻力动作，但较正常差。5 级正常肌力。

（二）肌张力

1. 增高

（1）痉挛状态：在被动伸屈其肢体时，起始阻力大，终末突然阻力减弱，也称折刀现象，为锥体束损害现象。

（2）铅管样强直：伸肌和屈肌的肌张力均增高，做被动运动时各个方向的阻力增加是均匀一致的，为锥体外系损害现象。

2. 降低　肌肉松软，伸屈其肢体时阻力低，关节运动范围扩大，见于周围神经炎、前角灰质炎和小脑病变。

（三）不自主运动表现及常见病

1. 静止性震颤　静止时表现明显，而在运动时减轻，睡眠时消失，常伴肌张力增高，常见于震颤麻痹。

2. 意向性震颤　又称动作性震颤。震颤在休息时消失，动作时发生，越近目的物越明显，常见于小脑疾病。

3. 舞蹈样运动　为面部肌肉及肢体的快速、不规则、无目的、不对称的不自主运动，表现为做鬼脸、转颈、耸肩、手指间断性伸屈、摆手和伸臂等舞蹈样动作，睡眠时可减轻或消失，常见于儿童期脑风湿性病变。

4. 手足徐动　为手指或足趾的一种缓慢持续的伸展扭曲动作，常见于脑性瘫痪、肝豆状核变性和脑基底核变性。

（四）共济失调

1. 指鼻试验

（1）小脑半球病变时同侧指鼻不准。

（2）如睁眼时指鼻准确，闭眼时出现障碍则为感觉性共济失调。

2. 跟-膝-胫试验

（1）小脑损害时，动作不稳。

（2）感觉性共济失调者则闭眼时出现该动作障碍。

3. 其他

（1）轮替动作：嘱患者伸直手掌并以前臂做快速旋前旋后动作，共济失调者动作缓慢、不协调。

（2）Romberg 征：又称闭目难立征。嘱患者足跟并拢站立，闭目，双手向前平伸，若出现身体摇晃或倾斜则为阳性，提示小脑病变。如睁眼时能站稳而闭眼时站立不稳，则为感觉性共济失调。

三、感觉功能检查

（一）浅感觉检查

1. 痛觉障碍 见于脊髓丘脑侧束损害。

2. 触觉障碍 见于后索病损。

3. 温觉障碍 见于脊髓丘脑侧束损害。

（二）深感觉检查

1. 运动觉 运动觉障碍见于后索病损。

2. 位置觉 检查者将患者的肢体摆成某一姿势，请患者描述该姿势或用对侧肢体模仿，位置觉障碍见于后索病损。

3. 振动觉 用振动着的音叉（128Hz）柄置于骨隆起处（如内外踝，手指、桡尺骨茎突、胫骨、膝盖等），询问有无振动感觉，判断两侧有无差别，障碍见于后索病损。

（三）复合感觉检查（皮质感觉）

1. 皮肤定位觉 该功能障碍见于皮质病变。

2. 两点辨别觉 触觉正常而两点辨别觉障碍时则为顶叶病变。

3. 实体觉 功能障碍见于皮质病变。

4. 体表图形觉 有障碍，常为丘脑水平以上病变。

四、神经反射检查

（一）浅反射（刺激皮肤或黏膜引起的反应）

1. 腹壁反射 上、中或下部反射消失：分别见于不同平面的胸髓病损；双侧上、中、下部反射均消失：昏迷、急性腹膜炎；一侧上、中、下部反射均消失，同侧锥体束病损腹壁反射减弱或消失：肥胖、老年、经产妇。

2. 肛门反射 反射障碍为骶髓4～5节病损、肛尾神经病损。

3. 角膜反射 直接角膜反射消失、间接角膜反射消失：三叉神经病变（传入障碍）；直接角膜反射消失、间接角膜反射存在：患侧面神经瘫痪（传出障碍）。

4. 提睾反射 双侧消失为腰髓1～2节病损；一侧消失见于锥体束病损。

5. 跖反射 反射消失为骶髓1～2节病损。

（二）深反射（腱反射）

1. 肱二头肌反射 使肱二头肌收缩，前臂快速屈曲；反射中枢为颈髓5～6节。

2. 肱三头肌反射 使肱三头肌收缩，引起前臂伸展；反射中枢为颈髓6～7节。

3. 桡骨骨膜反射 可引起肱桡肌收缩，发生屈肘和前臂旋前动作；反射中枢在颈髓5～6节。

4. 膝反射 引起小腿伸展，反射中枢在腰髓2～4节。

5. 跟腱反射 又称踝反射，反应为腓肠肌收缩，足向跖面屈曲；反射中枢为骶髓1～2节。

6. Hoffmann 征反射 以拇指迅速弹刮患者的中指指甲，引起其余四指轻度掌屈反应则为阳性；中枢为颈髓 7 节～胸髓 1 节。

7. 踝阵挛 阳性表现为腓肠肌与比目鱼肌发生连续性节律性收缩而致足部呈现交替性屈伸动作；系腱反射极度亢进。

8. 髌阵挛 阳性反应为股四头肌发生节律性收缩，使髌骨上下移动；系腱反射极度亢进。

（三）病理反射

1. Babinski 征 取位与检查跖反射一样，用竹签沿患者足底外侧缘，由后向前至小趾跟部并转向内侧；阳性反应为踇趾背伸，余趾呈扇形展开。

2. Oppenheim 征 医师用拇指及示指沿患者胫骨前缘用力由上向下滑压；阳性表现同 Babinski 征。

3. Gordon 征 检查时用手以一定力量捏压腓肠肌；阳性表现同 Babinski 征。

（四）脑膜刺激征

脑膜刺激征见于脑膜炎、蛛网膜下腔出血、颅内压增高等。

1. 颈强直 患者仰卧，检查者以一只手托患者枕部，另一只手置于胸前做屈颈动作。如这一被动屈颈检查时感觉到抵抗力增强，即为颈部阻力增高或颈强直；在排除颈椎或颈部肌肉局部病变后即可认为有脑膜刺激征。

2. Kernig 征 患者仰卧，一侧下肢髋、膝关节屈曲成直角，检查者将患者小腿抬高伸膝。正常人膝关节可伸达 135°以上；如伸膝受阻且伴疼痛与屈肌痉挛，则为阳性。

3. Brudzinski 征 患者仰卧，下肢伸直，检查者一只手托起患者枕部，另一只手按于其胸前；当头部前屈时，双髋与膝关节同时屈曲则为阳性。

五、自主神经检查

1. 皮肤划痕试验 红色划痕出现隆起、持续时间长、明显增宽，提示副交感神经兴奋性增高；白色划痕持续时间＞5 分钟，提示交感神经兴奋性增高。

2. 卧立位试验 由立位到卧位，脉率减慢＞10～12 次/分，提示副交感神经兴奋性增高；由卧位到立位脉率增快＞10～12 次/分，提示交感神经兴奋性增高。

3. 眼心反射 加压眼球后脉率减慢＞12 次/分，提示副交感神经兴奋性增高；加压眼球后脉率加快，提示交感神经兴奋性增高。

4. 发汗试验和竖毛反射 判断交感神经功能障碍范围。

5. Valsalva 动作 用于检查压力感受器功能状态、反射弧的传入或传出纤维的损害状况。

第五章　神经系统疾病的辅助检查

第一节　脑脊液检查

1. 脑脊液（CSF）　存在于脑室及蛛网膜下腔内的无色透明液体，由侧脑室脉络丛分泌，经室间孔进入第三脑室、中脑导水管和第四脑室，最后经第四脑室中间孔和两个侧孔流到脑和脊髓表面的蛛网膜下腔和脑池。大部分脑脊液经脑穹窿面蛛网膜颗粒吸收至上矢状窦，小部分经脊神经根间隙吸收。

2. 成人脑脊液总量　通常为 110~200ml，平均 130ml，每日生成约 500ml。

3. 腰椎穿刺

（1）适应证

1）收集 CSF 做各种检查，辅助诊断以下疾病：中枢神经系统感染、蛛网膜下腔出血、免疫炎性疾病和脱髓鞘疾病、脑膜癌病等。

2）怀疑颅内压异常。

3）动态观察 CSF 变化以助判断病情、预后及指导治疗。

4）注入放射性核素行脑、脊髓扫描。

5）注入液体或放出 CSF 以维持、调整颅内压平衡，或注入药物治疗相应疾病。

（2）禁忌证

1）颅内压明显升高，或已有脑疝迹象，特别是怀疑颅后窝存在占位性病变。

2）穿刺部位有感染灶、脊柱结核或开放性损伤。

3）明显出血倾向或病情危重不宜搬动。

4）脊髓压迫症的脊髓功能处于即将丧失的临界状态。

（3）并发症：①低颅压性头痛；②脑疝形成；③神经根痛；④其他，如感染、出血、脊髓损伤等。

4. 脑脊液常规检查

（1）压力测定：正常压力侧卧位为 80~180mmH$_2$O（1mmH$_2$O=0.098kPa），<70mmH$_2$O 为低颅内压，颅内压降低见于椎管梗阻、脑脊液漏和脱水等；>200mmH$_2$O 为颅内压力增高。颅内压增高常见于颅内占位性病变、脑膜炎及脑炎、蛛网膜下腔出血、静脉窦血栓形成、良性颅内压增高等。

（2）性状：正常 CSF 无色透明。

1）血性：三管试验法，如果各管呈均匀一致的血色则提示蛛网膜下腔出血。

2）云雾状：通常是细菌感染引起细胞数增多所致，见于各种化脓性脑膜炎。

3）Froin 综合征：CSF 蛋白含量过高，外观呈黄色，离体后不久自动凝固，见于椎管梗阻。

（3）细胞数：正常 CSF 白细胞数为（0~5）×10^6/L，主要为单核细胞。

1）白细胞增多见于脑脊髓膜和脑实质的炎性病变。

2）明显增多，且以多个核为主，见于急性化脓性脑膜炎。

3）白细胞轻或中度增加，且以单个核细胞为主，见于病毒性脑炎。

4）大量淋巴细胞或单核细胞增加为主，多为亚急性或慢性感染。

5）脑寄生虫感染可见较多的嗜酸性粒细胞。

（4）Pandy 试验：为蛋白定性试验，球蛋白含量越高反应越明显。

5. 脑脊液生化检查

（1）蛋白质：正常 CSF 蛋白质含量为 0.15~0.45g/L。CSF 蛋白明显增高常见于化脓性脑膜炎、结核性脑膜炎、吉兰-巴雷综合征、中枢神经系统恶性肿瘤、脑出血、蛛网膜下腔出血及椎管梗阻等。

（2）糖：正常 CSF 糖含量为 2.5~4.4mmol/L（45~60mg/dl）。糖含量明显降低见于化脓性脑膜炎，轻至中度降低见于结核性或真菌性脑膜炎及脑膜癌病。

（3）氯化物：正常 CSF 氯化物含量为 120～130mmol/L。

氯化物含量降低常见于结核性、细菌性、真菌性脑膜炎以及全身性疾病引起的电解质紊乱，尤以结核性脑膜炎最明显。

6. 脑脊液特殊检查

（1）细胞学检查

1）CSF 化脓性感染可见中性粒细胞增多；病毒性感染可见淋巴细胞增多；结核性脑膜炎呈混合性细胞反应；中枢神经系统寄生虫感染以嗜酸性粒细胞增高为主。

2）CSF 中发现肿瘤细胞对于中枢神经系统肿瘤和转移瘤有确诊价值。

3）蛛网膜下腔出血时，如在吞噬细胞胞质内同时见到被吞噬的新鲜红细胞、褪色的红细胞、含铁血黄素和胆红素，则为出血未止或复发出血的征象。

（2）蛋白电泳

1）CSF 蛋白含量增高，同时前白蛋白比例降低甚至消失，常见于各类型的脑膜炎。

2）α 球蛋白增加主要见于颅内感染和肿瘤。

3）β 球蛋白增高常见于肌萎缩侧索硬化和某些退行性疾病如帕金森病、外伤后偏瘫等。

4）γ 球蛋白增高而总蛋白量正常见于多发性硬化和神经梅毒等。

（3）免疫球蛋白（Ig）

1）CSF-Ig 增高见于 CNS 炎症反应、多发性硬化、CNS 血管炎等。

2）CSF-Ig 指数及 CNS：24 小时 IgG 合成率可作为中枢神经系统内自身合成免疫球蛋白的标志。

（4）寡克隆带（OB）

1）OB 是指在 γ 球蛋白区带中出现的一个不连续的、在外周血中不能见到的区带，是检测鞘内 Ig 合成的重要方法，是诊断多发性硬化的重要辅助指标。

2）OB 阳性并非多发性硬化的特异性改变，也可见于神经系统感染性疾病。

（5）酶学检查：某些中枢神经系统疾病时 CSF 酶含量可增高，但缺乏特异性。

（6）病原学检查

1）病毒学检测：酶联免疫吸附试验（ELISA）可检测单纯疱疹病毒、巨细胞病毒、风疹病毒和 EB 病毒等。

2）新型隐球菌检测：常用 CSF 墨汁染色法，阳性提示新型隐球菌感染；该方法特异性高，敏感性不足，常需要多次检查才有阳性结果。

3）结核杆菌检测：CSF 涂片抗酸染色敏感性较差；CSF 结核杆菌培养是诊断 CNS 结核感染的金标准，但阳性率低，检查周期长（4～8 周）。针对结核杆菌的聚合酶链反应（PCR）技术可提高阳性率。

4）寄生虫抗体检测：CSF 囊虫特异性抗体检测、血吸虫特异性抗体检测。

5）其他细菌学检测：CSF 细菌培养结合药敏试验。

（7）特殊蛋白

1）CSF 14-3-3 蛋白检测可支持散发型克-雅病（Creutzfeldt-Jakob disease，CJD）的诊断。

2）CSF 中总 tau 蛋白、磷酸化 tau 蛋白及 β 淀粉样蛋白（Aβ$_{42}$）的检测对早期诊断阿尔茨海默病（Alzheimer's disease，AD）有一定价值。AD 患者 CSF 中 Aβ$_{42}$ 水平下降，总 tau 蛋白或磷酸化 tau 蛋白升高。

（8）新项目

1）CSF 及血清神经节苷脂抗体的检测有助于急性吉兰-巴雷综合征和神经节苷脂抗体谱系疾病的诊断。

2）水通道蛋白抗体的检测，有助于视神经脊髓炎谱系疾病的诊断。

3）N-甲基-D-天冬氨酸（N-methyl-D-aspartic acid，NMDA）受体抗体检测用于诊断抗 NMDA 受体脑炎。

4）Hu、Yo 和 Ri 等副肿瘤相关抗原抗体指标，对于肿瘤相关的中枢性损害有重要意义。

第二节　神经系统影像学检查

一、头颅和脊柱 X 线片

（一）头颅 X 线检查

头颅 X 线片主要观察颅骨的厚度、密度及各部位结构，颅缝的状态，颅底的裂和孔，蝶鞍及颅内钙化灶等。

（二）脊柱 X 线检查

脊柱 X 线主要观察脊柱的生理弯曲，椎体有无发育异常、骨质破坏、骨折、脱位、变形或骨质增生，椎弓根的形态及椎弓根间距有无变化，椎间孔有无扩大、椎间隙有无狭窄、椎板及棘突有无破裂或脊柱裂、脊椎横突有无破坏、椎旁有无软组织阴影等。

二、数字减影血管造影（DSA）

（一）概述

1. 全脑血管造影术

（1）适应证：颅内外血管性病变，例如动脉狭窄、侧支循环评估、动脉瘤、动静脉畸形、颅内静脉系统血栓形成等；自发性脑内血肿或蛛网膜下腔出血病因检查；观察颅内占位性病变的血供与邻近血管的关系及某些肿瘤的定性。

（2）禁忌证：碘过敏者；有严重出血倾向或出血性疾病者；严重心、肝或肾功能不全者；脑疝晚期、脑干功能衰竭者。

2. 脊髓血管造影术

（1）适应证：脊髓血管性病变，如脊髓血管畸形和脊髓硬脊膜动静脉瘘等；部分脑蛛网膜下腔出血而脑血管造影阴性者；了解脊髓肿瘤与血管的关系；脊髓富血性肿瘤的术前栓塞。

（2）禁忌证：碘过敏者；有严重出血倾向或出血性疾病者；严重心、肝或肾功能不全者；严重高血压或动脉粥样硬化患者。

（二）血管性病变 DSA 表现

1. 颅内外动脉狭窄　DSA 能准确评估侧支循环情况，可以用来很好地预测卒中患者的病情进展及预后情况。

2. DSA 对动脉夹层的诊断　DSA 是诊断颈动脉夹层的可靠手段，最常见的表现是线样征，还有珍珠征、局灶性狭窄、远端扩张为夹层动脉瘤、火焰征、管腔内血栓形成、血管串珠样狭窄（通常提示存在肌纤维营养不良或其他血管病）。DSA 诊断夹层有一定的局限性，即动脉壁的厚度及外形不可见，不能显影管壁内的血肿形态，有时需要结合血管壁高分辨磁共振等影像手段明确诊断。

三、电子计算机断层扫描

（一）临床常用的 CT 扫描技术

1. CT 平扫　又称非强化（非增强）扫描，即未用血管内对比剂的普通扫描。

2. 增强 CT　经静脉注入对比剂（甲泛葡胺或泛影葡胺）后进行 CT 检查，如果存在血脑屏障的破坏（如肿瘤或脑炎），则病变组织区域呈现高信号的增强效应，可以更清晰地显示病变，提高诊断的阳性率。

3. 螺旋 CT　扫描更快，分辨率更高，扫描层厚可以薄至 1mm，可以更清楚地显示微小病变。

4. CT 血管成像（CTA）

（1）静脉注射含碘对比剂后进行 CT 扫描，可以同时显示血管及骨性结构，可清晰显示三维头颈部血管系统，能多角度观察病变，对闭塞性血管病变可提供重要的诊断依据，可以明确血管狭窄的程度。

（2）CTA 还可以分析斑块形态及 CT 值，判断斑块性质，鉴别软、硬斑块以及溃疡斑块。

（3）CTA 检测脑动脉瘤具有较高的敏感度和特异度，但对于 3mm 以下的小动脉瘤敏感度略有下降。

（4）CTA 可用于颅内外动脉夹层的诊断，特别是夹层的超急性期诊断。CTA 原始的轴位图像可显示夹层部位半月形的壁间血肿，可以看到血管的逐渐闭塞。

（5）与 DSA 相比，CTA 不需要动脉插管，操作简便快捷，但不能显示小血管分支的病变。

5. CT 灌注成像（CTP） 在静脉注射对比剂后对选定兴趣层面行同层动态扫描，以获得脑组织对比剂浓度的变化，从而反映了组织灌注量的变化。通过计算出局部脑血流量（rCBF）、局部脑血容量（rCBV）、平均通过时间（MTT）及达峰时间（TTP）等参数，CTP 能够动态反映脑组织的血流灌注情况，在检测缺血性脑损伤及区分梗死灶和缺血半暗带上准确性很高，对于急性缺血性血管病的早期诊断和指导溶栓治疗有重要价值。

（二）常见中枢神经系统病变的 CT 表现

1. 脑血管疾病

（1）CT 扫描是脑出血和蛛网膜下腔出血的首选检查；对急性缺血性脑卒中患者应首先完成急诊 CT，以排除脑出血；在 rt-PA 溶栓治疗前，应完成 CT 检查，以排除脑出血。

（2）CT 是监测脑梗死后恶性脑水肿及出血转化的常用技术。

（3）CT 可作为脑静脉窦血栓形成的首选检查技术，当显示双侧大脑皮质及皮质下区脑水肿及脑出血时，应考虑脑静脉窦血栓形成的可能。

（4）脑出血为高密度病灶，血肿周围可有低密度水肿带；脑梗死为低密度病灶，低密度病灶的分布与血管供应区分布一致；继发出血时可见高、低密度混杂。

（5）CTP 和 CTA 联合检查对于超早期脑梗死的诊断和治疗有重要价值。

2. 颅内感染

（1）常需做增强扫描。脑炎在 CT 上表现为界线不清的低密度影或不均匀混合密度影。

（2）脑脓肿呈环状薄壁强化。

（3）结核球及其他感染性肉芽肿表现为小的结节状强化灶。

（4）结核性脑膜炎可因颅底脑池增厚而呈片状强化。

3. 颅内肿瘤

（1）肿瘤的特异发病部位，如垂体瘤位于鞍内，听神经瘤位于脑桥小脑脚，脑膜瘤位于硬脑膜附近等。

（2）病变的特征包括囊变、坏死、钙化等，病灶数目和灶周水肿的大小也是判断病灶性质的依据。

（3）增强后的病变形态是最重要的诊断依据。

（4）某些特殊类型颅内肿瘤的诊断通常需要结合其他检查手段。

4. 脑变性疾病 早期 CT 显示不明显，晚期可表现为不同部位的萎缩：大脑、小脑、脑干、局限性皮质或基底核萎缩。

四、磁共振成像

（一）各种磁共振成像技术介绍

1. 磁共振平扫及增强扫描

（1）T_1 加权像（T_1WI）可清晰显示解剖细节。

（2）T_2 加权像（T_2WI）更有利于显示病变。

（3）液体抑制反转恢复序列（FLAIR）是一种脑脊液信号被抑制的 T_2 加权序列，由于抑制了脑室及脑裂内的脑脊液信号，FLAIR 成像可以更加清晰地显示侧脑室旁及脑沟裂旁的病灶，对于脑梗死、脑白质病变、多发性硬化等疾病敏感性较高。

2. 磁共振血管成像（MRA）及磁共振静脉血管成像（MRV）

（1）MRI 联合 MRV 是诊断静脉窦血栓形成的首要检查方法，并且也是随诊的主要检查方法。

（2）对比增强磁共振血管成像（CE-MRA）对血管壁内血肿敏感度很高，可显示假性动脉瘤，能够准确评估动脉夹层。

3. 灌注加权成像（PWI）与弥散加权成像（DWI）

（1）DWI 是最精确诊断急性脑梗死病灶的技术，对超急性期脑梗死的诊断价值远优于 CT 和常规 T_2WI。DWI 也可用于辅助区分新、旧脑梗死病灶，对于多发性硬化新旧脱髓鞘病灶的判断也有一定价值。

（2）PWI 能显示脑血流动力学状态，能判断缺血区域及程度，对识别低灌注区域优于 CTP，常用于短暂性脑缺血发作、超急性和急性期脑梗死的诊断。

（3）DWI 和 PWI 对脑缺血半暗带的临床界定具有重要意义。PWI 低灌注区可反映脑组织缺血区，而 DWI 异常区域可反映脑组织坏死区，DWI 与 PWI 比较的不匹配（mismatch）区域提示为脑缺血半暗区，是治疗时间窗或半暗带存活时间的客观影像学依据。

4. 磁共振波谱成像（MRS）

（1）MRS 能够无创性地检测活体组织内化学物质的动态变化及代谢的改变。

（2）目前临床上氮-乙酰天门冬氨酸（N-acetyl-aspartate，NAA）、肌酸（creatine，Cr）、胆碱（choline，Cho）、肌醇（myoinositol，MI）和乳酸（lactic acid，Lac）的测定较为常用，用于代谢性疾病（如线粒体脑病）、脑肿瘤、癫痫等疾病的诊断和鉴别诊断。

5. 弥散张量成像（DTI） 是活体显示神经纤维束轨迹的唯一方法，可以显示大脑白质纤维束的结构，对于脑梗死、多发性硬化、脑白质病变、脑肿瘤等的诊断和预后评估有重要价值。

6. 磁敏感加权成像（SWI） 可早期诊断脑出血，发现缺血性脑卒中出血转化及微出血，为缺血性脑卒中血流动力学改变提供信息。SWI 也用于静脉血栓或静脉窦血栓形成的诊断。

7. 高分辨率磁共振（HRMRI） 3.0THRMRI 不仅可以进行管腔成像，而且能够直观显示管壁结构，能准确评估动脉狭窄程度、诊断血管夹层、观察血管壁斑块内出血，是鉴别动脉粥样硬化斑块类型、评估斑块风险最有效的检查方法。

8. 功能磁共振成像（fMRI） 测量人脑在视觉活动、听觉活动、局部肢体活动及思维活动时，相应脑功能区脑组织的血流量、血流速度、血氧含量和局部灌注状态等的变化，并将这些变化显示于 MRI 图像上。

（二）磁共振在神经系统疾病诊断中的临床应用

1. 脑梗死各时期的 MRI 表现

（1）超急性期：发病 12 小时内，血管正常流空消失，T_1WI 和 T_2WI 信号变化不明显，但出现脑沟消失，脑回肿胀，灰白质分界消失，DWI 可出现高信号。

（2）急性期：发病后 12～24 小时，梗死灶呈等 T_1 或稍长 T_1、长 T_2 信号，DWI 可呈高信号。

（3）起病后 1～3 天：长 T_1、长 T_2 信号，DWI 高信号，出现水肿和占位效应，可并发梗死后出血。

（4）病程 4～7 天：水肿及占位效应明显，显著长 T_1、长 T_2 信号，DWI 信号开始降低。

（5）病程 1～2 周：水肿及占位效应逐渐消退，病灶呈长 T_1 信号，T_2 信号继续延长，DWI 信号继续降低，T_2WI 信号强于 DWI 信号。

（6）2 周以上：由于囊变与软化，T_1 与 T_2 更长，边界清晰，呈扇形，出现局限性脑萎缩征象，如脑室扩大、脑沟加宽。

2. 脑出血

（1）脑出血不同时期 MRI 信号不同，取决于含氧血红蛋白、脱氧血红蛋白、正铁血红蛋白和含铁血黄素的变化。由于 MRI 平扫缺乏特征性表现，不建议用于早期脑出血的诊断。

（2）最近的研究发现，磁共振梯度回波序列能够早期检测脑出血，对急性脑出血诊断的准确率与 CT 相似，对新发或陈旧的微出血病灶的检测优于 CT。

3. 脑肿瘤　MRI 在发现低分化的、比较小的肿瘤及转移瘤方面优于 CT。增强扫描有助于肿瘤的诊断，特别是对软脑膜、硬脑膜和脊膜转移瘤的诊断有很大帮助。

4. 脑血管病变　MRA 可发现多种脑血管异常，但对末梢血管评估准确性不如 CTA 及 DSA；<5mm 动脉瘤易漏诊；MRA 联合 MRI 可以准确地诊断动脉夹层；MRV 联合 MRI 可准确诊断颅内静脉窦血栓形成。

5. 脑白质病和脱髓鞘病　MRI 在观察白质结构方面非常敏感；多发性硬化的典型 MRI 表现为脑室周围的白质内存在与室管膜垂直的椭圆形病灶，在 T_2WI 上为高信号，T_1WI 为稍低或低信号。

6. 颅内感染　单纯疱疹脑炎的典型表现为颞叶、海马及边缘系统的长 T_2 信号。脑膜炎急性期可显示脑组织广泛水肿，脑沟裂及脑室变小，有时可见脑膜强化。慢性结核性脑膜炎常有颅底脑膜明显强化。

7. 神经系统变性疾病　MRI 在诊断痴呆时比 CT 有优越性，可用海马容积测量法观察海马萎缩的程度，其程度与阿尔茨海默病的严重程度相关；橄榄体脑桥小脑萎缩（OPCA）可见脑桥和小脑的萎缩。

8. 椎管和脊髓病变　MRI 是目前检查椎管和脊髓的最佳手段。在矢状面 MRI 图像上，可直接观察椎管骨质、椎间盘、韧带和脊髓。对椎管狭窄、椎管内肿瘤、炎症及脊髓空洞症等疾病有重要的诊断价值。

9. 神经系统发育异常疾病　MRI 可清楚显示小脑扁桃体下疝、脊髓空洞症、脑积水等先天性疾病。

第三节　神经电生理检查

一、脑　电　图

（一）脑电图电极的安放

脑电图（EEG）是脑生物电活动的检查技术，通过测定自发的有节律的生物电活动以了解脑功能状态，是癫痫诊断和分类的最客观手段。

1. 电极的安放方法　采用国际 10-20 系统电极放置法，特点是电极排列与头颅大小形状成比例，电极名称与脑解剖分区相符。

2. 特殊电极

（1）蝶骨电极：可明显提高颞叶癫痫 EEG 诊断的阳性率。

（2）鼻咽电极：主要用于检测额叶底部和颞叶前内侧的病变。因患者有明显不适感而使用受限。

（3）深部电极：将电极插入颞叶内侧的海马及杏仁核等较深部位进行记录。主要用于癫痫的术前定位，属非常规的检测方法。

（二）脑电图的描记和诱发试验

1. 睁闭眼诱发试验　用于了解 α 波对光反应的情况，是常规诱导方法。正常反应为睁眼后 α 节律抑制，闭目后恢复正常或增强。

2. 过度换气　目的是使常规检测中难以记录到的异常变得明显。过度换气时出现癫痫样放电、节律异常、不对称性反应均应被视为异常。儿童过度换气时出现对称性慢波可为正常反应，成人则应视为异常。

3. 闪光刺激 是 EEG 的常规检查项目之一，特别是对光敏性癫痫具有重要价值。

4. 睡眠诱发试验 通过自然或药物引起睡眠诱发 EEG 异常。主要用于清醒时 EEG 正常的癫痫患者，不合作的儿童及精神异常患者。睡眠诱发试验可提高 EEG 检查的阳性率，尤其对夜间发作和精神运动性发作更适用。睡眠 EEG 记录时间一般在 20 分钟以上，最好为整夜睡眠记录。

（三）正常 EEG

1. 正常成人 EEG

（1）在清醒、安静和闭眼放松状态下，脑电的基本节律为 8～13Hz 的 α 节律，波幅为 20～100μV，主要分布在枕部和顶部。

（2）β 活动的频率为 14～25Hz，波幅为 5～20μV，主要分布在额叶和颞叶。

（3）部分正常人在大脑半球前部可见少量 4～7Hz 的 θ 波。

（4）频率在 4Hz 以下称为 δ 波，清醒状态下的正常人几乎没有该节律波，但入睡可出现，而且由浅入深逐渐增多。频率为 8Hz 以下的脑电波称为慢波。

2. 儿童 EEG 与成人不同的是以慢波为主；随着年龄增长慢波逐渐减少，α 波逐渐增多，14～18 岁接近于成人脑电波。

3. 睡眠 EEG

（1）非快速眼动睡眠（NREM）。

（2）快速眼动睡眠（REM）。

（四）常见的异常 EEG

1. 弥漫性慢波 背景活动为弥漫性慢波，是常见的异常表现，无特异性。见于各种原因所致的弥漫性脑损害、缺氧性脑病、脑膜炎、中枢神经系统病变、脱髓鞘性脑病等。

2. 局灶性慢波 是局部脑实质功能障碍所致。见于局灶性癫痫、单纯疱疹脑炎、脑脓肿、局灶性硬膜下或硬膜外血肿等。

3. 三相波 通常为中至高波幅、频率为 1.3～2.6Hz 的负—正—负波或正—负—正波。主要见于克-雅病、肝性脑病和其他原因所致的中毒代谢性脑病。

4. 癫痫样放电波形的意义

（1）棘波：突发、一过性、顶端为尖的波形，持续 20～70ms，主要成分为负相，波幅多变，典型棘波上升支陡峭，下降支可有坡度。见于癫痫。

（2）尖波：与棘波相似，仅时限宽于棘波，为 70～200ms，常为负相，波幅 100～200μV。见于癫痫。

（3）3Hz 棘慢波综合：一个棘波继之以一个慢波，易为过度换气诱发，常见于典型失神发作。

（4）多棘波：两个以上高幅双相棘波呈节律性出现，常见于肌阵挛及强直-阵挛发作。

（5）尖慢复合波：由一个尖波及其后的慢波组成，见于癫痫发作。

（6）多棘慢复合波：一个以上棘波随之一个慢波，频率 2～3Hz，常散在单个出现，两侧同步对称，常见于肌阵挛癫痫。

（7）高幅失律：为高波幅尖波、棘波发放，然后有一电活动静止期。见于婴儿痉挛、苯丙酮酸尿症等。

（五）EEG 的临床应用

1. 主要用于癫痫的诊断、分类和病灶的定位。

2. 对区别脑部器质性或功能性病变以及弥漫性或局限性损害有辅助诊断价值。

3. 对脑炎、中毒性和代谢性等各种原因引起的脑病有辅助诊断价值。

二、脑 磁 图

脑磁图（MEG）是对脑组织自发的神经磁场的记录。

MEG 的工作原理是使用 SQUID 多通道传感探测系统，探测神经元兴奋性突触后电位产生的电流形成的生物电磁场。

与 EEG 比较，MEG 有良好的空间分辨能力，可检测出直径<3.0mm 的癫痫灶，定位误差小，灵敏度高，而且可与 MRI 和 CT 等解剖学影像信息结合进行脑功能区定位和癫痫放电的病灶定位，有助于难治性癫痫的外科治疗。但因为该检查价格昂贵，目前仅少数医院应用。

三、诱 发 电 位

（一）躯体感觉诱发电位

1. 躯体感觉诱发电位（SEP）　诱发电位（EP）是神经系统在感受外来或内在刺激时产生的生物电活动。EP 必须通过平均技术与叠加技术，即给予重复多次同样刺激，使与刺激有固定时间关系（锁时）的诱发电活动逐渐增大而显露。目前能对躯体感觉、视觉和听觉等感觉通路以及运动通路、认知功能进行检测。

（1）SEP 是刺激肢体末端感觉神经，在躯体感觉上行通路不同部位记录的电位。

（2）SEP 起源于周围神经中直径较大的快速传导的有髓传入纤维。

（3）SEP 能评估周围神经及其近端、脊髓后索、脑干、丘脑及皮质感觉区的功能状态。

2. SEP 检测方法　刺激电极置于周围神经干体表部位。常用的刺激部位为上肢的正中神经和尺神经、下肢的胫后神经和腓总神经等。

3. 波形的命名　命名原则是极性+正常平均潜伏期（波峰向下为 P，向上为 N）。

4. SEP 异常的判断标准和影像因素　刺激电极置于周围神经干体表部位。常用的刺激部位为上肢的正中神经和尺神经，下肢的胫后神经和腓总神经等。

（1）潜伏期>平均值+3 个标准差（SD）。

（2）波幅明显降低伴波形分化不良或波形消失。

（3）双侧各相应波幅差值>50%。

（4）影响因素主要是年龄、性别和温度、身高。检测中应注意肢体皮肤温度应保持在 34℃左右。

5. SEP 的临床应用　可用于各种感觉通路受损的诊断和客观评价，主要用于吉兰-巴雷综合征、颈椎病、后侧索硬化综合征、多发性硬化、亚急性联合变性等，还可用于脑死亡的判断和脊髓手术的监护等。

（二）视觉诱发电位

1. 视觉诱发电位（VEP）　是对视神经进行光刺激时，经头皮记录的枕叶皮质产生的电活动。

2. 检测方法　有模式翻转刺激技术诱发 VEP（PRVEP）和闪光刺激 VEP。PRVEP 的优点是波形简单易于分析、阳性率高和重复性好，而闪光刺激 VEP 受视敏度影响小，适用于 PRVEP 检测不能合作者。

3. 波形命名　PRVEP 由 NPN 组成的三相复合波，按各自的平均潜伏期分别命名为 N75、P100 和 N145。P100 最为稳定可靠，是分析 VEP 时最常用的波形。

4. VEP 异常的判断标准和影像因素

（1）潜伏期>平均值+3SD。

（2）波幅<3μV 以及波形分化不良或消失。

（3）两眼间 P100 潜伏期差值大于 8～10ms。

（4）VEP 主要受视力、性别和年龄的影响。

5. VEP 的临床应用 视通路病变，特别对多发性硬化（MS）患者可提供早期视神经损害的客观依据。

（三）脑干听觉诱发电位

1. 脑干听觉诱发电位（BAEP） 指耳机传出的短声（click）刺激听神经，经头皮记录的电位。BAEP 不受受试者意识状态的影响。

2. 波形命名 正常 BAEP 通常由 5 个波组成，依次以罗马数字命名为 I、II、III、IV和V。

3. BAEP 异常判断标准

（1）各波潜伏期延长＞平均值+3SD 和（或）波间期延长＞平均值+3SD。

（2）波形消失或波幅 I/V 值＞200%。

（3）（III～V）/（I～III）＞1.0。

4. VEP 的临床应用 主要用于客观评价听力、脑桥小脑脚肿瘤、多发性硬化、脑死亡的诊断、手术监护等。

（四）运动诱发电位

1. 运动诱发电位的概述

（1）运动诱发电位（MEP）包括电刺激及磁刺激。

（2）经颅磁刺激运动诱发电位（TMS-MEP）指经颅磁刺激大脑皮质运动细胞、脊神经根及周围神经运动通路，在相应的肌肉上记录的复合肌肉动作电位。

（3）MEP 的主要检测指标为各段潜伏期和中枢运动传导时间（CMCT）。

2. 运动诱发电位的临床应用 主要用于运动通路病变的诊断，如多发性硬化、肌萎缩侧索硬化、脊髓型颈椎病、脑血管疾病等。

（五）事件相关电位

1. 事件相关电位的概述 事件相关电位（ERP）指大脑对某种信息进行认知加工（注意、记忆和思维等）时，通过叠加和平均技术在头颅表面记录的电位。ERP 主要反映认知过程中大脑的电生理变化。ERP 中应用最广泛的是 P300 电位。

2. P300 电位的影响因素 受试者必须保持清醒状态，瞌睡和注意力不集中均影响 P300 检查的结果。P300 潜伏期与年龄呈正相关，波幅与年龄的关系尚不肯定，但 70 岁以后波幅逐渐降低。

3. ERP 的临床应用 用于评价各种脑部疾病（包括痴呆、帕金森病、抑郁症、酒精中毒等）引起的认知功能障碍。

四、肌电图和神经传导速度

肌电图（EMG）和神经传导速度（NCV）是神经系统的重要辅助检查，两者通常联合应用，其适应证是脊髓前角细胞及以下病变，主要用于周围神经、神经-肌肉接头和肌肉病变的诊断。肌电图包括常规肌电图、运动单位计数、单纤维肌电图等；广义的神经传导速度包括运动神经传导速度、感觉神经传导速度、F 波、H 反射及重复神经电刺激等，通常意义的神经传导速度主要指运动神经传导速度和感觉神经传导速度。

（一）肌电图

肌电图指用同心圆针电极记录的肌肉安静状态下和不同程度随意收缩状态下各种电活动的一种技术。

1. 正常肌电图状态分类和作用

（1）静息状态：观察插入电位。

（2）轻收缩状态：观察运动单位动作电位（MUAP），它是单个前角细胞支配的所有肌纤维同步放电的总和。就 MUAP 的时限、波幅、波形及多相波百分比而言，不同肌肉各有其不同的正常值范围。

（3）大力收缩状态：观察募集现象，即观察肌肉在大力收缩时运动电位的多少及其发放频率的快慢。正常情况下，大力收缩时肌电图上呈密集的相互重叠的难以分辨基线的许多运动单位电位，即为干扰相。

2. 异常肌电图

（1）插入电位的改变：插入电位减少或消失见于严重的肌萎缩、肌肉纤维化和脂肪组织浸润以及肌纤维兴奋性降低等；插入电位的延长或增多提示肌肉易激惹或肌膜不稳定，见于失神经支配的肌肉或炎性肌病。

（2）异常自发电位：①纤颤电位是单个肌纤维的自发放电，见于神经源性损害和肌源性损害；②正锐波产生机制及临床意义同纤颤电位；③束颤电位指单个或部分运动单位电位支配肌纤维的自发放电，见于神经源性损害。④其他，如复合重复放电（CRD）和肌颤搐电位。

（3）肌强直放电：见于各种原因所致的肌强直。

（4）异常 MUAP：①神经源性损害。表现为 MUAP 时限增宽、波幅增高及多相波百分比增高，见于脊髓前角细胞病变、神经根病变、神经丛和周围神经病等。②肌源性损害。表现为 MUAP 时限缩短，波幅降低及多相波百分比增高，见于进行性肌营养不良、炎性肌病和其他原因所致的肌病。

（5）异常募集相：①单纯相。指肌肉大力收缩时，参加发放的运动单位数量明显减少，在肌电图上表现为单个独立的电位，见于神经源性损害。②病理干扰相。肌纤维变性或坏死使运动单位变小，在肌肉大力收缩时参与募集的运动单位数量明显增加，表现为低波幅干扰相，被称为病理干扰相，见于各种原因导致的肌源性损害。③混合相。参加发放的运动单位数量部分减少，大力收缩时相互重叠的运动单位电位的密集程度较干扰相稍有降低，基线部分可分辨，即为混合相，可见于神经源性损害。

3. EMG 的临床应用 主要用于神经源性损害和肌源性损害的诊断及鉴别诊断，结合神经传导速度的结果，有助于对脊髓前角细胞、神经根和神经丛病变进行定位。四肢、胸锁乳突肌和脊旁肌 EMG 对运动神经元病的诊断有重要价值。

（二）神经传导速度

神经传导速度（NCV）是用于评定周围神经传导功能的一项诊断技术，通常包括运动神经传导速度（MCV）和感觉神经传导速度（SCV）的测定。

1. 异常 NCV 及临床意义 MCV 和 SCV 异常表现为传导速度减慢和波幅降低，前者主要反映髓鞘脱失，后者为轴索损害。

2. NCV 的临床应用 主要用于各种原因导致的周围神经病的诊断及鉴别诊断，能够发现周围神经病的亚临床病灶，能区分是轴索损害还是髓鞘脱失；结合 EMG 可以鉴别前角细胞、神经根、周围神经及肌源性损害等。

（三）F 波与 H 反射

1. F 波（F-wave） 是以超强电刺激神经干在 M 波（CMAP）后的一个较晚出现的小的肌肉动作电位。

F 波有助于周围神经病的早期诊断、病变部位的确定。由于 F 波可以反映运动神经近端的功能，对神经根病变的诊断有重要的价值，可弥补 MCV 的不足，临床用于吉兰-巴雷综合征、遗传性运动感觉神经病、神经根型颈椎病等的诊断。

2. H 反射（H-reflex） 是利用较小电量刺激神经，冲动经感觉神经纤维向上传导至脊髓，再经单一突触连接传入下运动神经元而引发肌肉电活动。

H 反射相对稳定地出现于正常成人 S_1 根所支配的肌肉，其他部位则较少见。若 H 反射消失则表示该神经根或其相关的反射弧病损。临床用于吉兰-巴雷综合征、腰椎病、腰骶神经根病变的诊断。

（四）重复神经电刺激

重复神经电刺激（RNES）主要用于重症肌无力的诊断以及与 Lambert-Eaton 肌无力综合征的鉴别。重症肌无力表现为低频或高频刺激波幅递减，而后者表现为低频刺激波幅递减，高频刺激波幅递增。

RNES 指超强重复刺激神经干后在相应肌肉记录复合肌肉动作电位，是检测神经-肌肉接头功能的重要手段。RNES 可根据刺激的频率分为低频（≤5Hz）RNES 和高频（10～30Hz）RNS。

第四节　头颈部血管超声检查

一、颈动脉超声检查

（一）颈动脉彩色多普勒超声观察指标

1. 二维图像的检测指标

（1）血管的位置：起源、走行。

（2）血管壁结构：观察内膜、中膜和外膜三层结构，内膜是否光滑、增厚或动脉硬化斑块的位置、大小、形状及超声性质，有无夹层动脉瘤等。

（3）血管内径的测量：通过管径的检测及血流动力学的改变以判断血管结构及功能状态的改变，评价血管狭窄的程度。

颈动脉超声检测技术包括二维显像、彩色多普勒血流影像及多普勒血流动力学分析等技术。检测范围：双侧颈总动脉（CCA）、颈内动脉（ICA）颅外段、颈外动脉（ECA）、椎动脉（VA）颅外段、锁骨下动脉、无名动脉等。

2. 彩色多普勒血流显像检测指标

（1）血流方向：正常血流方向的判断取决于红细胞与探头发射声波之间的相对运动。当红细胞朝向探头运动时，为正向，以红色表示，反之，背离探头的血流以蓝色显示。

（2）彩色血流的显像与血管病变的观察：由于血流在血管腔内的流动为层流状态，因此，正常颈动脉血流的彩色显像为中间明亮周边相对减弱。血流的明亮状态与充盈状态可以反映血管壁结构的变化，当发现血流"充盈缺损"特征时，彩色血流显像往往提示血管狭窄性病变的存在。

（二）临床应用

1. 颈动脉粥样硬化

（1）颈动脉粥样硬化：表现为内膜不均匀增厚、斑块形成、血管狭窄或闭塞等，可计算狭窄程度。

（2）观察斑块的部位、形态、表面纤维帽的完整性及斑块内声学特征，测量斑块大小。斑块内新生血管、复杂斑块、斑块溃疡、低回声、斑块内运动等斑块特征可能与症状性颈动脉狭窄患者相关。而不均质回声及不伴溃疡的表面不规则斑块与症状无相关性。

（3）应注意客观评估斑块的易损性。单纯以"软斑"或"硬斑"提示为易损或非易损斑块是不客观的。

（4）有卒中危险因素的患者应该考虑接受颈部动脉超声检查。

2. 锁骨下动脉盗血综合征　由于锁骨下动脉或头臂干起始部狭窄或闭塞，导致病变远端肢体血液供应障碍及椎-基底动脉系统缺血，超声显示病变血管狭窄，患侧椎动脉血流方向部分或完全逆转。

3. 先天性颈内动脉肌纤维发育不良　超声显示动脉管腔粗细不均，内膜和中膜结构显示不清，管腔内血流充盈不均呈串珠样改变。

4. 颈内动脉瘤 症状：①颈部一侧胀大的搏动性肿块，可伴局部疼痛。听诊常可听到收缩期杂音；但当有巨大的附壁血栓时，杂音往往听不到。②影响颅内血供时，可出现脑缺血症状。③颈动脉瘤增大后，患者可因肿块压迫而出现吞咽困难、气管移位、呼吸困难和喉返神经压迫，也可出现声音嘶哑和交感神经压迫。

类型分为：真性动脉瘤、假性动脉瘤及夹层动脉瘤；夹层动脉的真腔与假腔。

5. 大动脉炎 表现为血管壁内膜、中膜及外膜结构分界不清，动脉内膜和中膜的结构融合，外膜表面粗糙，管壁均匀性增厚，管腔向心性狭窄等。

二、经颅多普勒超声检查

（一）检测方法和观察指标

1. 颅内动脉检查方法 经颅多普勒超声（TCD）是利用颅骨薄弱部位作为检测声窗，应用多普勒频移效应研究脑底动脉主干血流动力学的一种无创的检测技术。

2. 颅外动脉检查方法 2MHz 探头用于检查颅内动脉，4MHz 探头在颈部检查颈总动脉、颈内动脉颅外段、颈外动脉、锁骨下动脉近端、椎动脉近端及椎动脉寰枢段等。

3. TCD 检测参数和临床意义 经颅多普勒超声（TCD）是利用颅骨薄弱部位作为检测声窗，应用多普勒频移效应研究脑底动脉主干血流动力学的一种无创的检测技术。

（1）检测深度：深度是识别颅内血管的重要依据。

（2）血流方向：血流朝向探头为正向，频谱在基线上方；背离探头为负向，频谱在基线下方。在血管分支或迂曲处，可见双向血流频谱。

（3）血流速度：单位 cm/s；包括峰值流速（V_p 或 V_s）、舒张末期流速（V_d）和平均血流速度（V_m）。血管管径大小、远端阻力或近端压力的改变均会引起血流速度的变化。

（4）搏动指数（PI）：是评价远端血管床阻力及脑血流灌注状态高低的指标，正常颅内动脉的 PI 值为 0.65～1.10。PI 减低为低阻力频谱，可见于闭塞或严重狭窄远端的低平血流、动静脉畸形或动静脉瘘等。PI 增高，为高阻力频谱，见于颅内压增高，也见于闭塞或严重狭窄的近端低速高阻血流。

（5）频谱形态：反映血液在血管内流动的状态。正常层流状态 TCD 频谱周边显示为明亮的色彩，表示血管腔中心高流速细胞的运动状态；频谱中间接近基线水平为蓝色的"频窗"，表示血管腔周边相对低流速细胞的运动状态。当血管管腔狭窄时，狭窄部位的血流速度会增高，会出现低频增强、频窗消失、涡流或湍流等紊乱的频谱形态。

（6）声频信号：层流血流声频柔和悦耳；狭窄血管、动静脉畸形或瘘时，血流紊乱，产生粗糙血管杂音。

（二）TCD 的临床应用

主要应用领域：①颅内、外动脉狭窄或闭塞的诊断；②微栓子监测；③评价右向左分流（RLS）；④评价脑血管舒缩反应性；⑤评价卧立位血压变化与脑血流动态调节；⑥诊断和监测自发性蛛网膜下腔出血所致血管痉挛；⑦判断脑血流。

第五节　放射性核素检查

一、单光子发射计算机断层

单光子发射计算机断层（SPECT）静脉注射可透过血脑屏障的放射性显像剂，通过三维显像方法可以比较准确地显示和测定脑血流量变化。SPECT 临床应用如下。

1. 短暂性脑缺血发作 SPECT 可显示相应区域脑血流量降低。

2. 癫痫 发作期病灶区的血流量增高，而在发作间歇期血流量降低。

3. 痴呆　阿尔茨海默病患者典型表现是对称性颞顶叶 rCBF 降低；血管性痴呆可见散在、多个 rCBF 减低区；额颞叶痴呆则呈双侧额叶低灌注。

4. 锥体外系疾病　帕金森病可见纹状体的血流量降低；亨廷顿病可见额、顶和尾状核的血流量降低。

二、正电子发射计算机断层

正电子发射计算机断层（PET）是显示脑代谢和功能的图像。常用脑显像包括脑葡萄糖代谢显像，神经递质、受体和转运蛋白显像，脑 Aβ 淀粉蛋白、tau 蛋白显像，脑血流灌注显像。

PET 临床应用如下。

1. 癫痫　PET 能帮助确定低代谢活动的癫痫病灶，有助于外科手术切除癫痫病灶的定位。

2. 痴呆　PET 可用于痴呆的鉴别诊断。阿尔茨海默病可表现为双侧对称性颞叶、顶叶代谢减低。新型显像剂可以显示出脑内 Aβ 淀粉蛋白、tau 蛋白的堆积。

3. 帕金森病　联合应用多巴胺转运蛋白（DAT）和多巴胺 D2 受体（D2R）显像能完整地评估帕金森病的黑质-纹状体通路变性程度，对帕金森病的早期诊断、鉴别诊断和病情严重程度评估均有一定价值。

4. 肿瘤　用于脑部肿瘤的诊断与鉴别诊断。

第六节　脑、神经和肌肉活组织检查

1. 脑活组织检查　通过取材局部脑组织进行病理检查的一种方法，可为某些脑部疾病的诊断提供重要的依据，脑活检主要用于以下方面。

（1）脑感染性疾病抗感染治疗效果不好需要进一步查明病因。

（2）临床疑诊为某些遗传代谢性疾病，如脑白质营养不良、神经节苷脂沉积病、肌阵挛性癫痫、线粒体脑病和溶酶体病等。

（3）神经影像学提示的脑内占位性病变诊断，鉴别肿瘤、炎症和胶质增生等。

（4）不明原因进行性痴呆，如路易体痴呆、克-雅病等的诊断与鉴别诊断。

（5）炎症性疾病如亚急性硬化性全脑炎、肉芽肿、结节病及血管炎等。

2. 神经活组织检查　有助于确定周围神经病变的性质和病变程度的判断，是周围神经疾病病因诊断的重要依据。腓肠神经活组织检查是最常用的神经活组织检查。神经活检的临床应用如下。

（1）适应证是各种原因所致的周围神经病，儿童的适应证还可包括疑诊异染性脑白质营养不良、肾上腺脑白质营养不良和 Krabbe 病等。

（2）通过光镜及电镜下的表现可以判断病变性质是脱髓鞘性还是轴索性或神经元性，病程处于急性或慢性过程；有无炎性反应、新生血管或异常物质沉积；轴索内部或施万细胞的超微结构改变等。

（3）腓肠神经为纯感觉神经，对于纯运动神经病变或以运动神经损害为主的神经病变，腓肠神经活检不能或不能全面反映神经病理的变化及程度，需要做尺神经活检。

（4）周围神经病的诊断仍需结合临床和其他实验室检查结果进行综合考虑。

3. 肌肉活组织检查　是临床常用的病理检查手段，主要的临床适应证如下。

（1）肌肉疾病的诊断与鉴别诊断，如炎症性疾病包括多发性肌炎、皮肌炎等，肌营养不良，先天性肌病，代谢性肌病如脂质沉积病、糖原贮积病、线粒体病等、Lafora 病、蜡样脂褐素沉积症等。

（2）鉴别神经源性或肌源性肌损害，如脊髓性肌萎缩的鉴别；临床疑诊为某些遗传代谢性疾病，如脑白质营养不良、神经节苷脂沉积病、肌阵挛性癫痫、线粒体脑病和溶酶体病等。

（3）确定系统性疾病（如内分泌性肌病等）伴有肌无力者是否有肌肉组织受累、肌肉间质有无血管炎症或异常物质沉积等。

（4）肌肉活检的最后结论应参考病史，特别是家族遗传史、临床特点、血清肌酶谱的测定和肌电图检查结果。

第七节 基因诊断技术

基因诊断又称分子诊断，指运用分子生物学的技术方法来分析受检者的某一特定基因的结构（DNA 水平）或功能（RNA 水平）是否异常，以此来对相应疾病进行诊断，是重要的病因诊断技术之一。

（一）基因诊断常用的技术

基因诊断常用的技术有：①核酸分子杂交技术；②聚合酶链反应扩增技术（PCR）；③DNA测序；④基因芯片技术；⑤外显子捕获技术，经过验证即可查到单基因病的致病基因；⑥全基因组关联分析（GWAS）。

（二）应用

1. 遗传性疾病 药物基因组学通过对患者的基因检测指导临床个体化用药，使患者既能获得最佳治疗效果，又能避免药物不良反应，真正达到个体化用药的目的。

2. 感染性疾病病原体的检测。

3. 药物基因组学的临床应用

（1）单基因遗传病的诊断、鉴别诊断及病因的确定，如 Duchenne 型进行性肌营养不良、亨廷顿病、遗传性脊髓小脑共济失调、脊髓性肌萎缩、Charcot-Marie-Tooth 病、家族性淀粉样变性、Wilson 病、遗传性肌张力障碍、Leigh 病、强直性肌营养不良等。

（2）为表型多样性疾病的基因分型提供依据，如脊髓小脑共济失调主要为基因分型。

（3）对单基因和多基因遗传性疾病易感人群进行早期诊断和干预。

（4）神经系统遗传性疾病的产前诊断和咨询。

第八节 神经系统主要辅助检查的选择原则

选择合理恰当的辅助检查有利于神经系统疾病的定位和定性诊断。然而，任何辅助检查均有其局限性，绝不能以辅助检查代替详尽的病史采集和全面、仔细的体格检查，更不能以辅助检查代替临床思维。神经系统主要辅助检查的选择原则见表 5-1。

表 5-1 神经系统主要辅助检查的选择原则

检查方法	适应证	优点	缺点
脑脊液检查	中枢神经系统感染、蛛网膜下腔出血、脑膜癌病、吉兰-巴雷综合征等，以及颅内压的判断	简便，费用低，对于中枢神经系统炎症的定性很有价值，其他检查难以取代	有创检查
头颅 X 线片	颅骨病变，如头颅畸形、骨折、颅颈畸形等	简便，价廉	组织影像重叠，分辨率低
CT 扫描	颅内疾病，如脑出血、脑梗死、脑内钙化病灶、脑肿瘤等。螺旋 CT 可以进行血管成像	快速，安全，显示组织结构比较清晰。对于钙化和出血显影清楚	存在骨伪影，对幕下结构分辨差
磁共振成像（MRI）	颅内、脊髓疾病，如脑梗死、脑肿瘤、脑白质病变、椎管内占位病变等。可以血管成像	无放射线辐射，显示组织结构清晰，对幕下和椎管内病灶分辨率高	较耗时，费用较高。体内有金属置入物时患者不能检查。对钙化灶和急性期脑出血的诊断不如 CT
单光子发射计算机体层扫描成像（SPECT）	癫痫、痴呆等血流变化	能显示结构性影像尚不能显影的病灶	组织结构显示不满意，接触放射性物质

续表

检查方法	适应证	优点	缺点
正电子发射计算机体层扫描成像（PET）	帕金森病、癫痫、痴呆等疾病的血流、代谢和受体变化	可反映脑功能情况	费用高，组织结构显示不满意，接触放射性物质
数字减影血管造影（DSA）	颅内外血管狭窄、动静脉畸形、动脉瘤、动脉夹层、脑静脉系统血栓等血管性疾病	显示血管结构清楚，是很多脑血管性疾病诊断的金标准	静脉 DSA，当成像区域的大血管同时显影时，血管影像模糊且相互重叠，易产生运动性伪影，影像质量太差，几乎不能满足临床诊断的需要。因此，外周静脉法和中心静脉法观察动脉的方法目前已基本废弃
经颅多普勒超声（TCD）	脑血管疾病、颅内高压、重症监护等	简便，费用低，无创性	检测结果受操作者和操作过程影响较大
脑电图（EEG）	对癫痫、脑炎、代谢性脑病等有诊断价值	简便，无创，费用低，可作动态监测	诊断特异性较差
脑磁图	癫痫病灶的确定，认知活动的研究等	对脑内生理和病理活动的空间定位较好	临床资料尚需积累，费用昂贵
肌电图和神经传导速度	鉴别肌源性疾病或神经源性疾病，鉴别前角病变或周围神经病变	是周围神经和肌肉病必不可缺的检查，能帮助定位和发现亚临床病变	对定性诊断帮助较小，往往需要结合临床和其他辅助检查才能做出诊断
诱发电位（EP）	帮助诊断神经传导通路病变，特别是对定位有帮助	简便，无创，费用低	对定性诊断无价值
基因诊断	遗传性疾病的诊断	使得遗传病的诊断由临床水平过渡到基因水平，大大地提高了诊断速度和准确性	许多遗传疾病基因突变类型不明或多变，基因诊断不能脱离临床诊断
活组织检查	某些脑、周围神经和肌肉病变	对定性诊断帮助大	有创性，有些疾病即使依靠病理检查尚不能确定诊断

第六章 神经系统疾病的诊断原则

第一节 诊疗程序

1. 神经系统疾病诊断的基本原则 定位+定性。先定位后定性。

2. 定位诊断 首先要确定病变是否在神经系统，其次还要确定在神经系统的什么部位，病变的范围、数量。

3. 神经系统疾病定位诊断的原则

（1）确定病变损害的部位：是中枢性（脑、脑干、脊髓）还是周围性（周围神经或肌肉）。

（2）确定病变的空间分布范围

1）局灶性：是指中枢或周围神经系统某一局限部位的损害或仅有单个病灶。

2）多灶性：也称播散性，指病灶分布于神经系统两个或两个以上部位，通常具有不对称性。

3）弥漫性：指病变比较弥散地侵犯双侧对称部位。

4）系统性：指病变选择性地损害某些功能系统或传导束。

定位诊断必须遵循"一元论"的原则。定位诊断时应高度重视患者的首发症状。注意排除药物、先天异常和神经系统假性定位体征。神经系统不同病变部位受损的临床特点见表 6-1，神经系统疾病的病因学分类及特点见表 6-2。

表 6-1 神经系统不同病变部位受损的临床特点

受损部位	临床特点
肌肉	肌无力、肌萎缩、肌痛、肌强直，假性肌肥大
半切脊髓	受损平面以下截瘫、四肢瘫、传导束型感觉障碍，括约肌功能障碍
	选择性地损伤脊髓的某些结构如肌萎缩侧索硬化，选择性损害脊髓前角及锥体束
脑干	交叉性瘫痪及交叉性感觉障碍
小脑	眩晕、呕吐、眼球震颤、构音障碍、肌张力减低、小脑性共济失调（蚓部：躯干；半球：同侧肢体）
基底核	震颤、肌张力改变及运动异常
大脑半球	刺激性病变：癫痫发作
	破坏性病变：神经功能缺失
	一侧病变：病灶对侧中枢性面舌瘫，肢体偏瘫，偏身感觉障碍，偏盲，优势半球可有失语
	双侧病变：弥漫性损害常表现意识障碍、精神症状、智能障碍
	额叶：强握反射、运动性失语、失写、癫痫发作、精神症状（以智能障碍为主）
	顶叶：中枢性感觉障碍、失读、失用、体像障碍
	颞叶：象限性偏盲、皮质盲、伴视觉先兆的癫痫发作

表 6-2 神经系统疾病的病因学分类及特点

常见病因	临床特点	常用辅助检查
感染性疾病	急性或亚急性起病，病前多有感染史，发病数日或数周达高峰，病变呈弥漫性	EEG、CSF、影像学检查
血管性疾病	起病较急，常有高血压、糖尿病、心脏病、动脉炎和高血脂等危险因素	CT、MRI、DSA
	起病后数分钟或数小时或数日神经功能缺损的症状达高峰	
	全脑症状：头痛、呕吐、意识障碍	
	局灶症状：偏瘫、失语、感觉障碍	
肿瘤	起病缓慢、进行性加重、颅内高压症状（头痛、呕吐、视盘水肿）	影像学检查、CSFC、免疫学

常见病因	临床特点	常用辅助检查
外伤	常有外伤史，有神经系统受损的症状与体征	X 线、CT、MRI
神经变性疾病	起病缓慢或隐匿，主要侵犯某一系统	影像学检查、免疫学、活检
遗传性疾病	常有家族史，多在儿童期或青春期起病，缓慢进展	基因分析
脱髓鞘疾病	急性、亚急性或慢性起病，在中枢神经系统内有多个病灶，分布比较弥散、有缓解—复发倾向。症状呈进行性加重趋势	影像学检查、免疫学、神经电生理学
营养和代谢障碍性疾病	起病缓慢，有引起该病的常见病因，病程长	生化检查
中毒及与环境有关的疾病	常有药物滥用、放疗、化疗史或长期大量服药史	生化、神经电生理学检查
产伤与发育异常	常有产伤或母孕期异常史，生长发育异常	影像学、神经心理学检查
系统性疾病伴发神经系统损害	神经系统症状分布比较广泛、演变过程与原发疾病关系异常	生化、B 超、影像学检查

第二节　临床思维方法

1. 培养临床思维的步骤

（1）收集翔实、全面的临床资料，剔除无关紧要或不可靠资料。

（2）综合分析，运用多方知识进行定位诊断。

（3）进一步明确定性诊断。

（4）制定合理治疗方案。

（5）判断疾病预后。

2. 经验建议

（1）集中分析主要的、可靠且肯定的症状和体征。

（2）避免过早下结论和作出诊断。

（3）临床表现不符合所考虑疾病特点时，考虑为另一种疾病的可能。

（4）判断的基础为临床现象，不依据自己的经验性认识作出判断。

（5）尽可能行组织活检，获取病理学资料。

第七章 头 痛

头痛（headache）是临床常见症状，由于颅内、外痛敏结构内的痛觉感受器受到刺激，经痛觉传导通路传导到达大脑皮质而引起的位于头颅上半部，包括眉弓、耳轮上缘和枕外隆凸连线以上部位的疼痛。

头痛的国际分类如下。

1. 原发性头痛 ①偏头痛（migraine）；②紧张性头痛（tension-type headache）；③三叉自主神经头面痛；④其他原发性头痛。

2. 继发性头痛 ①头和（或）颈部外伤引起的头痛；②头颅和颈部血管疾病引起的头痛；③非血管性颅内疾病引起的头痛；④物质或物质戒断引起的头痛；⑤感染引起的头痛；⑥内环境紊乱引起的头痛；⑦头颅颈、眼、耳、鼻、鼻旁窦、牙齿、口腔或其他颜面部结构病变引起的头痛或面痛；⑧精神疾病引起的头痛。

3. 痛性脑神经病及其他面痛和其他头痛。

第一节 偏 头 痛

一、概 述

临床常见的原发性头痛，其特征是发作性，多为单侧，中重度、搏动样头痛，一般持续 4～72 小时，可伴有恶心、呕吐，光、声刺激或日常活动均可加重头痛，安静环境、休息可缓解头痛。偏头痛是一种常见的慢性神经血管性疾病，患病率为 5%～10%。

二、病 因

1. 内因 60%的偏头痛患者有家族史。

2. 外因

（1）内分泌和代谢因素：女性多于男性，多在青春期发病，月经期容易发作，妊娠期或绝经后发作减少或停止。

（2）食物：含酪胺的奶酪、含亚硝酸盐的肉类和腌制食品、含苯乙胺的巧克力、含谷氨酸钠的食品添加剂及葡萄酒等。

（3）药物：口服避孕药和血管扩张剂如硝酸甘油等。

三、临 床 表 现

1. 无先兆偏头痛 临床表现为反复发作的一侧或双侧额颞部疼痛呈搏动性，疼痛持续时伴颈肌收缩可使症状复杂化。常伴有恶心、呕吐、畏光畏声、出汗、全身不适、头皮触痛等症状。

2. 有先兆偏头痛

（1）典型先兆偏头痛：最常见的有先兆偏头痛类型，先兆表现为完全可逆的视觉、感觉或言语症状，与先兆同时或先兆后 60 分钟内出现符合偏头痛特征的头痛，即为典型先兆偏头痛。

（2）脑干先兆偏头痛：既往也称基底型偏头痛，先兆症状明显源自脑干，临床可见构音障碍、眩晕、耳鸣、听力减退、复视、双眼鼻侧及颞侧视野同时出现视觉症状、共济失调、意识障碍、双侧同时出现感觉异常，但无运动无力症状；在先兆同时或先兆 60 分钟内出现符合偏头痛特征的头痛，常伴恶心、呕吐。

（3）偏瘫性偏头痛：少见，先兆除必须有运动无力症状外，还应包括视觉、感觉和言语 3 种先兆之一；先兆症状持续 5 分钟～24 小时，症状完全可逆，在先兆同时或先兆 60 分钟内出现符合偏头痛特征的头痛。

（4）视网膜性偏头痛：为反复发生的完全可逆的单眼视觉障碍，包括闪烁、暗点或失明，并伴偏头痛发作，在发作间期眼科检查正常；与基底型偏头痛视觉先兆症状常累及双眼不同，视网膜性偏头痛视觉症状仅局限于单眼，且缺乏起源于脑干或大脑半球的神经缺失或刺激症状。

3. 慢性偏头痛　每月头痛发作超过 15 天，连续 3 个月或 3 个月以上且每月至少有 8 天的头痛具有偏头痛特点并排除药物过量引起的头痛，可考虑为慢性偏头痛。

4. 偏头痛并发症　包括：①偏头痛持续状态；②无梗死的持续先兆；③偏头痛性脑梗死；④偏头痛先兆诱发的痫性发作。

5. 常为偏头痛前驱的儿童周期性综合征。

四、诊　　断

国际头痛分类-Ⅲ（ICHD-3）偏头痛诊断标准如下。

1. 无先兆偏头痛诊断标准

（1）符合（2）～（4）特征的至少 5 次发作。

（2）头痛持续 4～72 小时（未经治疗或治疗无效）。

（3）至少有下列中的两项头痛特征：①单侧性；②搏动性；③中或重度头痛；④日常活动（如步行或上楼梯）会加重头痛，或头痛时会主动避免此类活动。

（4）头痛过程中至少伴有下列 1 项：①恶心和（或）呕吐；②畏光和畏声。

（5）不能归因于其他疾病。

2. 有先兆偏头痛诊断标准

（1）符合（2）～（4）特征的至少两次发作。

（2）至少出现以下一种完全可逆的先兆症状：①视觉症状，包括阳性表现（如闪光、亮点或亮线）和（或）阴性表现（如视野缺损）；②感觉异常，包括阳性表现（如针刺感）和（或）阴性表现（如麻木）；③言语和（或）语言功能障碍；④运动症状；⑤脑干症状；⑥视网膜症状。

（3）至少满足以下两项：①至少 1 个先兆症状逐渐发展时间≥5 分钟，和（或）至少两个先兆症状连续出现；②每个先兆症状持续 5～60 分钟；③至少 1 个先兆症状是单侧的；④头痛伴随先兆发生，或发生在先兆之后，间隔时间少于 60 分钟。

（4）不能归因于其他疾病，且排除短暂性脑缺血发作。

3. 慢性偏头痛诊断标准　①头痛符合无先兆偏头痛诊断标准中的（2）～（4）项，且每月发作超过 15 天，持续 3 个月以上。②不能归因于其他疾病。

五、治　　疗

1. 偏头痛的治疗目的　减轻或终止头痛发作，缓解伴发症状，预防头痛复发。

2. 非药物治疗　加强宣教，使患者了解偏头痛的发病机制和治疗措施。帮助患者确立科学、正确的防治观念和目标，保持健康的生活方式。寻找并避免各种偏头痛诱因。

3. 药物治疗

（1）发作期的治疗：通常在症状起始时立即服用治疗药物。非特异性镇痛药：非甾体抗炎药（NSAID）和阿片类药物。特异性药物：麦角类制剂和曲普坦类药物。

（2）药物选择：根据伴随症状、头痛程度及既往用药情况来选择。

1）轻-中度头痛：单用 NSAID 如对乙酰氨基酚、萘普生、布洛芬等可有效，如无效再用偏头痛特异性治疗药物。

2）中-重度头痛：直接选用偏头痛特异性治疗药物以尽快改善症状，虽有严重头痛但以往发作对 NSAID 反应良好者，仍可选用 NSAID。

3）预防性治疗：频繁发作，尤其是每周发作 1 次以上严重影响日常生活和工作的患者；急性期治疗无效，或因副作用和禁忌证无法进行急性期治疗者；可能导致永久性神经功能缺损的特殊变异型偏头痛，如偏瘫性偏头痛、基底型偏头痛或偏头痛性梗死等。

第二节　丛集性头痛

丛集性头痛是一种原发性神经血管性头痛，表现为一侧眼眶周围发作性剧烈疼痛，有反复密集发作的特点，伴有同侧眼结膜充血、流泪、瞳孔缩小、眼睑下垂，以及头面部出汗等自主神经症状。常在 1 天内固定时间发作，可持续数周至数月。

（一）发病机制

丛集性发作期存在下丘脑后部灰质的异常激活，下丘脑后部灰质的深部脑刺激术可缓解难治性丛集性头痛，支持丛集性头痛可能原发于下丘脑神经功能紊乱，因此，丛集性头痛可能是下丘脑神经功能障碍引起的、三叉神经血管复合体参与的原发性神经血管性头痛。

（二）临床表现

1. 平均发病年龄较偏头痛晚，约为 25 岁。

2. 部分患者可有家族史。

3. 男性多见，为女性的 4～5 倍。

4. 头痛突然发生，无先兆症状，几乎于每日同一时间，常在晚上发作，使患者从睡眠中痛醒。

5. 头痛位于一侧眶周、眶上、眼球后和（或）颞部，呈尖锐、爆炸样、非搏动性剧痛，十分烦躁、痛苦不安。

6. 头痛持续 15 分钟至 3 小时不等。

7. 隔日 1 次至一日 8 次。

8. 疼痛时常伴有同侧颜面部自主神经功能症状。

9. 头痛发作可连续数周至数月（常为 6～12 周）。此期间患者头痛一次接一次地成串发作。

10. 丛集发作期后可有数月或数年的间歇期。

11. 在丛集期，饮酒或血管扩张药可诱发头痛发作。

（三）诊断

1. 中青年男性出现发作性单侧眶周、眶上和（或）颞部严重或极度严重的疼痛。

2. 伴有自主神经症状（同侧结膜充血、流泪、眼睑水肿、流涕、前额和面部出汗、瞳孔缩小、眼睑下垂）。

3. 发作时坐立不安、易激惹，并具有反复密集发作的特点。

4. 神经影像学排除引起头痛的颅内器质性疾病。

（四）治疗

1. 急性期的治疗

（1）吸氧疗法为头痛发作时首选的治疗措施，给予吸入纯氧，流速 10～12L/min，10～20 分钟，可有效阻断头痛发作，约 70%患者有效。吸氧疗法无禁忌证，并且安全、无明显副作用。

（2）5-HT$_1$B/D 受体激动剂：舒马曲坦皮下注射或经喷鼻吸入、佐米曲普坦经喷鼻吸入。

（3）麦角类制剂：双氢麦角胺静脉注射，可迅速缓解头痛。心脑血管疾病和高血压病是禁忌证。

（4）利多卡因鼻腔滴入。

2. 预防性治疗 急性期治疗并不能缩短丛集性发作持续时间及减少发作次数，因此一旦诊断丛集性头痛应立即给予预防性治疗。①预防性药物：维拉帕米、锂制剂和糖皮质激素等。②其他预防药物：托吡酯、丙戊酸、苯噻啶、吲哚美辛和褪黑激素等。

第三节 低颅压性头痛

（一）概述

低颅压性头痛是脑脊液压力降低（颅压<60mmH$_2$O）导致的头痛，多为体位性。患者常在直立 15 分钟内出现头痛或头痛明显加剧，卧位后头痛缓解或消失。

（二）发病机制

1. 自发性病因 既往多认为可能与血管舒张障碍引起脑脊液分泌减少或吸收增加有关。目前已证实多数自发性低颅压与自发性脑脊液漏有关；导致自发性脑脊液漏的原因不明，推测可能与微小创伤和硬膜结构薄弱有关。

2. 继发性病因 以硬膜或腰椎穿刺后低颅压性头痛最为多见头颈部外伤及手术、脑室分流术、脊柱创伤或手术等使脑脊液漏出增多。脱水、糖尿病酮症酸中毒、尿毒症、全身严重感染、脑膜脑炎、过度换气和低血压等可使脑脊液生成减少。脑脊液量减少、压力降低、脑组织移位下沉使颅内痛敏结构，如脑膜、血管和三叉、舌咽、迷走等脑神经受到牵张从而引起头痛。

（三）临床表现

自发性者多见于体弱女性，继发性者无明显性别差异。头痛以双侧枕部或额部多见，也可为颞部或全头痛，但很少为单侧头痛，呈轻-中度钝痛或搏动样疼痛。头痛特点与体位有明显关系，立位时出现或加重，卧位时减轻或消失，头痛多在变换体位时出现。伴有后颈部疼痛或僵硬、恶心、呕吐、畏光或畏声、耳鸣、眩晕等。脑组织下坠压迫脑神经也可引起视物模糊或视野缺损、面部麻木或疼痛、面瘫或面肌痉挛。部分病例可并发硬膜下出血。极少数病例可出现意识障碍、帕金森样、痴呆等症状。

（四）辅助检查

1. 脑脊液检查 腰穿脑脊液压力<60mmH$_2$O；部分病例压力测不出，放不出脑脊液，称"干性穿刺"。少数病例脑脊液细胞数轻度增加，蛋白质、糖和氯化物正常。对于颅脑 MRI 检查已显示弥漫性硬脑膜强化的患者，应慎行腰穿检查。

2. 神经影像学检查

（1）颅脑 MRI 检查：可表现为弥漫性硬脑膜强化、硬膜下积液、脑静脉窦扩大、垂体增大、下坠脑等。

（2）脊髓造影和放射性核素脑池造影：能准确定位脑脊液漏出的部位。大多数自发性脑脊液漏发生在颈、胸椎连接处水平或在胸椎处。

（五）诊断

体位性头痛的典型临床特点，疑诊低颅压性头痛。

腰穿测定脑脊液压力降低（<60mmH$_2$O），可以确诊。

（六）治疗

1. 病因治疗 控制感染；纠正脱水和糖尿病酮症酸中毒等；手术或创伤后存在脑脊液漏者可行瘘口修补术等。

2. 药物治疗 咖啡因可阻断腺苷受体，使颅内血管收缩，增加脑脊液压力和缓解头痛。苯甲酸咖啡因 500mg，皮下或肌内注射，或加入 500～1000ml 乳化林格液缓慢静脉滴注。

3. 硬膜外血贴疗法 适用于腰穿后头痛和自发性低颅压性头痛。自体血 10～20ml 缓慢注入腰或胸段硬膜外间隙，血液从注射点向上下扩展数个椎间隙，可压迫硬膜囊和阻塞脑脊液漏出口。

4. 对症治疗 卧床休息；补液（2000～3000ml/d）；穿紧身裤和束腹带；给予适量镇痛药。

第八章 脑血管疾病

第一节 短暂性脑缺血发作

短暂性脑缺血发作（transient ischemic attack，TIA）是由于局部脑或视网膜缺血引起的短暂性神经功能缺损，临床症状一般不超过 1 小时，最长不超过 24 小时，且无责任病灶的证据。近来研究证实，如果神经功能缺损症状超过 1 小时，绝大部分神经影像学检查均可发现对应的脑部小梗死灶。凡神经影像学检查有神经功能缺损对应的明确病灶者不宜称为 TIA。

一、病因及发病机制

1. 微栓塞学说 附壁血栓、动脉粥样硬化斑块、胆固醇结晶等微栓子造成血管闭塞；栓子自溶、破碎是缓解复发的机制。

2. 脑血管痉挛。

3. 血液成分、血流动力学改变。

4. 其他 脑血管内膜炎、盗血综合征、椎动脉受压等。

二、临床表现

（一）一般特点

本病好发于中老年，男性多于女性。多伴高血压、动脉粥样硬化、糖尿病或高血脂等血管病危险因素。发病突然，常反复发作。神经功能障碍历时短暂，最长时间<24 小时，临床完全恢复，不留后遗症状。

血流动力学改变导致的 TIA，临床表现相似或刻板；微栓塞导致的 TIA，临床表现多变。

（二）颈内动脉系统 TIA

缺血部位与临床表现如下。

1. 大脑中动脉供血区的 TIA 可出现缺血对侧肢体的单瘫、轻偏瘫、面瘫和舌瘫，可伴有偏身感觉障碍和对侧同向性偏盲，优势半球受损常出现失语和失用，非优势半球受损可出现空间定向障碍。

2. 大脑前动脉供血区的 TIA 可出现人格和情感障碍、对侧下肢无力。

3. 颈内动脉主干的 TIA 表现为眼动脉交叉瘫，Horner 交叉瘫。

（三）椎-基底动脉系统 TIA

1. 跌倒发作 表现为下肢突然失去张力而跌倒，无意识丧失，系脑干下部网状结构缺血所致。

2. 短暂性全面遗忘症（TGA） 发作时出现短时间记忆丧失，发作时对时间、地点定向障碍，但谈话、书写和计算能力正常，一般症状持续数小时，然后完全好转，不遗留记忆损害。发病机制仍不十分清楚，部分发病可能是大脑后动脉颞支缺血累及边缘系统的颞叶海马、海马旁回和穹隆所致。

3. 双眼视力障碍发作 双侧大脑后动脉距状支缺血导致枕叶视皮质受累，引起暂时性皮质盲，表现为眩晕、平衡障碍、眼球运动异常和复视。面部、口周麻木，单独出现或伴有对侧肢体瘫痪、感觉障碍，呈现典型或不典型的脑干缺血综合征

三、辅助检查

（一）初始检查（要求在 48 小时内完成）

1. 血常规，凝血功能，血生化等血液化验。

2. 心电图，经胸超声心动图。

3. 脑 CT 或 MRI 没有脑缺血对应的梗死灶——最重要的初始诊断性检查。

4. 无创性血管病变检查（颈部血管超声、TCD、CTA 或 MRA）。

（二）进一步检查（寻找 TIA 特殊病因）

1. 动态心电图监测，经食管超声心动图。

2. DSA 检查。

3. 蛋白 C、蛋白 S、抗凝血酶Ⅲ、抗磷脂抗体等。

四、诊断与鉴别诊断

1. 诊断 主要依靠病史。

（1）高度怀疑 TIA：中老年患者突然出现局灶性脑功能损害症状，符合颈内动脉或椎-基底动脉系统及其分支缺血表现，并在短时间内症状完全恢复（多不超过 1 小时）。

（2）临床诊断 TIA：高度怀疑 TIA 者，且神经影像学检查没有发现神经功能缺损对应的病灶。

（3）完整 TIA 诊断：临床诊断 TIA+区分不同发病机制。

2. 鉴别诊断 ①脑梗死；②癫痫的部分性发作；③梅尼埃病；④心脏疾病；⑤其他疾病如肿瘤、血肿等的区别。

五、治　疗

TIA 是急症。TIA 发病后 2 天或 7 天内为卒中的高风险期，一旦 TIA 转变成脑梗死，不要因等待凝血功能等结果而延误溶栓治疗。

（一）TIA 短期卒中风险评估——ABCD^2 评分（表 8-1）

表 8-1　ABCD^2 评分表

指标	临床特征	得分
A（年龄）	年龄>60 岁	1 分
B（血压）	收缩压>140mmHg 或舒张压>90mmHg	1 分
C（临床特征）	单侧无力	2 分
	不伴无力的言语障碍	1 分
D（症状持续时间）	症状持续时间>60 分钟	2 分
	10～59 分钟	1 分
D（糖尿病）	有	1 分

有以下情况之一者要入院治疗：ABCD^2 评分 2 分；ABCD^2 评分 0～2 分，但门诊不能在 2 天之内完成 TIA 系统检查；ABCD 评分 0～2 分，但 DWI 已显示对应小片状缺血灶或缺血责任大，血管狭窄率>50%。TIA 发病后 2 天或 7 天内为卒中高风险期，对患者进行紧急评估与干预可以减少卒中的发生，高危患者应收入院，并提前做好溶栓准备，一旦 TIA 转变成脑梗死，不能延误溶栓治疗。

（二）药物治疗

1. 抗血小板治疗 适用于非心源性栓塞性 TIA（表 8-2）。

表 8-2　抗血小板治疗

TIA 类型	抗血小板方案	治疗时间
发病 24 小时内，ABCD^2 评分≥4 的非心源性栓塞性 TIA	阿司匹林联合氯吡格雷	21 天
发病 30 天内伴有症状性颅内动脉严重狭窄的 TIA	阿司匹林联合氯吡格雷	90 天
其他 TIA	阿司匹林或氯吡格雷	长期

2. 抗凝治疗 适用于心源性栓塞性 TIA。

3. 扩容治疗 适用于血流动力型 TIA。

4. 溶栓治疗 TIA 不是溶栓治疗的指征，一旦临床转为脑梗死，不应等待，应积极溶栓治疗。

5. 其他 对有高纤维蛋白原血症的 TIA 患者，可选用降纤酶治疗。活血化瘀性中药制剂。

（三）外科治疗

颈动脉内膜切除术（CEA）；颈动脉血管成形和支架置入术（CAS），推荐在 2 周之内（最好在 48 小时之内）手术，不应延误治疗。

（四）控制危险因素

高血压、吸烟、糖尿病、心房颤动、其他心脏病、血脂异常、无症状性颈动脉狭窄、镰状细胞贫血、绝经后雌激素替代治疗、膳食和营养、运动和锻炼、肥胖、饮酒过量等。

（五）预后

TIA 有反复发作的特点，早期发生卒中的风险很高。

发作间隔时间缩短、发作持续时间延长、临床症状逐渐加重的进展性 TIA 是即将发展为脑梗死的强烈预警信号。

TIA 部分发展为脑梗死，部分继续发作，部分自行缓解。

第二节 脑 梗 死

一、概 述

脑梗死又称缺血性脑卒中，是指各种原因所致脑部血液供应障碍，导致局部脑组织缺血、缺氧性坏死，而迅速出现相应神经功能缺损的一类临床综合征。

二、病 因

血管壁病变；心脏病和血流动力学改变；血液成分和血液流变学改变；等等。

三、发 病 机 制

脑血栓形成和脑栓塞（占 80%～90%）+血流动力学机制（低灌注，占 10%～20%），导致局部脑组织缺血。

四、病 理 生 理

局部脑缺血由中心坏死区及周围脑缺血半暗带组成；大部分缺血半暗带仅能存活数小时，挽救缺血半暗带是急性脑梗死的治疗目标；有效挽救缺血半暗带脑组织的治疗时间，称为治疗时间窗。

五、临 床 表 现

（一）一般特点

突然发病；出现局灶性神经功能缺损症状；临床表现取决于梗死灶的大小和部位。

（二）不同脑血管闭塞的临床特点

1. 颈内动脉（ICA）闭塞的临床表现

（1）症状性闭塞：急性闭塞，侧支代偿不充分，可出现单眼一过性黑矇。表现为大脑中动脉和（或）大脑前动脉缺血症状。对侧偏瘫、偏身感觉障碍及偏盲，优势半球受累可伴失语症，非优势半球受累可有体像障碍。当大脑后动脉起源于颈内动脉而不是基底动脉时，可使颈内动脉闭塞时出现整个大脑半球的缺血。颈动脉严重狭窄时可闻及血管杂音，血管完全闭塞时血管杂音消失。

（2）无症状性闭塞：慢性闭塞，侧支代偿充分：临床可无任何症状和体征。

2. 大脑中动脉（MCA）闭塞的临床表现

（1）主干闭塞：病灶对侧偏瘫、偏身感觉障碍及偏盲，向病灶侧凝视，优势半球受累出现完全性失语，非优势半球受累出现体像障碍，可以出现意识障碍。

（2）皮质支闭塞

1）上部分支闭塞：病灶对偏瘫、偏身感觉障碍，下肢瘫痪较上肢轻，向病灶侧凝视，伴 Broca 失语（优势半球），体像障碍（非优势半球）。

2）下部分支闭塞：对侧同向性上 1/4 视野缺损，伴 Wernicke 失语（优势半球），急性意识模糊状态（非优势半球）。

（3）深穿支闭塞：病灶对侧均等性偏瘫、偏身感觉障碍，对侧同向性偏盲。优势半球病变出现皮质下失语。

3. 大脑前动脉（ACA）闭塞的表现

（1）分出前交通动脉后前主干闭塞：侧支循环代偿可不出现症状。当双侧起源于同一个大脑前动脉主干时，造成双侧大脑半球的前、内侧梗死，导致截瘫、二便失禁、意志缺失、运动性失语综合征和额叶人格改变。

（2）分出前交通动脉后大脑前动脉远端闭塞：对侧下肢感觉运动障碍，上肢瘫痪轻，面部和手不受累。辨别觉丧失。可出现尿失禁、淡漠、反应迟钝、欣快和缄默等。

4. 大脑后动脉（PCA）闭塞的表现

（1）主干闭塞：对侧同向性偏盲、偏身感觉障碍，不伴偏瘫。

（2）单侧皮质支闭塞：对侧同向性偏盲。优势半球受累可出现失读（伴或不伴失写）、命名性失语、失认等。

（3）双侧皮质支闭塞：完全型皮质盲，有时伴有不成形的视幻觉、记忆受损、面容失认等。

（4）大脑后动脉起始段的脚间支闭塞：中脑中央和下丘脑综合征；旁正中动脉综合征，即 Weber 综合征、Claude 综合征、Benedikt 综合征。

（5）大脑后动脉深穿支闭塞：丘脑穿通动脉闭塞产生红核丘脑综合征；丘脑膝状体动脉闭塞产生丘脑综合征。

5. 椎-基底动脉闭塞的表现

（1）闭锁综合征：基底动脉的脑桥支闭塞致双侧脑桥基底部梗死，表现为意识清醒，语言理解无障碍，双侧中枢性瘫痪。

（2）脑桥腹外侧综合征：基底动脉短旋支闭塞，表现为同侧面神经、展神经麻痹和对侧偏瘫。

（3）脑桥腹内侧综合征：基底动脉的旁中央支闭塞，同侧周围性面瘫、对侧偏瘫和双眼向病变同侧同向运动不能。

（4）基底动脉尖综合征：基底动脉尖端分出小脑上动脉和大脑后动脉，闭塞后导致眼球运动障碍及瞳孔异常、觉醒和行为障碍，可伴有记忆力丧失、对侧偏盲或皮质盲。

（5）延髓背外侧综合征：由小脑后下动脉或椎动脉供应延髓外侧的分支动脉闭塞所致，出现眩晕、吞咽困难、构音障碍、病灶侧共济失调、Horner 综合征、交叉性感觉障碍。

（三）常见脑梗死的临床类型

1. 大动脉粥样硬化型脑梗死

（1）发病机制：①原位血栓形成；②动脉-动脉栓塞；③斑块内破裂出血；④低灌注；⑤载体动脉病变堵塞穿支动脉。

（2）一般特点：部分病例有 TIA 前驱症状，局灶性体征多在发病后 10 余小时或 1～2 日达到高峰。

（3）大面积脑梗死：为颈内动脉、大脑中动脉主干闭塞或皮质支完全性卒中所致。病程进行性加重，易出现脑疝。

（4）分水岭脑梗死（CWSI）：相邻血管供血区交界处或分水岭区局部缺血导致的脑梗死，多因血流动力学原因所致。

2. 心源性脑栓塞 心脏来源的栓子随血流进入脑动脉，使血管急性闭塞或严重狭窄，导致局部脑组织缺血、缺氧性坏死，而迅速出现相应神经功能缺损的一组临床综合征。

（1）病因：非瓣膜性心房颤动（最常见，约占 50%）；风湿性心脏瓣膜病、急性心肌梗死、反常栓子、感染性心内膜炎、非细菌性血栓性心内膜炎等。

（2）临床特点：多在活动中急骤发病，无前驱症状，局灶性神经体征在数秒至数分钟即达到高峰。可能同时出现多个血管供血区的脑损害。容易复发和出血。

3. 小动脉闭塞型脑梗死 指大脑半球或脑干深部的小穿通动脉病变，导致供血动脉脑组织缺血坏死（梗死灶直径<1.5～2.0cm），从而出现的急性神经功能损害综合征——又称腔隙性缺血性脑卒中。

（1）病因：小动脉硬化。

（2）临床特点：多见于中老年患者，首次发病的平均年龄约为 65 岁，随着年龄增长，发病逐渐增多。通常症状较轻、体征单一、预后较好。

（3）腔隙综合征

1）纯运动性轻偏瘫（PMH）：为最常见类型，表现为对侧面部及上、下肢大体相同程度轻偏瘫。病变多位于内囊、放射冠或脑桥。

2）纯感觉性卒中（PSS）：较常见，表现偏身感觉缺失，可伴感觉异常。病变主要位于对侧丘脑腹后外侧核。

3）共济失调性轻偏瘫：轻偏瘫伴小脑性共济失调，共济失调不能用无力来解释。病变位于脑桥基底部、内囊或皮质下白质。

4）构音障碍-手笨拙综合征（DCHS）：构音障碍、吞咽困难、中枢性面舌瘫、手精细动作笨拙。病变位于脑桥基底部、内囊前肢或膝部。

5）感觉运动性卒中（SMS）：表现偏身感觉障碍，轻偏瘫。病灶位于丘脑腹后核及邻近内囊后肢。

（4）腔隙状态：反复发作引起多发性腔隙性梗死，累及双侧皮质脊髓束和皮质脑干束，出现严重精神障碍、认知功能下降、假性延髓麻痹、双侧锥体束征、类帕金森综合征和尿便失禁等。

六、辅 助 检 查

（1）初始检查：血糖化验可明确溶栓指征，如果有出血倾向或不能确定是否使用了抗凝药还必须化验全血细胞计数（包括血小板）凝血酶原时间（PT）、国际标准化比值（INR）和活化部分凝血活酶时间（APTT）。脑 CT 平扫是最重要的初始辅助检查，可排除脑出血和明确脑梗死诊断。

（2）常规检查：目的是排除类卒中或其他病因，了解卒中危险因素。①脑 CT 平扫或 MRI；②血糖；③全血细胞计数 PT、INR 和 APTT；④肝肾功能，电解质，血脂；⑤肌钙蛋白、心肌酶谱等心肌缺血标志物；⑥氧饱和度；⑦心电图；胸部 X 线检查。

（3）其他检查：动态心电图，超声心动图和经食管超声，蛋白 C，蛋白 S，抗凝血酶Ⅲ，糖化血红蛋白，同型半胱氨酸，抗磷脂抗体等。

七、诊 断

1. 明确诊断（TOAST 分型+可能的发病机制）

步骤一：明确是否为卒中。诊断要点：急性起病，迅速出现局灶性脑损害的症状和体征，并能用某一动脉供血区功能损伤解释，排除非血管性病因，临床应考虑急性脑卒中。

步骤二：是否缺血性卒中。诊断要点：CT 或 MRI 检查可排除脑出血和其他病变，帮助进行鉴别诊断。

步骤三：明确是否适合溶栓治疗。诊断要点：卒中患者首先应了解发病时间及溶栓治疗的可能性。

2. 大动脉粥样硬化型脑梗死的诊断标准

（1）血管影像学检查证实有与脑梗死对应的颅内或颅外大动脉狭窄＞50%或闭塞，且血管病变符合动脉粥样硬化改变；或存在颅内或颅外大动脉狭窄＞50%或闭塞的间接证据，如影像学显示大脑皮质、脑干、小脑或皮质下梗死灶的直径＞1.5cm，临床表现为皮质损害体征，或脑干、小脑损害体征。

（2）有至少 1 个动脉粥样硬化卒中危险因素（如高龄、高血压、高血脂、糖尿病、吸烟等）或系统性动脉粥样硬化（如斑块、冠心病等）证据。

（3）排除心源性栓塞所致脑梗死，没有心源性卒中高度或中度危险因素。

3. 心源性脑栓塞的诊断依据

步骤一：初步诊断。诊断要点：骤然起病，数秒至数分钟达到高峰，出现局灶性神经功能缺损，有栓子来源的基础疾病，如心房颤动、风湿性心脏病等病史，CT 或 MRI 检查排除脑出血和其他病变。

步骤二：支持诊断。诊断要点：发病时出现意识障碍，或主要神经功能缺损症状在发病早期迅速改善。

步骤三：明确诊断。诊断要点：同时出现多个血管供血区的梗死灶，或合并身体其他脏器栓塞。已排除大动脉粥样硬化型脑梗死、小动脉闭塞型脑梗死及其他原因明确的脑梗死。

4. 小动脉闭塞型脑梗死的诊断依据

（1）初步诊断：中老年发病，有长期高血压、糖尿病等危险因素病史，急性起病，出现局灶性神经功能缺损症状，临床表现为腔隙综合征。

（2）明确诊断：CT 或 MRI 证实，与神经功能缺失一致的梗死灶直径＜1.5～2.0cm，梗死灶主要累及深部白质、基底核、丘脑和脑桥等区域，符合大脑半球或脑干深部小穿通动脉病变。

八、鉴 别 诊 断

1. 脑出血与脑梗死的鉴别诊断 见表 8-3。

表 8-3 脑出血与脑梗死鉴别

鉴别点	脑梗死	脑出血
发病年龄	多为 60 岁以上	多为 60 岁以下
起病状态	安静或睡眠中	动态起病（活动中或情绪激动）
起病速度	10 余小时或 1～2 天症状达到高峰	10 分钟至数小时症状达到高峰
全脑症状	轻或无	头痛、呕吐、嗜睡、打哈欠等颅内压升高症状
意识障碍	无或较轻	多见且较重
神经体征	多为非均等性偏瘫（大脑中动脉主干或皮质支）	多为均等性偏瘫（基底核区）
CT 检查	脑实质内低密度病灶	脑实质内高密度病灶

2. 颅内占位病变 颅内肿瘤、硬膜下血肿和脑脓肿可呈卒中样发病，出现偏瘫等局灶性体征，颅内压增高征象不明显时易与脑梗死混淆。

九、治　疗

目标：挽救缺血半暗带，避免或减轻原发性脑损伤；最佳途径：卒中单元。

（一）一般处理

1. 吸氧和通气支持　无低氧血症的卒中患者无须常规吸氧。必要时吸氧，维持氧饱和度＞94%。对脑干卒中和大面积梗死等病情危重患者或有气道受累者，需要气道支持和辅助通气。

2. 心脏监测和心脏病变处理　脑梗死后 24 小时内常规心电图检查，有条件时进行心电监护 24 小时或以上，以便早期发现阵发性心房颤动或严重心律失常等心脏病变。

3. 体温控制　对体温＞38℃的患者应给予退热措施。体温升高可以增加脑代谢耗氧及自由基产生，从而增加卒中患者的致死率及致残率。

4. 血压控制　急性脑梗死血压的调控应遵循个体化、慎重、适度原则。

（1）准备溶栓者，血压应控制在收缩压＜180mmHg、舒张压＜100mmHg。

（2）发病 72 小时内，收缩压≥200mmHg 或舒张压≥110mmHg，或伴有急性冠脉综合征、急性心衰、主动脉夹层、先兆子痫/子痫等其他需要治疗的合并症，可缓慢降压，24 小时内降压幅度不应超过 15%。

（3）卒中后病情稳定，持续血压≥140mmHg/90mmHg，起病数天后恢复发病前降压药物或开始启动降压治疗。

（4）对卒中后低血压和低血容量，应积极寻找和处理原因，必要时采用扩容升压措施。

5. 血糖　血糖超过 10mmol/L 时胰岛素治疗，加强监测，避免低血糖，血糖值控制在 7.7～10mmol/L。

6. 营养支持　应重视卒中后液体及营养状况评估。

（二）特异性治疗

静脉溶栓最主要的恢复血流措施。

1. rtPA 静脉溶栓　rtPA 0.9mg/kg（最大剂量 90mg），其中 10%在最初 1 分钟内静脉推注，其余持续滴注 1 小时。

（1）发病 3 小时内 rtPA 静脉溶栓

1）适应证：①有急性脑梗死导致的神经功能缺损症状；②症状出现＜3 小时；③年龄≥18 岁；④患者或家属签署知情同意书。

2）禁忌证：①既往有颅内出血史；②近 3 个月有重大头颅外伤史或卒中史；③可疑蛛网膜下腔出血；④已知颅内肿瘤、动静脉畸形、动脉瘤；⑤近 1 周内有在不易压迫止血部位的动脉穿刺，或近期颅内、椎管内手术史；⑥血压升高，收缩压≥180mmHg，或舒张压≥100mmHg；⑦活动性内出血；⑧急性出血倾向；⑨血糖＜2.7mmol/L；⑩CT 提示多脑叶梗死（低密度影＞1/3 大脑中动脉区）。

（2）发病 3～4.5 小时 rtPA 静脉溶栓

1）适应证：①有急性脑梗死导致的神经功能缺损症状；②症状持续时间在发病 3～4.5 小时；③年龄 18～80 岁；④患者或家属签署知情同意书。

2）禁忌证：同 3 小时内 rtPA 静脉溶栓。

（3）相对禁忌证：①年龄＞80 岁；②严重卒中（NIHSS 评分＞25）；③口服抗凝血药（不考虑 INR 水平）；④有糖尿病和缺血性卒中病史。

2. 尿激酶静脉溶栓　尿激酶 100 万～150 万 U，溶于生理盐水 100～200ml，持续静脉滴注 30 分钟。

发病 6 小时内尿激酶静脉溶栓

1）适应证：①有急性脑梗死导致的神经功能缺损症状；②症状出现＜3 小时；③年龄 18～80

岁；④意识清楚或嗜睡；⑤脑 CT 无明显早期脑梗死低密度改变；⑥患者或家属签署知情同意书。

2）禁忌证：同 3 小时内 rtPA 静脉溶栓。

推荐：发病 3 小时或 3～4.5 小时，应按适应证严格筛选患者，尽快给予 rtPA 静脉溶栓治疗。如没有条件使用 rtPA，可按适应证给予尿激酶静脉溶栓。

2. 血管内介入治疗　动脉溶栓、桥接、机械取栓、血管成形和支架术。对 rtPA 标准静脉溶栓治疗无效的大血管闭塞患者，给予补救机械取栓（再通血管），可提高疗效。

3. 抗血小板治疗

（1）常用药物：阿司匹林、氯吡格雷。

（2）注意事项：①未行溶栓的急性脑梗死患者应在 48 小时之内尽早服用阿司匹林（150～325mg/d）；②一般不在溶栓后 24 小时内使用抗血小板或抗凝治疗，以免增加脑出血风险；③对阿司匹林过敏或不能使用时，可用氯吡格雷替代；④不建议氯吡格雷与阿司匹林联合应用长期治疗急性缺血性卒中；⑤对发病 24 小时内、NIHSS 评分≤3 的急性脑梗死患者，可给予阿司匹林短期联合氯吡格雷。

4. 抗凝治疗

（1）常用药物：肝素、低分子肝素和华法林。

（2）注意事项：①一般不推荐急性期应用抗凝血药；②对于高凝状态有形成深静脉血栓和肺栓塞的高危患者，可以使用预防性抗凝治疗；③心源性脑栓塞急性期一般不推荐抗凝治疗；④心房颤动或有再栓塞高度风险的患者病情稳定后，可抗凝治疗进行卒中二级预防。

5. 脑保护治疗　大多数脑保护剂在动物实验中显示有效，但目前还没有一种脑保护剂被多中心、随机双盲的临床试验研究证实有明确的疗效。

6. 扩容治疗　纠正低灌注，适用于血流动力学机制所致的脑梗死。

十、预　　后

脑梗死病死率为 5%～15%，致残率达 50% 以上，存活者中 40% 以上可复发。

心源性脑栓塞比其他类型脑梗死预后差，如栓子来源不能消除，再发致死及致残率更高。

小动脉闭塞型脑梗死比其他类型脑梗死一般预后好，致死率和致残率较低，但复发率较高。

第三节　脑　出　血

一、概　　述

脑出血（ICH）是指非外伤性脑实质内出血，发病率为每年（60～80）/10 万，在我国占全部脑卒中的 20%～30%。虽然脑出血发病率低于脑梗死，但其致死率却高于后者，急性期病死率为 30%～40%。

二、病　　因

最常见病因是高血压合并细小动脉硬化，其他病因包括动静脉血管畸形、脑淀粉样血管病变、血液病（如白血病、再生障碍性贫血、血小板减少性紫癜、血友病、红细胞增多症和镰状细胞病等）、抗凝或溶栓治疗等。

三、发　病　机　制

高血压可导致脑细小动脉发生玻璃样变性、纤维素样坏死，甚至形成微动脉瘤或夹层动脉瘤，最终导致破裂出血。

四、病　理　特　点

1. 血管　狭长的深穿支动脉有小粟粒状动脉瘤。

2. 血肿中心　充满血液或紫色葡萄浆状血块。

3. 周围　水肿和坏死脑组织，并有瘀点状出血性软化带和明显的炎症细胞浸润。

4. 急性期后　正常或增高血块溶解，吞噬细胞清除含铁血黄素和坏死的脑组织，胶质增生，小出血灶形成胶质瘢痕，大出血灶形成中风囊。

五、临 床 表 现

（一）一般表现

ICH 常见于 50 岁以上患者，男性稍多于女性，寒冷季节发病率较高，多有高血压病史。多在情绪激动或活动中突然发病，发病后病情常于数分钟至数小时内达到高峰。少数也可在安静状态下发病。前驱症状一般不明显。

ICH 患者发病后多有血压明显升高。由于颅内压升高，常有头痛、呕吐和不同程度的意识障碍，如嗜睡或昏迷等。

（二）局限性定位表现取决于出血部位和出血量

1. 基底核区出血

（1）壳核出血

1）最常见，占 ICH 病例的 50%～60%，系豆纹动脉尤其是其外侧支破裂所致。

2）分为局限型（血肿仅局限于壳核内）和扩延型。常有病灶对侧偏瘫、偏身感觉缺失和同向性偏盲，还可出现双眼球向病灶对侧同向凝视不能，优势半球受累可有失语。

（2）丘脑出血

1）丘脑出血系丘脑膝状体动脉和丘脑穿通动脉破裂所致，占 ICH 病例的 10%～15%，可分为局限型（血肿仅局限于丘脑）和扩延型。

2）有对侧偏瘫、偏身感觉障碍，通常感觉障碍重于运动障碍。深、浅感觉均受累，而深感觉障碍更明显。可有特征性眼征，如上视不能或凝视鼻尖、眼球偏斜或分离性斜视、眼球会聚障碍和无反应性小瞳孔等。小量丘脑出血致丘脑中间腹侧核受累可出现运动性震颤和帕金森综合征样表现；累及丘脑底核或纹状体可呈偏身舞蹈-投掷样运动；优势侧丘脑出血可出现丘脑性失语、精神障碍、认知障碍和人格改变等。

（3）尾状核头出血：较少见，多由高血压动脉硬化和血管畸形破裂所致，一般出血量不大，多经侧脑室前角破入脑室。常有头痛、呕吐、颈强直、精神症状，神经系统功能缺损症状并不多见，故临床酷似蛛网膜下腔出血。

2. 脑叶出血　占脑出血的 5%～10%，常由脑动静脉畸形、血管淀粉样病变、血液病等所致。出血以顶叶最常见，其次为颞叶、枕叶、额叶，也有多发脑叶出血的病例。如额叶出血可有偏瘫、二便障碍、Broca 失语、摸索和强握反射等；颞叶出血可有 Wernicke 失语、精神症状、对侧上象限盲、癫痫；枕叶出血可有视野缺损；顶叶出血可有偏身感觉障碍、轻偏瘫、对侧下象限盲，非优势半球受累可有构象障碍。

3. 脑干出血

（1）脑桥出血：约占脑出血的 10%，多由基底动脉脑桥支破裂所致，出血灶多位于脑桥基底部与被盖部之间。大量出血（血肿＞5ml）累及双侧被盖部和基底部，常破入第四脑室，患者迅即出现昏迷、双侧针尖样瞳孔、呕吐咖啡样胃内容物、中枢性高热、中枢性呼吸障碍、眼球浮动、四肢瘫痪和去大脑强直发作等。小量出血可无意识障碍，表现为交叉性瘫痪和共济失调性偏瘫，两眼向病灶侧凝视麻痹或核间性眼肌麻痹。

（2）中脑出血：少见，多由基底动脉中脑支或大脑后动脉破裂所致，常有头痛、呕吐和意识障碍。轻症表现为一侧或双侧动眼神经不全麻痹、眼球不同轴、同侧肢体共济失调，也可表现为Weber 综合征或 Benedikt 综合征。重症表现为深昏迷，四肢弛缓性瘫痪，可迅速死亡。

（3）延髓出血：更为少见，多由基底动脉延髓支或椎动脉破裂所致。轻症表现为不典型的 Wallenberg 综合征。重症表现为突然意识障碍，影响生命体征，如呼吸、心率、血压改变，继而死亡。

4. 小脑出血 约占脑出血的 10%。多由小脑上动脉分支破裂所致。常有头痛、呕吐，眩晕和共济失调明显，起病突然，可伴有枕部疼痛。出血量较少者，主要表现为小脑受损症状，如患侧共济失调、眼震和小脑语言等，多无瘫痪；出血量较多者，尤其是小脑蚓部出血，病情迅速进展，发病时或病后 12～24 小时出现昏迷及脑干受压征象，双侧瞳孔缩小至针尖样、呼吸不规则等。爆发型则常突然昏迷，在数小时内迅速死亡。

5. 脑室出血 占脑出血的 3%～5%，分为原发性和继发性脑室出血。原发性脑室出血多由脉络丛血管或室管膜下动脉破裂出血所致，继发性脑室出血是指脑实质出血破入脑室。常有头痛、呕吐，严重者出现意识障碍如深昏迷、脑膜刺激征、针尖样瞳孔、眼球分离斜视或浮动、四肢弛缓性瘫痪及去脑强直发作、高热、呼吸不规则、脉搏和血压不稳定等症状。临床易误诊为蛛网膜下腔出血。

六、辅 助 检 查

（一）CT 检查

颅脑 CT 扫描是诊断 ICH 的首选方法，病灶多呈圆形或卵圆形均匀高密度区，边界清楚，脑室大量积血时多呈高密度铸型，脑室扩大。1 周后血肿周围有环形增强，血肿吸收后呈低密度或囊性变。脑室积血多在 2～3 周完全吸收，而较大的脑实质内血肿一般需 6～7 周才可彻底消散。动态 CT 检查还可评价出血的进展情况。

（二）MRI 和 MRA 检查

对发现结构异常，明确脑出血的病因很有帮助。MRI 对检出脑干和小脑的出血灶和监测脑出血的演进过程优于 CT 扫描，对急性脑出血诊断不及 CT。脑出血时 MRI 影像变化规律如下。

1. 超急性期（<24 小时） MRI 影像呈长 T_1、长 T_2 信号，与脑梗死、水肿不易鉴别。

2. 急性期（2～7 天） MRI 影像呈等 T_1、短 T_2 信号。

3. 亚急性期（8 天至 4 周） MRI 影像呈短 T_1、长 T_2 信号。

4. 慢性期（>4 周） MRI 影像呈长 T_1、长 T_2 信号。

MRA 可发现脑血管畸形、血管瘤等病变。

（三）脑脊液检查

脑出血患者一般无须进行腰椎穿刺检查，以免诱发脑疝形成，如需排除颅内感染和蛛网膜下腔出血，可谨慎进行。

（四）DSA

脑出血患者一般不需要进行 DSA 检查，除非疑有血管畸形、血管炎或烟雾病（moyamoya 病）又需外科手术或血管介入治疗时才考虑进行。DSA 可清楚显示异常血管和对比剂外漏的破裂血管及部位。

（五）其他检查

其他检查包括血常规、血液生化、凝血功能、心电图检查和胸部 X 线摄片检查。外周白细胞可暂时增高，血糖和尿素氮水平也可暂时升高，凝血活酶时间和部分凝血活酶时间异常提示有凝血功能障碍。

七、诊 断

中老年患者在活动中或情绪激动时突然发病，迅速出现局灶性神经功能缺损症状以及头痛、呕吐等颅高压症状应考虑脑出血的可能，结合头颅 CT 检查，可以迅速明确诊断。

八、鉴 别 诊 断

1. 首先应与其他类型的脑血管疾病如急性脑梗死、蛛网膜下腔出血相鉴别。

2. 对发病突然、迅速昏迷且局灶体征不明显者，应注意与引起昏迷的全身性疾病如中毒（酒精中毒、镇静催眠药物中毒、一氧化碳中毒）及代谢性疾病（低血糖、肝性脑病、肺性脑病和尿毒症等）相鉴别。

3. 对有头部外伤史者应与外伤性颅内血肿相鉴别。

九、治 疗

治疗原则为安静卧床、脱水降颅内压、调整血压、防治继续出血、加强护理防治并发症，以挽救生命，降低致死率、致残率和减少复发。

（一）内科治疗

1. 一般处理 一般应卧床休息 2～4 周，保持安静，避免情绪激动和血压升高。有意识障碍、消化道出血者宜禁食 24～48 小时，必要时应排空胃内容物。注意水电解质平衡、预防吸入性肺炎和早期积极控制感染。明显头痛、过度烦躁不安者，可酌情适当给予镇静镇痛药；便秘者可选用缓泻剂。

2. 降低颅内压 脑水肿可使颅内压（ICP）增高，并致脑疝形成，是影响脑出血病死率及功能恢复的主要因素。积极控制脑水肿、降低颅内压是脑出血急性期治疗的重要环节。不建议应用激素治疗来减轻脑水肿。

3. 调整血压 降血压应首先以进行脱水降颅压治疗为基础。血压≥200/110mmHg 降压治疗，维持在略高于发病前水平。血压<180/105mmHg 可暂不使用降压药。收缩压在 180～200mmHg 或舒张压在 100～110mmHg 之间时需密切监测血压；即使应用降压药治疗，也需避免应用强降压药，防止因血压下降过快引起脑低灌注。收缩压<90mmHg 有急性循环功能不全征象，应及时补充血容量，适当给予升血压药治疗，维持足够的脑灌注。

4. 止血治疗 如氨基己酸、氨甲苯酸、巴曲酶等对高血压动脉硬化性出血的作用不大。如果有凝血功能障碍，可针对性给予止血药物治疗，如肝素治疗并发的脑出血可用鱼精蛋白中和，华法林治疗并发的脑出血可用维生素 K_1 拮抗。

5. 亚低温治疗 是脑出血的辅助治疗方法，可能有一定效果，可在临床试用。

6. 其他治疗 抗利尿激素分泌异常综合征，又称稀释性低钠血症，可发生于约 10% 的 ICH 患者。因经尿排钠增多，血钠降低，从而加重脑水肿。应限制水摄入量在 800～1000ml/d，补钠 9～12g/d。脑耗盐综合征系因心钠素分泌过高所致的低钠血症，治疗时应输液补钠。低钠血症宜缓慢纠正，否则可导致脑桥中央髓鞘溶解症。中枢性高热大多采用物理降温，有学者提出可用多巴胺能受体激动剂如溴隐亭进行治疗。下肢深静脉血栓形成高危患者，一般在 ICH 出血停止、病情稳定和血压控制良好的情况下，可给予小剂量的低分子肝素进行预防性抗凝治疗。

（二）外科治疗

1. 手术治疗的目的 尽快清除血肿、降低颅内压、挽救生命。

2. 手术适应证 基底核区中等量以上出血（壳核出血≥30ml，丘脑出血≥15ml）；小脑出血≥10ml 或直径≥3cm，或合并明显脑积水；重症脑室出血（脑室铸型）。

3. 常用术式 去骨瓣减压术；小骨窗开颅血肿清除术；钻孔血肿抽吸术；脑室穿刺引流术。

（三）康复治疗

只要患者的生命体征平稳、病情不再进展，宜尽早进行康复治疗。

十、预　　后

脑出血总体预后较差。脑水肿、颅内压增高和脑疝形成是致死的主要原因。预后与出血量、出血部位、意识状态及有无并发症有关。脑干、丘脑和大量脑室出血预后较差。与脑梗死不同，不少脑出血患者起初的严重神经功能缺损可以相对恢复良好，甚至可以完全恢复正常。如果血压控制良好，一般高血压脑出血的复发相对较低，但动静脉血管畸形所致脑出血例外，年再发率接近 2%。

第四节　蛛网膜下腔出血

一、概　　述

颅内血管破裂，血液流入蛛网膜下腔，称为蛛网膜下腔出血（SAH），分为外伤性和自发性两种情况。自发性又分为原发性和继发性两种类型。原发性蛛网膜下腔出血为脑底或脑表面血管病变（如先天性动脉瘤、脑血管畸形、高血压脑动脉硬化所致的微动脉瘤等）破裂，血液流入到蛛网膜下腔，占急性脑卒中的 10%左右；继发性蛛网膜下腔出血为脑内血肿穿破脑组织，血液流入蛛网膜下腔。本节重点介绍先天性动脉瘤破裂所致的原发性蛛网膜下腔出血，即动脉瘤性蛛网膜下腔出血。

二、病　　因

1. 颅内动脉瘤　最常见的病因（占 75%～80%）。其中先天性粟粒样动脉瘤约占 75%，还可见高血压、动脉粥样硬化所致梭形动脉瘤及感染所致的真菌性动脉瘤。

2. 血管畸形　约占 SAH 病因的 10%，其中动静脉畸形（AVM）占血管畸形的 80%。多见于青年人，90%以上位于幕上，常见于大脑中动脉分布区。

3. 其他　如烟雾病（占儿童 SAH 的 20%）、颅内肿瘤、垂体卒中、血液系统疾病、颅内静脉系统血栓和抗凝治疗并发症等。此外，约 10%患者病因不明。

三、发 病 机 制

1. 动脉瘤　粟粒样动脉瘤可能与遗传和先天性发育缺陷有关，尸解发现约 80%的患者 Willis 环动脉壁弹力层及中膜发育异常或受损，随着年龄的增长，以及动脉壁粥样硬化、高血压和血涡流冲击等因素影响，动脉壁弹性减弱，管壁薄弱处逐渐向外膨胀突出，形成囊状动脉瘤。体积从 2mm 到 3cm 不等，平均 7.5mm。炎症动脉瘤是由动脉炎或颅内炎症引起的血管壁病变。

2. 脑动静脉畸形　发育异常形成的畸形血管团，血管壁薄弱处于破裂临界状态，激动或不明显诱因可导致破裂。

四、临 床 表 现

（一）一般症状

SAH 临床表现差异较大，轻者可没有明显临床症状和体征，重者可突然昏迷甚至死亡。以中青年发病居多，起病突然（数秒或数分钟内发生），多数患者发病前有明显诱因（剧烈运动、过度疲劳、用力排便、情绪激动等）。一般症状主要包括以下几个方面。

1. 头痛　动脉瘤性 SAH 的典型表现是突发异常剧烈全头痛，患者常将头痛描述为"一生中经历的最严重的头痛"，头痛不能缓解或呈进行性加重。多伴发一过性意识障碍和恶心、呕吐。约 1/3 的动脉瘤性 SAH 患者发病前数日或数周有轻微头痛的表现，这是小量前驱（信号性）出血或动脉瘤受牵拉所致。动脉瘤性 SAH 的头痛可持续数日不变，2 周后逐渐减轻，如头痛再次加重，常提示动脉瘤再次出血。但动静脉畸形破裂所致 SAH 头痛常不严重。局部头痛常可提示破裂动脉瘤的部位。

2. 脑膜刺激征 患者出现颈强直、Kernig 征和 Brudzinski 征等脑膜刺激征，以颈强直最多见，而老年人、身体衰弱者或小量出血者，可无明显脑膜刺激征。脑膜刺激征常于发病后数小时出现，3~4 周后消失。

3. 眼部症状 20%患者眼底可见玻璃体膜下片状出血，发病 1 小时内即可出现，是由急性颅内压增高和眼静脉回流受阻所致，对诊断具有提示作用。此外，眼球活动障碍也可提示动脉瘤所在的位置。

4. 精神症状 约 25%的患者可出现精神症状，如欣快、谵妄和幻觉等，常于起病后 2~3 周自行消失。

5. 其他症状 部分患者可以出现脑心综合征、消化道出血、急性肺水肿和局限性神经功能缺损症状等。

（二）动脉瘤的定位症状

1. 颈内动脉海绵窦段动脉瘤 患者有前额和眼部疼痛、血管杂音、突眼及第Ⅲ、Ⅳ、Ⅵ和 V_1 对脑神经损害所致的眼动障碍，其破裂可引起颈内动脉海绵窦瘘。

2. 颈内动脉-后交通动脉瘤 患者出现动眼神经受压的表现，常提示后交通动脉瘤。

3. 大脑中动脉瘤 患者出现偏瘫、失语和抽搐等症状，多提示动脉瘤位于大脑中动脉的第一分支处。

4. 大脑前动脉-前交通动脉瘤 患者出现精神症状、单侧或双侧下肢瘫痪和意识障碍等症状，提示动脉瘤位于大脑前动脉或前交通动脉。

5. 大脑后动脉瘤 患者出现同向性偏盲、Weber 综合征和第Ⅲ对脑神经麻痹的表现。

6. 椎-基底动脉瘤 患者可出现枕部和面部疼痛、面肌痉挛、面瘫及脑干受压等症状。

（三）血管畸形的定位症状

动静脉畸形患者男性发生率为女性的 2 倍，多在 10~40 岁发病，常见症状包括痫性发作、轻偏瘫、失语或视野缺损等，具有定位意义。

（四）常见并发症

1. 再出血 是 SAH 主要的急性并发症，指病情稳定后再次发生剧烈头痛、呕吐、痫性发作、昏迷甚至去脑强直发作，颈强直、Kernig 征加重，复查脑脊液为鲜红色。20%的动脉瘤患者病后 10~14 日可发生再出血，使病死率约增加 1 倍，动静脉畸形急性期再出血者较少见。

2. 脑血管痉挛（CVS） 发生于蛛网膜下腔中血凝块环绕的血管，痉挛严重程度与出血量相关，可导致 1/3 以上病例脑实质缺血。临床症状取决于发生痉挛的血管，常表现为波动性的轻偏瘫或失语，有时症状还受侧支循环和脑灌注压的影响，对载瘤动脉无定位价值，是死亡和致残的重要原因。病后 3~5 天开始发生，5~14 天为迟发性血管痉挛高峰期，2~4 周逐渐消失。TCD 或 DSA 可帮助确诊。

3. 急性或亚急性脑积水 起病 1 周内 15%~20%的患者发生急性脑积水，系血液进入脑室系统和蛛网膜下腔形成血凝块阻碍脑脊液循环通路所致。轻者出现嗜睡、思维缓慢、短时记忆受损、上视受限、展神经麻痹、下肢腱反射亢进等体征，严重者可造成颅内高压，甚至脑疝。亚急性脑积水发生于起病数周后，表现为隐匿出现的痴呆、步态异常和尿失禁。

4. 其他 5%~10%的患者发生癫痫发作，不少患者发生低钠血症。

五、辅助检查

（一）头颅 CT

临床疑诊 SAH 首选头颅 CT 平扫检查。出血早期敏感性高，可检出 90%以上的 SAH。显示大脑外侧裂池、前纵裂池、鞍上池、脑桥小脑脚池、环池和后纵裂池高密度出血征象，可确定有无脑实质出血或脑室出血以及是否伴脑积水或脑梗死。

CT 增强可发现大多数动静脉畸形和大的动脉瘤。

（二）头颅 MRI

SAH 发病后数天 CT 检查的敏感性降低时，MRI 可发挥较大作用。由于血红蛋白分解产物如去氧血红蛋白和正铁血红蛋白的顺磁效应，对于亚急性期出血，尤其是当出血位于大脑表面时，MRI 比 CT 敏感，通过磁共振梯度回波 T_2 加权成像等方法常可显示出血部位。在动静脉畸形引起的脑内血肿已经吸收后，MRI 检查可以提示动静脉畸形存在。对确诊 SAH 而 DSA 阴性的患者，MRI 用来检查其他引起 SAH 的原因。当颅内未发现出血原因时，应行脊柱 MRI 检查排除脊髓海绵状血管瘤或动静脉畸形等。

（三）CT 血管成像（CTA）和 MR 血管成像（MRA）

CT 血管成像（CTA）和 MR 血管成像（MRA）主要用于有动脉瘤家族史或破裂先兆者的筛查，动脉瘤患者的随访，以及作为 DSA 不能进行及时检查时的替代检查方法。

（四）DSA

条件具备、病情许可时应争取尽早行全脑 DSA 检查，以确定有无动脉瘤、出血原因、决定治疗方法和判断预后。DSA 仍是临床明确有无动脉瘤的诊断金标准，造影时机宜避开脑血管痉挛和再出血的高峰期，一般以出血 3 天内或 3 周后进行为宜。

（五）腰椎穿刺

如果 CT 扫描结果阴性，强烈建议行腰椎穿刺 CSF 检查。通常 CT 检查已明确诊断者，腰穿不作为临床常规检查。均匀血性 CSF 是 SAH 的特征性表现。

（六）TCD

可作为非侵入性技术监测 SAH 后脑血管痉挛情况。

（七）其他

血常规、凝血功能和肝功能等检查有助于寻找其他出血原因；心电图可显示 T 波高尖或明显倒置、P—R 间期缩短和出现高 U 波等异常。

六、诊　　断

1. **症状**　突发剧烈头痛呕吐、意识障碍。
2. **体征**　脑膜刺激征阳性、多无局灶性神经系统体征。
3. **辅助检查**　CT 证实脑池和蛛网膜下腔高密度征象、腰穿血性脑脊液。

符合上述 3 个条件，即可确诊。

七、鉴别诊断

蛛网膜下腔出血与脑出血的鉴别见表 8-4。蛛网膜下腔出血与颅内感染的鉴别见表 8-5。

表 8-4　蛛网膜下腔出血与脑出血的鉴别

鉴别点	蛛网膜下腔出血	脑出血
发病年龄	粟粒样动脉瘤多发于 40～60 岁，动静脉畸形以青少年多见，常在 10～40 岁发病	50～65 岁多见
常见病因	粟粒样动脉瘤、动静脉畸形	高血压、脑动脉粥样硬化
起病速度	急骤，数分钟症状达到高峰	数十分钟至数小时到高峰
血压	正常或增高	通常显著增高
头痛	极常见，剧烈	常见，较剧烈
昏迷	常为一过性昏迷	重症患者持续性昏迷

续表

鉴别点	蛛网膜下腔出血	脑出血
局灶体征	颈强直、Kernig 征等脑膜刺激征阳性，常无局灶性体征	偏瘫、偏身感觉障碍及失语等局灶性体征
眼底	可见玻璃体膜下片状出血	眼底动脉硬化，可见视网膜出血
头部 CT	脑池、脑室及蛛网膜下腔高密度出血征	脑实质内高密度病灶
脑脊液	均匀一致血性	均匀一致血性

表 8-5 蛛网膜下腔出血与颅内感染的鉴别

鉴别点	蛛网膜下腔出血	颅内感染
脑炎性质	化学性	细菌性、真菌性、结核性、病毒性
脑膜刺激征	有	有
发热	发病后出现	发病前出现
辅助检查	头部 CT 异常	头部 CT 正常；结核性脑膜炎脑脊液中糖、氯化物降低

八、治 疗

急性期治疗目的是防治再出血，降低颅内压，防治继发性脑血管痉挛，减少并发症，寻找出血原因、治疗原发病和预防复发。SAH 应急诊收入院诊治，并尽早查明病因，决定是否外科治疗。手术治疗选择和预后判断主要依据 SAH 的临床病情分级，一般可采用 Hunt-Hess 分级（表 8-6）。Hunt-Hess 分级≤Ⅲ级时，多早期行手术夹闭动脉瘤或者介入栓塞治疗。建议尽量在可同时提供外科和血管内治疗这两种疗法的医院内对患者进行治疗。

表 8-6 SAH 的临床病情分级——Hunt-Hess 分级

级别	标准
0 级	未破裂动脉瘤
Ⅰ 级	无症状或轻微头痛
Ⅱ 级	中-重度头痛、脑膜刺激征、脑神经麻痹
Ⅲ 级	嗜睡、意识混浊、轻度局灶性神经体征
Ⅳ 级	昏迷、中或重度偏瘫、有早期去脑强直或自主神经功能紊乱
Ⅴ 级	昏迷、去大脑强直、濒死状态

（一）一般处理

1. 保持生命体征稳定 有条件时应收入重症监护室，密切监测生命体征和神经系统体征的变化；保持气道通畅，维持稳定的呼吸、循环系统功能。

2. 降低颅高压 主要使用脱水剂，如甘露醇、呋塞米、甘油果糖或甘油氯化钠，也可以酌情选用白蛋白。

3. 避免用力和情绪波动，保持大便通畅 烦躁者予以镇静药，头痛者予以镇痛药。注意慎用阿司匹林等可能影响凝血功能的非甾体抗炎镇痛药或吗啡、哌替啶等可能影响呼吸功能的药物。

4. 其他对症支持治疗 包括维持水、电解质平衡，给予高纤维、高能量饮食，加强护理，注意预防尿路感染和吸入性肺炎等。

（二）预防再出血

1. 绝对卧床休息 4～6 周。

2. 调控血压 防止血压过高导致再出血，同时注意维持脑灌注压。

3. 抗纤溶药物 SAH 不同于脑内出血，出血部位没有脑组织的压迫止血作用，可适当应用止血药物，如 6-氨基己酸、氨甲苯酸和酚磺乙胺等抗纤溶药物。

4. 破裂动脉瘤的外科和血管内治疗 夹闭或血管内治疗是预防 SAH 再出血最有效的治疗方法。

（三）防治脑血管痉挛

口服尼莫地平能有效减少 SAH 引发的不良结局。推荐早期使用口服或静脉泵入尼莫地平改善患者预后。

（四）处理脑积水

SAH 急性期合并症状性脑积水应进行脑脊液分流术治疗。对 SAH 后合并慢性症状性脑积水患者，推荐进行永久的脑脊液分流术。

（五）防治癫痫

可在 SAH 出血后的早期，对患者预防性应用抗惊厥药。不推荐对患者长期使用抗惊厥药，但若患者有以下危险因素，如癫痫发作史、脑实质血肿、脑梗死或大脑中动脉动脉瘤，可考虑使用。

（六）处理低钠血症及低血容量

某些患者可能需要联合应用中心静脉压、肺动脉楔压、液体平衡和体重等指标来监测血容量变化。应避免给予大剂量低张液体和过度使用利尿药。可用等张液来纠正低血容量，使用醋酸氟氢可的松和高张盐水来纠正低钠血症。

（七）放脑脊液疗法

每次释放 CSF 10～20ml，每周 2 次，可以促进血液吸收和缓解头痛，也可能减少脑血管痉挛和脑积水发生。但应警惕脑疝、颅内感染和再出血的危险。

（八）预防

1. 控制危险因素 包括高血压、吸烟、酗酒、吸毒等。

2. 筛查和处理高危人群尚未破裂的动脉瘤 破裂动脉瘤患者经治疗后每年新发动脉瘤的概率为 1%～2%，对此类患者进行远期的影像学随访具有一定的意义。若在动脉瘤破裂前就对其进行干预，则有可能避免 SAH 带来的巨大危害。SAH 总体预后较差，其病死率高达 45%，存活者亦有很高的致残率。

第五节　脑血管疾病的危险因素及其预防

（一）概念

脑血管疾病的危险因素是指经流行病学研究证明的、与脑血管疾病发生和发展有直接关联的因素。对 CVD 危险因素的识别和干预，是 CVD 预防和治疗的重要基础，是降低其发病率和病死率的关键。

CVD 往往是多种危险因素共同作用的结果，单一危险因素与 CVD 的发病并不一定有着必然的因果关系。对任何个体来说，一个或多个危险因素存在，虽不能预测脑血管疾病的发病，但将增加脑血管疾病发病的概率。CVD 的危险因素分为可干预危险因素和不可干预危险因素两大类，其中可干预危险因素是 CVD 预防的主要针对目标。

（二）脑血管疾病的危险因素

1. 不可干预的危险因素 包括年龄、性别、遗传因素、种族等。

2. 可干预的危险因素 ①高血压镰状细胞贫血；②吸烟绝经后雌激素替代治疗；③糖尿病膳食和营养；④心房颤动运动和锻炼；⑤其他心脏病饮酒过量；⑥血脂异常；⑦其他因素。

（三）无症状性颈动脉狭窄的预防

1. 脑血管疾病的一级预防　是指首次脑血管疾病发病的预防，即对有卒中倾向、尚无卒中病史的个体，通过早期改变不健康的生活方式，积极控制各种可控危险因素，达到使脑血管疾病不发生或推迟发生的目的。主要预防措施：①控制高血压；②戒除吸烟；③缓解高脂血症；④控制糖尿病；⑤控制和缓解心房颤动；⑥尽早发现无症状性颈动脉狭窄；⑦可在医师指导下服用阿司匹林；⑧注意均衡膳食和营养；⑨保持运动和锻炼；⑩不饮酒过量；等等。

2. 脑血管疾病的二级预防　是指再次脑血管疾病发病的预防。通常将 TIA 患者作为卒中二级预防对待，调控可干预的危险因素：抗血小板聚集治疗、抗凝治疗、干预短暂性脑缺血发作。

第六节　其他动脉性疾病

一、脑底异常血管网病

脑底异常血管网病，又称烟雾病，是颈内动脉虹吸部及大脑前动脉、大脑中动脉起始部严重狭窄或闭塞，软脑膜动脉、穿通动脉等小血管代偿增生形成脑底异常血管网为特征的一种脑血管疾病。1955 年由日本学者最早报道，其脑血管造影可见脑底密集成堆的小血管，酷似烟雾，故称为烟雾病。女性多发。

（一）病因及发病机制

1. 病因复杂　遗传因素和获得性环境因素均与其发病有关。

2. 发病机制　是 Willis 环主要分支血管狭窄或闭塞后侧支循环形成代偿，反复发生逐渐形成脑底异常血管网。

（二）病理

Willis 环及其分支动脉变细、变硬，切面可见狭窄或闭塞。脑底和半球深部可见畸形增生及扩张的血管网，管壁菲薄，偶见动脉瘤形成。受累动脉内膜明显增厚、内弹力纤维层高度迂曲断裂，中膜萎缩变薄，外膜改变不明显，无炎症细胞浸润和动脉硬化改变。可见脑梗死、脑出血或蛛网膜下腔出血等病理改变。

（三）临床表现

多见于儿童及青壮年，有 5 岁和 40 岁左右两个发病年龄高峰。常见的临床表现有 TIA、脑卒中、头痛、癫痫发作和智能减退等。可分为缺血型和出血型两组症状，不同年龄发病的临床表现不同。

儿童患者以缺血性卒中或反复发生的 TIA 为主。约 10% 病例出现脑出血或 SAH。头痛是其常见症状。部分有智能减退和癫痫发作等。

成年患者常表现为出血性卒中，如脑室出血、SAH、脑内出血等。也有约 20% 表现为缺血性卒中，部分病例也可表现为反复晕厥。

（四）辅助检查

1. 实验室检查　免疫和感染病原学方面的检查，有助于进一步明确病因。

2. CT 或 MRI 检查　出现脑出血、脑梗死、SAH 等相应的 CT、MRI 影像学表现。烟雾病患者的 MRI 可见多数异常血管流空影；CTA 或 MRA 可能发现烟雾病特征性的血管狭窄和颅底异常血管网。

3. 脑血管造影诊断　是诊断金指标。

（五）诊断及鉴别诊断

DSA、CTA 和 MRA 显示特征性的烟雾状颅底血管病变可以确诊本病。

（六）治疗

1. 对症治疗　根据不同的卒中类型（出血性、缺血性）给予相应的治疗。癫痫发作者应给予抗癫痫药物治疗。

2. 病因治疗 针对病因进行治疗。对发作频繁、颅内动脉狭窄严重或闭塞者可考虑血管重建等外科手术治疗。

二、脑动脉盗血综合征

脑动脉盗血综合征是指各种原因引起的主动脉弓及其附近大动脉血管严重狭窄和闭塞，狭窄远端的动脉内压力明显下降，邻近的脑动脉血流逆流至压力较低的动脉代偿其供血，导致被盗血的脑动脉供血显著减少引起脑组织缺血，出现相应的临床症状体征。

（一）临床表现

1. 锁骨下动脉盗血综合征。

2. 颈内动脉盗血综合征。

3. 椎-基底动脉盗血综合征。

4. 其他动脉性疾病。

（二）诊断

1. 血压、脉搏检查。

2. 超声检查。

3. 血管造影。

（三）治疗

治疗根据病变部位及病因而定。若缺血症状严重者可以考虑手术治疗，如血管内膜剥离、血管内支架或血管重建术等。不宜使用扩血管和降血压药物。

三、脑淀粉样血管病

脑淀粉样血管病（CAA）是由淀粉样物质在软脑膜和大脑皮质小动脉中层沉积导致的脑血管疾病。临床特点是反复多部位的血管破裂导致的多灶性自发性的脑实质出血。

（一）临床表现

1. 脑出血以反复发生的多发性脑叶出血最为多见。

2. 痴呆 30%的 CAA 患者晚期表现为痴呆。

3. TIA 和脑梗死 CAA 也可以表现为反复发作的 TIA 和脑梗死。脑梗死多见于枕叶、颞叶、顶叶与额叶。

（二）辅助检查

CT、MRI 显示呈片状或大块状的多灶性脑叶出血，可同时伴有缺血性病灶。MRI 梯度回波发现多发脑叶陈旧的点状出血灶提示 CAA 可能。

（三）诊断

老年患者、无高血压病史、CT 或 MRI 证实的复发性、多灶性脑叶出血，排除其他原因后，可临床拟诊 CAA。神经病理学检查是诊断 CAA 最可靠的方法。

（四）治疗

CAA 的治疗与其他原因脑出血的内科治疗大体相似。

第七节　颅内静脉窦及脑静脉血栓形成

一、概　　述

颅内静脉窦及脑静脉血栓形成是一组由于多种病因导致的脑静脉系统血管病，统称脑静脉系统血栓形成（CVT）。与动脉血栓形成相比，CVT 的发病率相对较低，为每年（1.5～2.5）/100

万，占所有卒中的 1%。多见于老年人和产褥期妇女。其临床症状因病因、病变部位不同而表现各异。

CVT 绝大部分归结于各种原因所致的血凝异常，极少数与硬膜穿刺和外伤有关。另有约 20% 的患者原因不明。

静脉和静脉窦内可见红色血栓。血栓性静脉窦闭塞使静脉回流受阻，静脉压升高，导致脑组织淤血、肿胀，引起脑细胞变性、坏死；脑脊液吸收降低，引起颅内压增高，脑皮质及皮质下出现点片状出血灶，部分患者可发生出血性梗死，加重脑水肿和颅内高压。

二、常见临床症状

1. 头痛是颅内压增高最常见的临床表现，伴有呕吐，可见视盘水肿。

2. 卒中症状包括出血性或缺血性静脉梗死的症状，以多发性小出血多见。

3. 脑病样症状虽然少见，但最为严重，临床表现有癫痫、精神异常、意识障碍。

三、辅助检查

1. CT

（1）直接征象：①空三角征；②高密度三角征；③束带征。

（2）间接征象：①局灶性或弥漫性脑水肿，表现为脑室和脑沟缩小，脑白质低密度；②静脉性梗死表现的低密度灶，有时可见梗死区内有高密度的出血灶，偶见蛛网膜下腔出血；③大脑镰和小脑幕增强。

2. MRI 不同时间血管表现不同。可存在静脉梗死及梗死出血表现。MRI 正常不能排除 CVT

3. 磁共振静脉血管造影（MRV） 为临床诊断的主要手段。

4. DSA 是诊断 CVT 的金标准，表现为病变的静脉窦在静脉时相不显影。

5. 脑脊液检查 早期主要是颅内压增高，细胞数和生化指标常在正常范围，中、后期脑脊液蛋白常轻、中度增高。

四、诊断

主要根据典型的病史、颅内高压症状，以及 CT、MRI、MRV 等影像学特征。DSA 颅内静脉血管造影可以明确诊断。本病需要与良性颅内压增高、中枢神经系统感染、颅内肿瘤以及脑出血等相鉴别。

五、治疗

1. 病因治疗 是 CVT 的根本治疗之一。

2. 抗血栓治疗

（1）抗凝治疗：可选用低分子肝素，远期治疗可选用口服抗凝血药华法林。

（2）溶栓治疗：但尚无证据表明其治疗优于抗凝治疗。

（3）介入治疗：血管介入静脉内导管机械性溶栓治疗和血管成形术等。

3. 对症治疗

（1）降颅内压治疗：急性高颅内压在药物无效时考虑相应的手术治疗。

（2）有癫痫发作时可进行抗癫痫治疗。

第八节 血管性认知障碍

一、概述

血管性认知障碍（VCI）是指脑血管疾病危险因素（如高血压、糖尿病和高脂血症等）、明显（如脑梗死和脑出血等）或不明显的脑血管疾病（如白质疏松和慢性脑缺血）引起的、从轻度认知障碍到痴呆的一大类综合征，涵盖了血管源性认知损害从轻到重的整个发病过程。

1. 非痴呆型血管性认知障碍（VCIND） 特点：多有脑血管危险因素，如高血压和糖尿病等，或有明显或不明显的脑血管病史。表现为认知功能轻度损害，但未达到痴呆的诊断标准。认知损害可以突然出现，也可隐袭起病，表现为记忆力下降，抽象思维、判断力损害，伴个性改变，但日常生活能力基本正常。

2. 血管性痴呆（VaD） 特点：多在 60 岁以后发病，有卒中史，呈阶梯式进展，波动病程。表现为认知功能显著受损达到痴呆标准，伴有局灶性神经系统受损的症状、体征。VaD 患者的认知障碍表现为执行功能受损显著，如制订目标、计划性、主动性、组织性和抽象思维以及解决冲突的能力下降；常有近记忆力和计算力的减低。可伴有表情淡漠、少语、焦虑、抑郁或欣快等精神症状。

二、VCI 的诊断

（一）VCI 诊断需具备以下 3 个核心要素

1. 认知损害 主诉或知情者报告有认知损害，而且客观检查也有认知损害的证据；和（或）客观检查证实认知功能较以往减退。

2. 血管因素 包括血管危险因素、卒中病史、神经系统局灶体征、影像学显示的脑血管疾病证据，以上各项不一定同时具备。

3. 认知障碍与血管因素有因果关系 通过询问病史、体格检查、实验室和影像学检查确定认知障碍与血管因素有因果关系，并能除外其他导致认知障碍的原因。

（二）VCI 的程度诊断

1. VCIND 日常能力基本正常；复杂的工具性日常能力可有轻微损害；不符合痴呆诊断标准。

2. VaD 认知功能损害明显影响日常生活能力、职业或社交能力，符合痴呆诊断标准。

（三）分类诊断

1. 危险因素相关性 VCI

（1）有长期血管危险因素（如高血压、糖尿病、血脂异常等）。

（2）无明确的卒中病史。

（3）影像学无明显的血管病灶（关键部位无血管病灶，非关键部位＞1cm 的血管病灶等于或少于 3 个）。

2. 缺血性 VCI

（1）大血管性：①明确的脑卒中病史；②认知障碍相对急性发病，或呈阶梯样进展；③认知障碍与卒中有明确的因果及时间关系；④影像学显示有大脑皮质或皮质下病灶（直径＞1.5cm）。

（2）小血管性：①有或者无明确的脑卒中病史；②认知障碍相对缓慢发病；③影像学显示多发腔隙性脑梗死或者广泛白质病变，或者两者并存。

（3）低灌注性：①有导致低灌注的病因：如心搏骤停、急性心肌梗死、降压药物过量、失血性休克、脑动脉狭窄等；②认知障碍与低灌注事件之间有明确的因果及时间关系。

3. 出血性 VCI

（1）明确的脑出血病史（包括脑实质出血、蛛网膜下腔出血、硬膜下血肿等）。

（2）认知障碍与脑出血之间有明确的因果及时间关系。

（3）急性期影像学可见相应的出血证据。

4. 其他脑血管病性 VCI

（1）除上述以外的血管病变，如脑静脉窦血栓形成、脑动静脉畸形等。

（2）认知障碍与血管病变之间有明确的因果及时间关系。

（3）影像学显示有相应的病灶。

5. 脑血管疾病合并阿尔茨海默病

（1）脑血管病伴阿尔茨海默病：①首先有脑血管发病病史，发病后一段时间内逐渐出现以情景记忆为核心的认知障碍，这种记忆障碍不符合血管病变导致记忆障碍的特征；②影像学有脑血管疾病的证据，同时存在海马和内侧颞叶萎缩；③高龄发病，有阿尔茨海默病家族史支持诊断；④脑脊液总 tau 蛋白和异常磷酸化 tau 蛋白增高，$A\beta_{42}$ 降低支持诊断。

（2）阿尔茨海默病伴脑血管疾病：①临床符合阿尔茨海默病特征，隐袭起病，缓慢进展，以情景记忆为核心认知损害。病程中发生脑血管疾病，可使已存在的认知损害加重；②影像学有海马和内侧颞叶萎缩，同时有本次脑血管疾病的证据；③高龄发病，有阿尔茨海默病家族史支持诊断；④脑脊液 tau 蛋白和异常磷酸化 tau 蛋白增高，$A\beta_{42}$ 降低支持诊断。

三、治　疗

VCI 如能早期诊断，预后相对较好，治疗主要包括病因治疗、认知症状治疗和对症治疗。

1. 病因治疗　①治疗高血压；②抗血小板聚集治疗；③控制糖尿病；④降低胆固醇水平。

2. 认知症状治疗　①胆碱酯酶抑制剂：多奈哌齐；②NMDA 受体拮抗剂：美金刚；③辅助治疗：维生素 E、银杏叶制剂和吡拉西坦等。

3. 对症治疗　①出现的抑郁症状，可用选择性 5-羟色胺再摄取抑制剂（SSRI）；②幻觉、妄想和冲动攻击行为等，可短期使用奥氮平、利培酮等。

第九章　脑血管疾病的介入治疗

第一节　脑血管疾病的介入诊断

一、概　　述

数字减影血管造影（DSA），是一项通过计算机进行辅助成像的 X 线血管造影技术，在检查过程中，应用计算机对两帧不同时相的数字化图像进行减影处理，消除两帧图像中骨骼、软组织等相同成分，得到只有对比剂充盈的血管图像。由于 DSA 能全面、精确、动态地显示脑血管的结构和相关病变，被认为是诊断脑血管疾病的金标准。

二、适　应　证

1. 脑血管疾病的诊断和疗效随访　如动脉瘤、动静脉畸形、硬脑膜动静脉瘘、烟雾病、大动脉狭窄或闭塞、静脉窦狭窄或阻塞等。

2. 了解肿瘤的血供情况　如脑膜瘤、血管母细胞瘤、颈静脉球瘤等。

3. 颈、面、眼部和颅骨、头皮及脊髓的血管性病变。

三、禁　忌　证

1. 对对比剂和麻醉剂严重过敏者。

2. 严重出血倾向或出血性疾病者。

3. 未能控制的严重高血压患者。

4. 严重肝、肾、心、肺功能障碍者。

5. 全身感染未控制或穿刺部位局部感染者。

6. 患者一般情况极差、生命体征不稳定、休克或濒死状态。

四、注　意　事　项

1. 造影术前及术后应严格进行体格检查和神经系统查体，及时发现造影可能带来的并发症。

2. 全脑血管造影时，为预防血栓形成或栓子脱落，常应用肝素，具体的剂量根据不同的疾病进行选择。

3. 全脑血管造影应包括主动脉弓造影，双侧颈动脉颅外段造影，双侧颈动脉颅内段造影，双侧锁骨下动脉造影，以及双侧椎动脉颅内段造影。

4. 造影前后应密切注意患者的肝肾功能，观察患者的尿量，以防对比剂性肾脏损害的发生。

5. 全脑血管造影后，局部穿刺点予以压迫止血，该侧下肢制动，必要时可使用穿刺点的封堵或缝合止血器材。

第二节　脑血管疾病介入治疗术前评估及围手术期用药

1. 术前评估　是保证手术安全的前提，通过对全身状况、病变部位、手术入路及脑血管功能贮备的评估，筛查出真正需要手术且能够耐受手术的患者，并为手术器材的准备及手术方案的设计提供依据。因此，术前评估围绕脑血管的各种检查方法、狭窄率的测量、直接和间接的侧支循环等。

2. 围手术期用药　主要围绕控制介入并发症进行，包括控制高血压、高脂血症、糖尿病等伴发病；另外，血小板聚集继发的血栓形成是围手术期缺血性脑卒中发生的主要原因，因此，伴发病的控制及抗血小板治疗是围手术期用药的重点。

第三节 脑血管疾病介入诊疗设备及器材

一、血 管 造 影 机

1. 定义 血管造影机是进行血管内介入操作的基础设备，目前使用的是数字减影血管造影（DSA）系统。

2. 系统构成

（1）X线发生和显像系统包括X线机、光学系统、电视摄像机和监视器、影像增强器等。

（2）机械系统包括C型臂和血管造影床，理想的机械系统应易于操控，投照方便。

（3）高压注射器即对比剂注射器，它的作用是保证在特定时间内将对比剂集中注入血管内，高浓度地充盈目标血管，从而获取高对比度的影像。

（4）影像数据采集和存储系统DSA成像要求25帧/秒以上的实时减影，因此必须通过专用的硬件来实现。

（5）计算机系统主要用于系统控制和图像后处理，包括流程控制系统和图像后处理、储存、传输系统等。

二、介 入 器 材

1. 血管鞘 包含一个单向阀和注射端的导管，是介入诊疗中器材导入撤出、抽取血样、压力监测和药物注射等操作的路径。通过血管鞘可以快速交换介入器材，而不造成血管穿刺点的损伤。

2. 导丝 作为将其他介入器材输送至目标血管的载体，通常由一根坚硬的轴心金属丝外面紧密缠绕弹簧圈组成。导丝表面覆有一层光滑的亲水涂层，以减少导丝与导管的摩擦力，增加导丝通过病变的能力。导丝的直径以英寸（in）为单位，换算关系为 1mm=0.039in，常用导丝的直径有0.014in、0.018in、0.035in等，不同导丝长度包括145cm、260cm、300cm等。

3. 导管 可在导丝的引导下到达目标部位，选择性进入分支血管，继而经导管注射对比剂明确血管情况，或输送介入治疗装置到达目标位置。根据不同功能，又分为诊断导管、导引导管及微导管等。导管的直径一般以外径作为标准，采用法制单位标准F（French），换算关系为1mm=3F。一般情况下，导管外径为5~9F，长度范围在65~125cm。

第四节 缺血性脑血管疾病的介入治疗

一、颈 动 脉 狭 窄 与 介 入 治 疗

1. 颈动脉狭窄 是指由于动脉粥样硬化、动脉夹层、肌纤维发育不良、炎症、放疗、肿瘤等原因导致的颈动脉管腔变细变窄，其中以动脉粥样硬化最为常见。

2. 颈动脉狭窄的治疗

（1）药物治疗：包括危险因素干预、抗血小板聚集药物如阿司匹林、氯吡格雷等，他汀类药物据研究也具有一定的稳定斑块作用。

（2）手术治疗：主要是指颈动脉内膜切除术（CEA）。

（3）介入治疗：主要是指颈动脉支架置入术（CAS）。

3. 颈动脉支架置入术

【适应证】

（1）症状性患者：6个月内有过病变血管责任供血区非致残性缺血性卒中或TIA，血管造影证实病变颈动脉狭窄超过50%；或无创性血管成像证实病变颈动脉狭窄超过70%。

（2）无症状性患者：虽然没有神经系统定位症状，血管造影证实病变颈内动脉狭窄超过60%；

或无创性血管成像证实病变颈动脉狭窄超过 70%。

【禁忌证】

（1）3 个月内颅内出血。

（2）3 周内曾发生心肌梗死或大面积脑梗死。

（3）伴有颅内动脉瘤或血管畸形等病变，不能提前处理或同时处理者。

（4）胃肠道疾病伴有活动性出血者。

（5）难以控制的高血压。

（6）对肝素以及抗血小板类药物有禁忌证者。

（7）对对比剂过敏者。

（8）重要脏器如心、肺、肝和肾等严重功能不全者。

（9）动脉走行迂曲，导管、球囊、支架等器械到位困难者。

（10）预期生存期不足 2 年者。

需要指出的是随着器械材料和技术的进步，CAS 的适应证逐步扩大，许多既往的绝对禁忌证已经变为相对禁忌证。

二、颅内动脉狭窄与介入治疗

1. 颅内动脉狭窄（ICAS） 是指由于动脉粥样硬化、烟雾病（moyamoya 病）、中枢神经系统血管炎、动脉夹层等原因导致的颅内动脉管腔变细变窄，其中以动脉粥样硬化最为常见。

2. 颅内动脉狭窄的治疗

（1）规范药物治疗：主要包括抗血小板聚集、强化降脂、控制危险因素等。

（2）介入治疗：包括颅内动脉狭窄球囊成形术或支架置入术。现有的临床证据表明药物治疗的安全性优于支架治疗，因此欧美和国内指南并不推荐症状性颅内动脉狭窄患者首选介入治疗，而是作为优化内科药物治疗失败患者的备选。

3. 颅内动脉支架置入术

【适应证】 国际上对于颅内动脉支架置入术的适应证存在一定的争议，一般认为，症状性颅内动脉粥样硬化性重度狭窄（70%～99%）、规范药物治疗无效的患者可以实施。

对于支架置入困难或风险高的患者，可行颅内动脉球囊成形术。

【禁忌证】 基本同颈动脉支架置入术。

三、颅外段椎动脉狭窄与介入治疗

1. 颅外段椎动脉狭窄 发病原因与颅外段颈动脉狭窄类似，均以动脉粥样硬化性狭窄多见，但有其解剖及病理学特点：①椎动脉走行常扭曲且直径相对较小，两侧椎动脉发育多不对称；②与颈动脉斑块相比，椎动脉起始段处多为质地较硬、光滑的斑块，发生溃疡及斑块内出血概率较低。

2. 颈动脉狭窄的治疗

（1）药物治疗：包括抗血小板聚集、调脂、控制危险因素等。

（2）手术治疗：包括椎动脉内膜切除术等。

（3）介入治疗：椎动脉起始段含有大量弹性纤维和平滑肌，球囊血管成形术后容易因弹性回缩而导致再狭窄，故多采用支架置入术。

3. 颅外段椎动脉支架置入术

【适应证】 药物治疗无效的症状性颅外段椎动脉重度狭窄（70%～99%）。

【禁忌证】 同颈动脉支架置入术。

第五节　脑动脉瘤的介入治疗

1. 脑动脉瘤 是指颅内动脉管壁上的异常膨出，是引起自发性蛛网膜下腔出血的首位病因

（占 75%～80%）。造成脑动脉瘤的病因尚不明确，多数学者认为是在颅内动脉管壁局部先天性缺陷的基础上，合并腔内压力增高引起的，高血压、脑动脉硬化与动脉瘤的发生与发展有关。另外，感染、外伤等也可以导致动脉瘤的发生。

2. 脑动脉瘤的治疗

（1）显微手术夹闭。

（2）介入治疗：首选颅内动脉瘤弹簧圈栓塞术。根据动脉瘤大小、部位、瘤颈宽度等不同又发展出球囊辅助栓塞、支架辅助栓塞、弹簧圈联合液体栓塞剂栓塞等技术。近年来应用血流导向装置（如密网支架等）治疗颅内大型宽颈动脉瘤取得了满意的效果，但长期疗效仍需进一步观察。

3. 脑动静脉畸形（AVM）　在病变部位脑动脉和脑静脉之间缺乏毛细血管，致使动脉与静脉直接相通，形成动静脉之间的短路，导致一系列脑血流动力学的紊乱。目前病因尚不明确，可能与胚胎期血管生成的调控机制障碍有关。AVM 是脑血管畸形中最常见的类型。

4. 脑动静脉畸形的治疗　治疗方式的选择应结合病变大小、部位及结构综合考虑，单一治疗方法无法达到理想效果时，常联合应用两种或三种治疗手段：①显微手术切除；②介入治疗；③放射治疗；④联合治疗。

目前介入栓塞治疗可分为手术前栓塞术、放射性治疗前栓塞术、根治性栓塞术和姑息性栓塞术，常用的液体栓塞材料包括 ONYX 胶和 NBCA 胶等。

第六节　静脉性脑血管疾病的介入治疗

（一）颅内静脉及静脉窦血栓

颅内静脉及静脉窦血栓是静脉性脑血管疾病最常见类型；静脉窦血栓的致死率高达 5%～15%。介入治疗方法：①经导管动脉溶栓术；②经导管接触性静脉溶栓术；③经导管机械碎栓或取栓术；④球囊扩张及支架置入术等。

（二）静脉窦狭窄

近来的研究发现，静脉窦狭窄造成颅内高压是特发性颅内高压综合征的重要原因之一。随着 MRV 及静脉窦内逆行造影及测压技术的发展，静脉窦狭窄的诊断及其在特发性颅内高压综合征的作用受到关注。研究发现，大于 90% 的特发性颅内高压综合征患者合并静脉窦狭窄。

介入治疗：静脉窦球囊扩张及支架置入术。

第七节　脑血管疾病介入诊疗并发症及其处理

一、围手术期并发症

围手术期并发症是指术后 30 天内发生的神经功能缺失症状和其他血管病。

二、远期并发症

远期并发症是指手术 30 天后和手术有直接联系、导致神经功能缺失症状的并发症，主要为手术血管的再狭窄。

（一）对比剂相关并发症

1. 对比剂速发过敏反应　是指应用对比剂后 1 小时内发生的不良反应。

（1）发病机制：主要为 IgE 介导的过敏反应。

（2）临床表现：表现为面红、瘙痒、皮疹，严重者出现心律失常、心搏骤停、休克、支气管痉挛、抽搐、意识丧失甚至呼吸停止。

（3）预防和治疗：对高危患者，可预防性应用抗组胺类药物、类固醇皮质激素；一旦发生过敏性休克，应立即首选肾上腺素注射，可于股外侧肌内注射，0.3～0.5mg/次，必要时重复或静脉注射。

2. 对比剂迟发型过敏反应 是指应用对比剂后 1 小时至 7 天内发生的不良反应。

（1）发病机制：主要为 T 细胞介导的Ⅳ型变态反应。

（2）临床表现：最常见的是皮肤瘙痒、各种皮疹，斑丘疹约占 50%；严重者可表现为 Stevens-Johnson 综合征、中毒性表皮坏死松解症或血管炎，多具自限性，约 75%在 3 天内痊愈。

（3）预防和治疗：有过敏史或正在用白介素-2 者，应谨慎避免使用皮试中交叉反应阳性的对比剂；避免使用非离子型二聚体；可延时查看皮试；可检测淋巴细胞转化试验和药物激发试验。

3. 对比剂肾病（IN） 指用对比剂后 72 小时内血肌酐增加≥25%或 0.5mg/dl（44.2μmol/L）且排除其他原因者。发生率为 5%～14%。

（1）发病机制：①肾缺血；②对比剂对肾小管上皮细胞的毒性；③自由基释放增加；④对比剂阻塞肾小管等。

（2）临床表现：多无症状，或表现为急性肾功能不全的症状。

（3）预防和治疗：对单纯血肌酐升高者，手术前后应充分静脉补液加强水化；减少肾毒性药物，如利尿剂、甘露醇及多巴胺的应用；选择合适的对比剂，如非离子型二聚体含碘对比剂；尽量限制对比剂用量；术后密切监测肾功能。

4. 对比剂脑病 指应用碘对比剂后短时间内出现的精神行为异常、意识障碍、癫痫发作、肢体瘫痪等中枢神经系统损害，并排除急性脑梗死、脑出血和其他脑部疾病者，其中以皮质盲伴意识模糊最常见，发生率为 0.3%～2.9%。

（1）发病机制：①血脑屏障的破坏；②与前循环相比，椎-基底动脉的交感神经支配相对不完整，脑血管自动调节保护能力差；③脑血管痉挛；④机体的特异质反应。

（2）临床表现：患者突然烦躁不安、意识模糊、抽搐；对周围人及空间失去定向力，记忆障碍，视力或视野部分或完全损害；各种形式的肢体瘫痪、失语、失用；发热、头痛、颈部抵抗等无菌性脑膜炎表现。

（3）预防和治疗：主要是补液、对症处理，对无禁忌证者可适当应用类固醇激素。

5. 其他罕见并发症

（1）碘源性涎腺炎：以腮腺、下颌下腺肥大为主。

（2）血管源性水肿：以头面部、口唇肿胀为主。

（二）与操作相关的并发症

1. 穿刺部位及邻近组织损伤 包括穿刺局部血肿、动脉夹层、假性动脉瘤、动静脉瘘及腹膜后血肿等，以局部血肿最多见，发生率约 6%。

（1）主要原因：穿刺血管本身存在严重病变；反复穿刺损伤；术后压迫不当，或穿刺肢体未有效制动。

（2）临床表现：穿刺部位痛性包块；发生腹膜后血肿时，有腰痛，胸腰部肌肉紧张，压痛及叩击痛；大量出血时，可有血压下降，甚至休克。

（3）预防和治疗：细致规范的穿刺；术后加压包扎力量适度；应用血管缝合或闭合技术；小血肿或小的假性动脉瘤通过有效压迫，多可缓解或消失；压迫无效的假性动脉瘤可在超声引导下经皮穿刺注入促凝物质。

2. 脑缺血事件发作 是神经介入最常见并发症之一，发生率为 3%～15%，包括短暂性脑缺血发作及急性脑梗死。

（1）病因及发病机制：高压注射对比剂、导丝导管操作导致斑块或附壁血栓脱落；操作导致血管痉挛或动脉夹层；抗凝不足或导管内滴注不连续，导管内形成血凝块；球囊扩张或支架置入时斑块被切割成碎屑，或其他栓子（如空气、栓塞材料）引起栓塞；球囊扩张或支架释放时引起斑块挤压移位导致"雪梨效应"或穿支受牵拉闭塞；低灌注；内皮损伤、支架折裂或未完全贴壁导致血小板聚集、支架内急性血栓等。

（2）对策：①可发生于术中或术后短时间内，因受损血管的大小、部位不同而表现各异；②若小血管或非重要功能脑区血管闭塞，可无症状或表现为局灶性神经功能缺损，如突发一侧肢体麻木、无力或语言障碍；③若颈内动脉、大脑中动脉或基底动脉等大血管闭塞，患者突发意识不清、抽搐及肢体瘫痪，严重者危及生命，需急诊颅脑 CT 排除颅内出血。

（3）术前充分评估，3～5 天双联抗血小板治疗；如需急诊介入，则应给负荷量抗血小板药（阿司匹林 300mg 和氯吡格雷 300mg）。

穿刺成功后术中全程全身肝素化（肝素 70U/kg，急性出血性脑血管疾病除外）。规范手术操作，导管需冲洗并持续加压滴注；严防导管内空气存在；血管入路高度迂曲或管内存在不稳定斑块者，导管应在导丝引导下缓慢推进。

颈内动脉起始部支架置入，可依病变状况选择近端或远端脑保护装置。

对富含穿支的颅内动脉狭窄，尽量选用小球囊预扩张，防止"雪梨效应"的发生。

术后继续双联抗血小板治疗至少 3 个月。

一旦发现短暂性或持续性新发神经系统体征，应尽快评估治疗血管和其他血管。

对急性血栓形成者，除了使用抗栓药，必要时可行急诊溶栓或取栓等多模式治疗。

3. 血管迷走反射

（1）病因和发病机制：球囊扩张或支架释放后刺激颈动脉窦压力感受器；术中大血管明显受牵拉；拔除血管鞘时及拔鞘后加压过度等均可引起迷走神经兴奋性增加。

（2）临床表现：最常见于颈内动脉开口支架置入术，多发于术中及术后 48 小时内，可持续数分钟、数天至 2 周；主要表现为突发性低血压及心率减慢；严重者可一过性心搏骤停，出现意识不清、抽搐等阿-斯综合征表现。

（3）预防和治疗：做好术前心脏评估。对心动过缓者，行阿托品试验或动态心电图检查，必要时术前安置临时心脏起搏器；术中备用阿托品及多巴胺。在球囊扩张和（或）支架置入前和（或）中，根据心率及血压情况，可预防性应用阿托品。若术中单纯血压过低，补液及应用多巴胺即可，若患者能够配合，必要时嘱其用力咳嗽；拔鞘后包扎加压适度；注意：颈动脉窦敏感性有明显的个体差异。

4. 脑过度灌注综合征（CHS）　是脑血管狭窄被解除后，成倍增加的脑血流超过了脑血管的自动调节范围而产生的一种综合征。发生率约为 1.2%，其中 0.3%～1.8% 可发生脑出血，病死率高。

（1）病因及发病机制：颈动脉狭窄导致脑血管长期处于低灌注状态，支架置入后使原来狭窄、闭塞的血管恢复血流，血液重新分配，病灶周围组织自动调节功能丧失，导致血液过度灌注，引发脑水肿，严重者可出现脑出血。

（2）预防和治疗：重视高危患者的识别及早期临床症状的发现；术后采用 TCD 密切监测脑血流量，MCA 血流增加 100% 认为是 CHS 的特征性表现；术后适度控制血压，对高危患者降低基线血压 15%～20%，但应大于 90/60mmHg，不宜选用增加脑血流的降压药，可选用乌拉地尔、拉贝洛尔等；一旦发生 CHS，主要是对症处理，可给予抗癫痫、脱水等。

5. 颅内出血　是颅内血管治疗最严重的并发症之一，也是最主要的致死原因，包括脑出血及蛛网膜下腔出血。

预防和治疗：①严格适应证，规范手术操作，选择合适的术式及器材；②术中一旦发现血管破裂，立即充盈球囊压迫止血；③立即鱼精蛋白中和肝素；④立即停止应用抗血小板药；⑤必要时输注新鲜冷冻血浆或血小板；⑥控制颅高压；⑦如出血量较大，应请神经外科干预。

第十章　神经系统变性疾病

第一节　运动神经元病

一、概　　述

运动神经元病（MND）是一系列以上、下运动神经元改变为突出表现的慢性进行性神经系统变性疾病。

临床表现为上、下运动神经元损害的不同组合，特征表现为肌无力和萎缩、延髓麻痹及锥体束征。通常感觉系统和括约肌功能不受累。

二、流行病学

男性多于女性，（1.2～2.5）∶1；多中年发病，病程多为2～6年。

三、发病机制

迄今未明，目前的认识是遗传背景、氧化损害、兴奋性毒性导致线粒体和细胞骨架的结构功能损害。

四、病　　因

1. 感染和免疫　肌萎缩侧索硬化患者 CSF 免疫球蛋白升高。血中 T 细胞数目和功能异常，免疫复合物形成。抗神经节苷脂抗体阳性。

2. 金属元素　MND 患者有铝接触史，血浆和脑脊液中铝含量增高。

3. 遗传因素　铜（锌）超氧化物歧化酶基因。Tar DNA 结合蛋白基因突变。

4. 营养障碍　患者血浆中维生素 B_1 及单磷酸维生素 B_1 减少。

5. 神经递质　兴奋性氨基酸（主要是谷氨酸和天冬氨酸）的神经细胞毒性作用。

五、病　　理

肉眼可见：脊髓萎缩变细。

光镜可见：脊髓前角细胞，大脑皮质运动区锥体细胞变性、脱失；脑干运动神经核变性。

泛素化包涵体：存在于患者的神经元细胞质内，其主要成分为 TDP-43，是肌萎缩侧索硬化的特征性病理改变。

脊神经前根变细，轴索断裂，髓鞘脱失，纤维减少。

锥体束自远端向近端发展，出现脱髓鞘和轴突变性。

肌肉呈现失神经支配性萎缩。

晚期，体内其他组织如心肌、胃肠道平滑肌亦可出现变性改变。

六、临　床　表　现

1. 进行性肌萎缩（PMA）

（1）首发症状常为一手或双手小肌萎缩、无力，逐渐累及前臂、上臂及肩胛带肌群。

（2）受累肌萎缩明显，肌张力降低，可见肌束颤动，腱反射减弱，病理反射阴性。

（3）感觉和括约肌功能一般无障碍。

2. 进行性延髓麻痹（PBP）

（1）真性球麻痹：进行性发音不清、声音嘶哑、吞咽困难、饮水呛咳，咽喉肌萎缩，咽反射消失。

（2）舌肌明显萎缩，并有肌纤维颤动。

（3）可有假性球麻痹：强哭强笑、下颌反射亢进。

3. 原发性侧索硬化（PLS）

（1）首发症状为双下肢对称性僵硬、乏力，行走呈剪刀步态，缓慢进展，逐渐累及双上肢。

（2）四肢肌张力呈痉挛性增高，腱反射亢进，病理反射阳性，一般无肌萎缩和肌束颤动，感觉无障碍，括约肌功能不受累。

（3）可出现假性延髓麻痹表现。

4. 肌萎缩侧索硬化

（1）此类型最多见。首发症状：手指活动笨拙、无力，手部小肌肉萎缩，以大小鱼际肌、骨间肌、蚓状肌为明显，双手可呈鹰爪形。

（2）双上肢肌萎缩，肌张力不高，但腱反射亢进；双下肢痉挛性瘫痪，肌张力高，腱反射亢进，Babinski 征阳性。

（3）常有主观的感觉症状，括约肌功能正常，晚期可发生延髓麻痹，眼外肌一般不受影响。

七、辅 助 检 查

1. 肌电图

（1）有很大的诊断价值，呈典型的神经源性损害。

（2）静息状态下可见纤颤电位、正锐波。

（3）小力收缩时运动单位时限增宽、波幅增大、多相波增加。

（4）大力收缩时募集相减少，呈单纯相。

（5）运动神经传导可出现复合肌肉动作电位波幅减低，较少出现运动神经传导速度异常。

（6）感觉神经传导多无异常。

2. 脑脊液检查　腰穿刺压力正常或偏低，脑脊液检查正常或蛋白质含量有轻度增高，免疫球蛋白可能增高。

3. 血液检查　血清肌酸磷酸激酶活性正常或轻度增高。细胞免疫和体液免疫均可能出现异常。

4. CT 和 MRI 检查　脊髓变细（腰膨大和颈膨大处较明显）。

5. 肌肉活检　可见神经源性肌萎缩的病理改变。

八、诊 断

参照 ElEscorial 肌萎缩侧索硬化临床诊断标准。鉴别诊断要点如下。

1. 颈椎病　肌萎缩常局限于上肢，多见手肌萎缩，客观检查常有感觉障碍，可有括约肌障碍，无延髓麻痹表现。

2. 延髓和脊髓空洞症　节段性感觉分离现象，MRI 检查可鉴别脊髓或延髓空洞症、脑干或颈髓肿瘤及颈椎病。

3. 多灶性运动神经病　非对称性肢体无力、萎缩、肌束颤动，感觉受累很轻，腱反射可以保留，节段性运动神经传导多灶性运动传导阻滞，血清抗 GM1 抗体滴度升高，静脉注射免疫球蛋白有效。

4. 颈段脊髓肿瘤　一般无肌束颤动，常有神经根痛和传导束性感觉障碍，腰穿刺可发现椎管阻塞，脑脊液蛋白含量增高，椎管造影、CT 或 MRI 椎管内占位病变。

5. 上肢周围神经损伤　多为一侧性上肢的肌无力和肌萎缩，有感觉障碍。

6. 良性肌束颤动　可出现粗大的肌束颤动，无肌无力和肌萎缩，肌电图检查正常。

7. 脊髓性肌萎缩症　为隐性遗传性疾病，以进行性对称性近端肌无力萎缩为主要表现，选择性累及下运动神经元。

九、治　　疗

当前病因治疗的发展方向包括抗兴奋性氨基酸毒性、神经营养因子、抗氧化和自由基清除、新型钙通道阻滞剂、抗细胞凋亡、基因治疗及神经干细胞移植。

利鲁唑（riluzole）具有抑制谷氨酸释放的作用，能延缓病程、延长延髓麻痹患者的生存期。

自由基清除剂依达拉奉在一定条件下可以延缓疾病的进程。

可试用免疫抑制剂泼尼松、环磷酰胺等治疗，部分病例可改善。

对症治疗包括针对吞咽、呼吸、构音、痉挛、疼痛、营养障碍等并发症和伴随症状的治疗，有呼吸衰竭者可行气管切开并机械通气。

临床应用时需仔细权衡利弊、针对患者的情况个体化用药。

原发性侧索硬化进展缓慢、预后良好；部分进行性肌萎缩患者的病情可以维持较长时间，但不会改善；肌萎缩侧索硬化、进行性延髓麻痹以及部分进行性肌萎缩患者的预后差，病情持续性进展，多于 5 年内死于呼吸肌麻痹或肺部感染。

第二节　阿尔茨海默病

一、概　　述

阿尔茨海默病（Alzheimer's disease，AD）主要病理改变为老年斑和神经原纤维缠结，是老年期最常见的痴呆类型，发病率为 50%～70%。本病在痴呆前阶段就已经出现 AD 的病理生理改变。

65 岁以上老年人 AD 患病率在西方国家为 4%～8%，在我国为 3%～7%，随着年龄的增长，AD 患病率逐渐上升。本病女性发病率高于男性。

发病危险因素包括低教育程度、膳食因素、吸烟、女性雌激素水平降低、高血糖、高胆固醇、高同型半胱氨酸、血管因素。

二、分　　类

1. 家族性 AD（FAD）为常染色体显性遗传　①位于 21 号染色体的淀粉样前体蛋白（APP）基因突变；②位于 14 号染色体的早老素 1（PS1）基因突变；③位于 1 号染色体的早老素 2（PS2）基因突变。

2. 散发性 AD（SAD）　载脂蛋白 E（APOE）基因，APOEε4 携带者是散发性 AD 的高危人群。

三、发　病　机　制

1. β-淀粉样蛋白（Aβ）瀑布假说　Aβ 的过度生成与清除失衡是导致神经元变性和痴呆发生的起始事件。

2. tau蛋白假说　过度磷酸化的tau蛋白导致神经原纤维缠结，破坏神经元及突触的正常功能。

3. 神经血管假说　脑血管功能的失常导致神经元功能障碍，并且 Aβ 清除能力下降，导致认知功能损害。

4. 其他　①细胞周期调节蛋白障碍；②氧化应激；③炎性机制；④线粒体功能障碍。

四、病　　理

1. 大体病理　①脑的体积缩小和重量减轻；②脑沟加深、变宽；③脑回萎缩，颞叶特别是海马区萎缩。

2. 镜下表现　①神经炎性斑（NP）；②神经原纤维缠结（NFT）；③神经元缺失和胶质增生。

五、临　床　表　现

AD 通常隐匿起病，持续进行性发展；临床表现为认知功能减退和非认知性神经精神症状；

AD 包括两个阶段：痴呆前阶段和痴呆阶段。

1. 痴呆前阶段

（1）轻度认知功能障碍发生前期（pre-MCI）：没有任何认知障碍的临床表现或者仅有极轻微的记忆力减退主诉，这个概念目前主要用于临床研究。

（2）轻度认知功能障碍期（MCI）：记忆力轻度受损，学习和保存新知识的能力下降，但不影响基本日常生活能力，达不到痴呆的程度。

2. 痴呆阶段

（1）轻度：主要表现为记忆障碍，首先近事记忆减退，逐渐出现远期记忆减退，视空间障碍，疲乏、焦虑和消极情绪，人格障碍，如不爱清洁、不修边幅、暴躁、易怒、自私多疑。

（2）中度：记忆障碍继续加重，工作、学习新知识和社会接触能力减退；逻辑思维、综合分析能力减退、言语重复、计算力下降，明显的视空间障碍；行为和精神异常，人格改变，局灶性脑部症状，癫痫、强直-少动综合征。

（3）重度：前述各项症状逐渐加重，情感淡漠、哭笑无常、言语及日常生活能力丧失、卧床，与外界接触能力丧失，四肢强直或屈曲瘫痪，括约肌功能障碍，全身并发症。

六、辅 助 检 查

1. 实验室检查　血尿常规、血生化检查均正常。脑脊液检查可发现 $A\beta_{42}$ 水平降低，总 tau 蛋白和磷酸化 tau 蛋白增高。

2. 脑电图　①早期脑电图改变主要是波幅降低和 α 节律减慢；②病情进展，可逐渐出现较广泛的 θ 活动；③晚期则表现为弥漫性慢波。

3. 影像学　①CT 检查见脑萎缩、脑室扩大；②头颅 MRI 检查，特别是双侧颞叶、海马萎缩。

4. 神经心理学检查　认知评估领域应包括定向力、记忆功能、言语功能、应用能力、注意力、知觉（视、听、感知）、执行功能。

5. 基因检查　可进行 APP、PS1、PS2 和 APOε4 基因检测，突变的发现有助于确诊。

6. 大体评定量表　简易精神状况检查量表（MMSE）；阿尔茨海默病认知功能评价量表（ADAS-cog）；长谷川痴呆量表（HDS）；Mattis 痴呆量表；认知能力筛查量表（CASI）等。

7. 分级量表　临床痴呆评定量表（CDR）；总体衰退量表（GDS）。

8. 精神行为评定量表　痴呆行为障碍量表（DBD）；汉密尔顿抑郁量表（HAMD）；神经精神问卷（NPI）。

9. 用于鉴别的量表。

七、痴呆阶段的临床诊断标准

（一）很可能的 AD 痴呆

1. 核心临床标准　①符合痴呆诊断标准；②起病隐袭，症状在数月至数年中逐渐出现；③有明确的认知损害病史；④表现为遗忘综合征（学习和近记忆下降，伴 1 个或 1 个以上其他认知域损害），或者非遗忘综合征（语言、视空间或执行功能三者之一损害，伴 1 个或 1 个以上其他认知域损害）。

2. 排除标准　①伴有与认知障碍发生或恶化相关的卒中史，或存在多发或广泛脑梗死，或存在严重的白质病变；②有路易体痴呆的核心症状；③有额颞叶痴呆的显著特征；④有原发性进行性失语的显著性特征；⑤有其他引起进行性记忆和认知功能损害的神经系统疾病，或非神经系统疾病，药物过量或滥用证据。

3. 支持标准　①在以知情人提供和正规神经心理测验得到的信息为基础的评估中，发现进行性认知下降的证据；②找到致病基因（APP、PS1 或 PS2）突变的证据。

（二）可能的 AD 痴呆

有以下任一情况时，即可诊断。

1. 非典型过程 符合很可能的 AD 痴呆诊断标准中的第 1 条和第 4 条，但认知障碍突然发生，或病史不详，或认知进行性下降的客观证据不足。

2. 满足 AD 痴呆的所有核心临床标准 但仍需具有以下证据：①伴有与认知障碍发生或恶化相关的卒中史，或存在多发或广泛脑梗死，或存在严重的白质病变；②有其他疾病引起的痴呆特征，或痴呆症状可用其他疾病和原因解释。

八、AD 源性 MCI 的临床诊断标准

（一）符合 MCI 的临床表现

由患者主诉，或者知情者、医师发现的认知功能改变；一个或多个认知领域受损的客观证据，尤其是记忆受损；日常生活力保持独立性；未达痴呆标准。

（二）符合 AD 的病理生理过程

排除血管性、创伤性、医源性引起的认知功能损害；有纵向随访发现认知功能持续下降的证据；有与 AD 遗传因素相关的病因。

九、治 疗

从以下 3 个方面实施治疗。

1. 生活护理。

2. 非药物治疗。

3. 药物治疗

（1）改善认知功能：①胆碱酯酶抑制剂，如多奈哌齐、加兰他敏、石杉碱甲；②NMDA 受体拮抗剂，如美金刚；③脑代谢赋活剂，如奥拉西坦等。

（2）控制精神症状：常用选择性 5-HT 再摄取抑制剂或不典型抗精神病药。

第三节 额颞叶痴呆

一、概 述

1. 额颞叶痴呆（FTD）是一组与额颞叶变性有关的非阿尔茨海默病痴呆综合征。

2. 以明显的人格、行为改变和认知障碍为特征。

3. 可合并帕金森综合征和运动神经元病。

4. 在所有痴呆患者中占 6%，在 70 岁以下的痴呆患者中占 8%～17%。

5. FTD 的病因及发病机制尚不清楚，可能机制有额叶及颞叶皮层 5-羟色胺（5-HT）能递质减少、脑组织及脑脊液中多巴胺释放下降、毒蕈碱样乙酰胆碱受体的数量明显减少。多数患者具有明显的家族史，tau 基因突变导致过度磷酸化，影响微管形成，促使微管崩解，并在神经元内形成不溶性沉积物，引起神经元损害。

6. 大体病理：脑萎缩，主要累及额叶和（或）前颞叶；双侧常呈不对称性，多数患者左半球受累严重；杏仁核萎缩较海马明显；灰质和白质均可受累；侧脑室呈轻中度扩大。

7. 组织病理：星形胶质细胞呈弥漫性增生伴海绵状改变。

8. 萎缩皮质神经元数目明显减少。

9. 部分神经元呈膨胀变性，即为 Pick 细胞，细胞质内含嗜银 Pick 小体。含有 Pick 小体的患者可以诊断为 Pick 病，约占 FTD 的 1/4。

10. 部分 FTD 患者中可见泛素阳性包涵体。

11. 根据病理表现，额颞叶痴呆可分以下类型。

（1）3R-tau 蛋白病：表现为 Pick 病。

（2）4R-tau 蛋白病：表现为皮层基底核变性、进行性核上性麻痹和嗜银颗粒沉着。

（3）3R 和 4R-tau 蛋白病：表现为神经原纤维缠结占多数的痴呆。

二、临床表现

1. 发病年龄：45～70 岁，65 岁以后发病罕见。

2. 无性别差异。

3. 起病隐袭，进展缓慢。

4. 约半数患者有家族史，遗传方式为常染色体显性遗传。

5. 表现为明显的人格改变、行为改变和语言障碍为特征，可以合并 PD 和 MND。

6. 90%的额颞叶痴呆患者部分或完全缺乏自知力。

7. 2/3 的患者有中至重度的淡漠和言语异常。

8. 1/2 以上有中至重度的活动过多、失抑制、社会意识丧失、持续动作或不讲个人卫生。

9. 部分患者可出现特征性的 Kluver-Bucy 综合征：表现为迟钝、淡漠；口部过度活动，任何东西都放入口中试探；易饥、过度饮食、肥胖、性行为增加等改变。

10. 随着病情进展，患者会出现认知障碍：记忆障碍较轻，空间定向保存较好；行为、判断和语言能力明显障碍；可出现妄想及感知觉障碍；可出现锥体系或锥体外系损害。

三、治　疗

本病目前无有效治疗方法，主要以对症治疗为主。

第十一章　中枢神经系统感染性疾病

病原微生物侵犯中枢神经系统（central nervous system，CNS）的实质、被膜及血管等引起的急性或慢性炎症性（或非炎症性）疾病即为中枢神经系统感染性疾病。

第一节　病毒感染性疾病

一、单纯疱疹病毒性脑炎

（一）概述

单纯疱疹病毒性脑炎（HSE）是由单纯疱疹病毒感染引起的一种急性中枢神经系统感染性疾病；呈全球分布；一年四季均可发病；无明显性别差异，任何年龄均可发病。

（二）病因及发病机制

患者和健康携带病毒者是主要传染源，主要通过密切接触与性接触传播，亦可通过飞沫传播。

单纯疱疹病毒首先在口腔和呼吸道或生殖器引起原发感染，机体迅速产生特异性免疫力而康复，但不能彻底消除病毒，病毒以潜伏状态长期存在体内，当人体受到各种非特异性刺激使机体免疫力下降，潜伏的病毒再度活化，引起颅内感染。

（三）病理

主要是脑组织水肿、软化、出血、坏死，以颞叶内侧、边缘系统和额叶眶面最为明显，亦可累及枕叶。

神经细胞和胶质细胞核内可见嗜酸性包涵体，包涵体内含有疱疹病毒的颗粒和抗原，是其最有特征性的病理改变。

（四）临床表现

多急性起病，约 1/4 患者有口唇疱疹史。

临床常见症状包括头痛、呕吐、轻微的意识和人格改变、记忆丧失、轻偏瘫、偏盲、失语等。约 1/3 的患者出现全身性或部分性癫痫发作。

病情常在数日内快速进展，可出现嗜睡、昏睡、昏迷或去皮质状态，部分患者在疾病早期迅即出现昏迷。重症患者可因脑疝形成而死亡。

（五）辅助检查

1. 脑电图检查　常出现弥漫性高波幅慢波，以单侧或双侧颞、额区异常更明显。

2. CT　局灶性低密度区，散布点状高密度（颞叶常见）。

3. 磁共振　额颞叶病灶，T_1WI 低信号、T_2WI 高信号病灶。

4. 脑脊液常规检查　压力正常或增高；有核细胞数增多为（50～100）×10^6/L，淋巴细胞为主，可有红细胞数增多，蛋白质呈轻、中度增高，糖与氯化物正常。

5. 脑脊液病原学检查　用 PCR 检测病毒 DNA，可早期快速诊断。

6. 脑活检　是诊断单纯疱疹病毒性脑炎的金标准。

（六）诊断及鉴别诊断

主要依靠病史和体征，结合脑电图、脑脊液、头颅 CT 和头颅 MRI 等检查做出诊断。

需与下列疾病鉴别：带状疱疹病毒性脑炎、肠道病毒性脑炎、巨细胞病毒性脑炎、急性播散性脑脊髓炎。

（七）治疗

1. 阿昔洛韦（acyclovir） 常用剂量为 15～30mg/（kg·d），分 3 次静脉滴注，连用 14～21 天。

2. 更昔洛韦 用量是 5～10mg/（kg·d），每 12 小时一次，静脉滴注，疗程 14～21 天。

3. 肾上腺皮质激素 能控制 HSE 炎症反应和减轻水肿。常用地塞米松 10～15mg，静脉滴注，每日 1 次，连用 3～5 天后改为泼尼松口服并逐渐减量。

二、病毒性脑膜炎

病毒性脑膜炎是一组由各种病毒感染引起的脑膜急性炎症性疾病，临床以发热、头痛和脑膜刺激征为主要表现。

1. 病理 脑膜弥漫性增厚，镜下可见脑膜有炎症细胞浸润，侧脑室和第四脑室的脉络丛亦可有炎症细胞浸润。

2. 临床表现 以夏秋季为高发季节，临床表现可因患者的年龄、免疫状态和病毒种类及亚型的不同而异，如幼儿可出现发热、呕吐、皮疹等症状，而颈强直轻微甚至缺如；手-足-口综合征常发生于肠道病毒 71 型脑膜炎，非特异性皮疹常见于埃可病毒 9 型脑膜炎。

3. 脑脊液 压力正常或增高，白细胞数正常或增高，蛋白质可轻度增高，糖和氯化物含量正常。

4. 治疗 一种自限性疾病，主要是对症治疗、支持治疗和防治并发症。

三、其他病毒性感染性脑病或脑炎

（一）进行性多灶性白质脑病

进行性多灶性白质脑病（PML）是一种由人类多瘤病毒中的 JC 病毒引起的亚急性致死性的脱髓鞘疾病。常发生于细胞免疫功能低下的患者。

亚急性或慢性起病，常以人格改变和智能减退起病，其他神经系统症状和体征包括偏瘫、感觉异常、视野缺损、共济失调等。MRI 可见病灶部位 T_2 均质高信号，T_1 低信号或等信号。

本病缺乏有效的治疗方法，病程通常持续数月，80%的患者于 9 个月内死亡。

（二）亚急性硬化性全脑炎

亚急性硬化性全脑炎（SSPE）是由麻疹缺陷病毒感染所致。临床表现如下。

1. 早期 表现为认知和行为改变。

2. 运动障碍期 数周或数月后出现共济失调、肌阵挛（响声可诱发）、舞蹈手足徐动、肌张力障碍、失语和失用症，也可有癫痫发作。

3. 强直期 肢体肌强直，腱反射亢进，Babinski 征阳性，去皮质或去大脑强直，可有角弓反张；脑脊液免疫球蛋白增高，可出现寡克隆带；血清和脑脊液麻疹病毒抗体升高；脑电图可见 2～3 次/秒慢波同步性爆发，肌阵挛期 5～8 秒出现一次；CT 示皮质萎缩和多个或单个局灶性白质低密度病灶，脑室扩大；目前尚无有效的治疗方法，患者多在 1～3 年死亡。

（三）进行性风疹全脑炎

进行性风疹全脑炎（PRP）是由风疹病毒感染引起的常见于儿童和青少年的慢性脑炎。

本病约在 20 岁发病，行为改变、认知障碍和痴呆常为首发症状，小脑性共济失调明显，病程与 SSPE 相似，发展至昏迷、脑干受累于数年内死亡。

CT 可见脑室扩大。脑脊液淋巴细胞增多和蛋白质含量升高；血清和脑脊液抗风疹病毒抗体滴度升高。

目前无特异治疗。

第二节 细菌感染性疾病

一、化脓性脑膜炎

（一）概述

化脓性脑膜炎是由化脓性细菌感染所致的脑脊膜炎症，通常急性起病，好发于婴幼儿和儿童。

化脓性脑膜炎最常见的致病菌为肺炎球菌、脑膜炎双球菌及流感嗜血杆菌 B 型。

基本病理改变是软脑膜炎、脑膜血管充血和炎症细胞浸润。

（二）临床表现

1. 感染症状　发热、寒战或上呼吸道感染表现等。

2. 脑膜刺激征　表现为颈强直，Kernig 征和 Brudzinski 征阳性。但新生儿、老年人或昏迷患者脑膜刺激征常常不明显。

3. 颅内压增高　表现为剧烈头痛、呕吐、意识障碍等。

4. 局灶症状　部分患者可出现局灶性神经功能损害的症状，如偏瘫、失语等。

5. 其他症状　如脑膜炎双球菌脑膜炎（又称流行性脑脊髓膜炎）菌血症时出现的皮疹。

（三）辅助检查

1. 血常规检查　白细胞计数增加，通常为（10～30）$\times 10^9$/L，以中性粒细胞为主。

2. 脑脊液检查　压力常升高；外观混浊或呈脓性；细胞数明显升高，以中性粒细胞为主，通常为（1000～10 000）$\times 10^6$/L；蛋白质升高；糖和氯化物降低。涂片革兰氏染色阳性率在 60%以上，细菌培养阳性率在 80%以上。

3. 影像学检查　MRI 早期可正常，随病情进展 T_1 加权像上显示蛛网膜下腔高信号，可不规则强化，T_2 加权像呈脑膜高信号。后期可显示弥散性脑膜强化、脑水肿等。

（四）诊断与鉴别诊断

急性起病的发热、头痛、呕吐，查体有脑膜刺激征，脑脊液压力升高、白细胞明显升高，即应考虑本病。确诊须有病原学证据。

需与病毒性脑膜炎、结核性脑膜炎和隐球菌性脑膜炎等相鉴别。

（五）治疗与预后

1. 抗菌治疗　及早使用抗生素，通常在确定病原菌之前使用广谱抗生素，若明确病原菌则应选用敏感的抗生素。

2. 未确定病原菌　第三代头孢的头孢曲松或头孢噻肟常作为化脓性脑膜炎首选用药。

3. 确定病原菌　应根据病原菌选择敏感的抗生素。

4. 激素治疗　对病情较重且没有明显激素禁忌证的患者可考虑应用。通常给予地塞米松 10mg 静脉滴注，连用 3～5 天。

二、结核性脑膜炎

（一）概述

结核性脑膜炎（TBM）是由结核杆菌引起的脑膜和脊膜的非化脓性炎症性疾病。

结核杆菌经血播散后在软脑膜下种植，形成结核结节，结节破溃后大量结核菌进入蛛网膜下腔引起结核性脑膜炎。

（二）临床表现

多起病隐匿，慢性病程，也可急性或亚急性起病。

1. 结核中毒症状　低热、盗汗、食欲减退、全身倦怠无力、精神萎靡不振。

2. 脑膜刺激症状和颅内压增高　可出现脑膜刺激征。颅内压增高表现为头痛、呕吐和不同程度的意识障碍。严重时出现去脑强直发作或去皮质状态。

3. 脑实质损害 精神萎靡、淡漠、谵妄，癫痫发作，昏睡或意识模糊。肢体瘫痪如因结核性动脉炎所致，可呈卒中样发病，出现偏瘫、交叉瘫等；如由结核瘤或脑脊髓蛛网膜炎引起，表现为类似肿瘤的慢性瘫痪。

4. 脑神经损害 以动眼神经、展神经、面神经和视神经最易受累。

（三）辅助检查

脑脊液压力增高，脑脊液外观无色透明或微黄，淋巴细胞数显著增多，常为（50～500）×10^6/L；蛋白质增高，糖及氯化物下降，脑脊液抗酸染色仅少数为阳性，脑脊液培养出结核菌可确诊，但需数周时间。

CT 和 MRI 增强检查可显示基底池、皮质脑膜、脑实质多灶的强化和脑积水。

（四）诊断及鉴别诊断

1. 诊断 根据结核病病史或接触史，出现头痛、呕吐等症状，脑膜刺激征，结合脑脊液淋巴细胞数增多、蛋白质增高、糖含量减低等特征性改变及脑脊液抗酸涂片、结核分枝杆菌培养和 PCR 检查等可做出诊断。

2. 鉴别诊断 与隐球菌脑膜炎相鉴别，两者的临床过程和脑脊液改变极为相似，应尽量寻找结核菌和新型隐球菌感染的实验室证据。还需与病毒性脑膜炎、脑膜癌病等相鉴别。

（五）治疗

治疗原则是早期给药、合理选药、联合用药及系统治疗。

1. 抗结核治疗 异烟肼（INH）、利福平（rifampicin，RFP）、吡嗪酰胺（PZA）或乙胺丁醇（EMB）、链霉素（SM）是治疗结核性脑膜炎最有效的联合用药方案，儿童因乙胺丁醇的视神经毒性作用、孕妇因链霉素对听神经的影响而尽量不选用。

2. 类固醇皮质激素 可减轻中毒症状，抑制炎性反应及减轻脑水肿。

3. 药物鞘内注射 蛋白质定量明显增高、有早期椎管梗阻、肝功能异常致使部分抗结核药物停用、慢性、复发或耐药的情况下，在全身药物治疗的同时可辅以鞘内注射。

第三节 新型隐球菌脑膜炎

一、概　述

新型隐球菌脑膜炎是中枢神经系统最常见的真菌感染，由新型隐球菌感染引起，为条件致病菌，常见于全身性免疫缺陷性疾病、慢性衰竭性疾病。病情重，致死率高。

二、临床表现

起病隐匿，进展缓慢。早期可有不规则低热或间歇性头痛。神经系统检查多数患者有明显的颈强直和 Kernig 征。大多数患者出现颅内压增高症状和体征。常累及听神经、面神经和动眼神经等。

三、脑脊液检查

脑脊液压力常增高，淋巴细胞数轻度、中度增多，一般为（10～500）×10^6/L，蛋白质含量升高，糖含量降低。脑脊液离心沉淀后涂片做墨汁染色，检出隐球菌可确定诊断。脑脊液真菌培养亦是常用的检查方法。

四、诊　断

依据慢性消耗性疾病或全身性免疫缺陷性疾病的病史，慢性隐匿病程，临床表现脑膜炎的症状和体征，脑脊液墨汁染色检出隐球菌可确诊。

五、治　疗

1. 两性霉素 B　是目前药效最强的抗真菌药物，但因其不良反应多且严重，主张与 5-氟胞嘧啶联合治疗，以减少其用量。

2. 氟康唑　为广谱抗真菌药，耐受性好，口服吸收良好，血及脑脊液中药物浓度高。

3. 5-氟胞嘧啶（5-FC）　单用疗效差，且易产生耐受性，与两性霉素 B 合用可增强疗效。

第四节　自身免疫性脑炎

一、概　述

自身免疫性脑炎是一类由自身免疫机制介导的针对中枢神经系统抗原产生免疫反应所导致的脑炎。

临床主要表现为精神行为异常、认知功能障碍和急性或亚急性发作的癫痫等。

病理上可以分为 3 型：灰质受累为主型、白质受累为主型和血管炎型。

二、临　床　表　现

自身免疫性脑炎占所有脑炎病例的 10%~20%，其中以抗 N 甲基-D-天冬氨酸受体(NMDAR)脑炎最为常见。

抗 NMDAR 脑炎常有发热、头痛等前驱症状。

自身免疫性脑炎发病时主要表现为精神行为异常、认知功能障碍、近事记忆力下降、急性或亚急性癫痫发作、语言功能障碍、运动障碍、不自主运动、自主神经功能障碍以及不同程度的意识障碍甚至昏迷等。

三、辅　助　检　查

1. 脑脊液检查　有核细胞，可以正常或增多，脑脊液自身免疫性脑炎相关抗体检测阳性。

2. 影像学检查　头颅 MRI T_2 或 FLAIR 可见边缘系统有异常信号。

3. 脑电图检查　可见癫痫样放电、弥漫性或多灶分布的慢波节律。

四、诊断与鉴别诊断

诊断主要是根据患者的临床表现，结合脑脊液、影像学及脑电图检查，确诊主要依据为脑脊液中自身免疫性脑炎相关抗体检测阳性。

主要与下列疾病鉴别：病毒性脑炎、代谢性脑病，包括肝性脑病、尿毒症脑病等。

五、治　疗

糖皮质激素：可采用甲泼尼龙冲击治疗，开始为甲泼尼龙 1000mg/d，静脉滴注连续 3 天后改为甲泼尼龙 500mg/d，连续滴注 3 天之后改为泼尼松口服并逐渐减量。

免疫球蛋白：总剂量按患者体重 2g/kg 计算，分 3～5 天静脉滴注。

对于重症患者，可联合使用免疫球蛋白与糖皮质激素。

第五节　朊 蛋 白 病

朊蛋白病是一类由具传染性的朊蛋白（PrP）所致的中枢神经系统变性疾病。

该类疾病是由一种既具有传染性又缺乏核酸的非病毒性致病因子朊蛋白所致。

PrP 须采用特殊高压消毒程序或次氯酸钠（漂白粉）消毒。

一、克-雅病

（一）概述

克-雅病（CJD）是最常见的人类朊蛋白病，主要累及皮质、基底核和脊髓，故又称皮质-纹状体-脊髓变性。临床以进行性痴呆、肌阵挛、锥体束或锥体外系损伤症状为主要表现。患者多为中老年人，平均发病年龄为 60 岁。

病理：神经元丢失，星形细胞增生，细胞质空泡形成，无炎症反应，异常 PrP 淀粉样斑块。

脑海绵状变；变异型 CJD 斑块形成明显。

CJD 的病因为外源性朊蛋白感染和内源性朊蛋白基因突变。

外源性朊蛋白感染可通过角膜、硬脑膜移植，经肠道外给予人生长激素制剂和埋藏未充分消毒的脑电极等而传播。

内源性发病原因为家族性 CJD 患者自身的朊蛋白基因突变，为常染色体显性遗传。

（二）临床表现

CJD 分为散发型、医源型（获得型）、遗传型和变异型 4 种类型。

患者多隐匿起病，缓慢进行性发展，散发型、医源型（获得型）、遗传型，临床可分为以下 3 期。

1. 初期　表现为易疲劳、注意力不集中、失眠、抑郁和记忆减退等类似神经衰弱和抑郁症的表现。

2. 中期　大脑皮质、锥体外系、锥体束及小脑受损的症状交替或相继出现。此期约 2/3 患者出现肌阵挛，最具特征性。

3. 晚期　出现尿失禁、无动性缄默、昏迷或去皮质强直状态，多因压疮或肺部感染而死亡。

变异型 CJD 的特点：发病较早（平均约 30 岁），病程较长（>1 年），小脑必定受累出现共济失调，早期突出的精神异常和行为改变，痴呆发生较晚，通常无肌阵挛和特征性脑电图改变。

（三）辅助检查

免疫荧光检测脑脊液中 14-3-3 蛋白可呈阳性。

疾病中晚期脑电图可出现弥漫性慢波，伴有典型的周期性 1～2 次/秒的尖波或棘波。

MRI 显示双侧尾状核、壳核 T_2 加权像呈对称性均质高信号，很少波及苍白球，无增强效应，T_1 加权像可完全正常，此征象对 CJD 的诊断颇有意义。

（四）诊断

采用以下标准：①在 2 年内发生的进行性痴呆；②肌阵挛、视力障碍、小脑症状、无动性缄默等四项中具有其中两项；③脑电图周期性同步放电的特征性改变。

具备以上 3 项可诊断为很可能（probable）CJD；仅具备①②两项，不具备③项诊断为可能（possible）CJD；如患者脑活检发现海绵状态和 PrPsc 者，则为确诊的 CJD。可用脑蛋白检测代替脑电图特异性改变。

（五）治疗

本病尚无有效治疗。90% 病例于病后 1 年内死亡，病程迁延数年者罕见。

二、格斯特曼综合征

1. 格斯特曼综合征是一种以慢性进行性小脑共济失调、构音障碍和痴呆为主要表现的疾病。其病因为人朊蛋白基因——PRNP 的遗传性基因突变所致。

2. 最有价值的辅助检查是脑电图，在疾病晚期与 CJD 有相似特征性改变，即在慢波背景上出现 1～2Hz 周期性棘波、尖波或三相波。

3. 本病无特殊治疗，患者存活时间为 1～11 年。

三、致死性家族性失眠症

1. 概述　致死性家族性失眠症是一种常染色体显性遗传性朊蛋白疾病。

2. 临床主要表现　①顽固性失眠；②随意运动障碍；③自主神经功能障碍。

3. 脑电图 睡眠期间表现为梭形波，快速眼运动相异常；在觉醒期间表现为进行性扁平背景活动，不能用药物诱导出睡眠活动。

4. 本病亦无特殊治疗，病死率100%，平均存活时间为14个月。

第六节 螺旋体感染性疾病

一、神经梅毒

（一）概述

神经梅毒系由苍白密螺旋体感染人体后出现的脑脊膜、血管或脑脊髓实质损害的一组临床综合征，是晚期（III期）梅毒全身性损害的重要表现。

后天感染主要传播方式是不正当的性行为，男同性恋者是神经梅毒的高发人群。先天梅毒则是通过胎盘由患病母亲传染给胎儿。

约10%未经治疗的早期梅毒患者最终发展为神经梅毒。

（二）病理

间质型病理包括脑膜炎、增生性动脉内膜炎和梅毒样树胶。

主质型病理主要表现为脑组织神经细胞弥漫性变性、坏死和脱失，伴有胶质细胞的增生及神经纤维的斑块样脱髓鞘。

（三）临床表现

1. 无症状型神经梅毒。

2. 脑膜神经梅毒。

3. 脑膜、脊髓膜血管梅毒。

4. 脊髓结核。

5. 麻痹性神经梅毒。

6. 先天性神经梅毒。

（四）辅助检查

脑脊液淋巴细胞数显著增多（100～300）×10^6/L，蛋白质含量升高，糖含量减低或正常。临床上常进行非特异性螺旋体检测试验包括性病检查试验、快速血浆抗体试验、梅毒螺旋体凝集试验，如试验阳性，则提示可能为神经梅毒。

（五）诊断

神经梅毒的诊断主要根据性混乱、艾滋病的病史或先天性梅毒感染史，神经系统受损的临床表现，如脑膜和脑血管损害症状、体征，特别是阿-罗瞳孔，脑脊液检查淋巴细胞数增多，血清和脑脊液梅毒试验阳性。

（六）治疗

1. 青霉素 G 为首选药物，安全有效，可预防晚期梅毒的发生。

2. 头孢曲松钠。

3. 对β-内酰胺类抗生素过敏者可选多西环素。

治疗后须在第3、6、12个月及第2、3年进行临床检查和血清、脑脊液梅毒试验，在第6个月脑脊液白细胞计数仍增高、血清性病研究实验室试验（VDRL试验）仍呈4倍增加者，可静脉注射大剂量青霉素重复治疗螺旋体感染性疾病。

二、神经莱姆病

（一）概述

神经莱姆病是伯氏疏螺旋体通过蜱咬虫媒传递引起的神经系统感染性疾病。

本病多发生在夏季，病程分 3 期。

1. Ⅰ期　在蜱叮咬后 3～32 天，除慢性游走性红斑（ECM）外，可有头痛、肌痛、颈强直及罕见的面神经瘫痪，ECM 常在 3～4 周后消失。

2. Ⅱ期　自发生股部、腹股沟或腋窝 ECM 后数周，出现无菌性脑膜炎或脑膜脑炎。

3. Ⅲ期　常见于原发感染后数月，特征是出现慢性关节炎，常见于 HLA-DR2 阳性患者。

（二）辅助检查

红细胞沉降率增快，血清谷草转氨酶、谷丙转氨酶及乳酸脱氢酶增高。

脑脊液检查可见淋巴细胞计数增多（100～200）$\times 10^6$/L，蛋白质轻度增高，糖含量正常。

用 ELISA 法可迅速检出脑脊液和血清中伯氏疏螺旋体特异性抗体。

患者血液、脑脊液和皮肤可分离培养伯氏包柔螺旋体，但不作为常规检查。

（三）诊断与鉴别诊断

主要根据流行病学、脑膜炎、神经根炎、脑病和脊髓病等临床表现和特异性血清学诊断试验，蜱咬伤史和 ECM 等可高度提示本病的诊断。

本病应与特发性面神经麻痹、无菌性脑膜炎、脑血管疾病、脑肿瘤、多发性硬化等相鉴别，血清学试验对鉴别诊断有帮助。

（四）治疗

伯氏疏螺旋体对四环素、氨苄西林和头孢曲松高度敏感。

脑膜炎或中枢神经系统受累可用头孢曲松（2g/d）、青霉素（2000 万 U/d，分次静脉滴注）治疗。

三、神经系统钩端螺旋体病

（一）概述

钩端螺旋体病是由各种不同型的致病螺旋体引起的自然疫源性人畜共患急性传染病。

患者常在感染后 1～2 周突然发病。临床经过分为 3 个阶段。

1. 早期（钩体血症期）　有发热、头痛、全身乏力、眼结膜充血、腓肠肌压痛和浅表淋巴结肿大等感染中毒症状，一般持续 2～4 天。

2. 中期（钩体血症极期及后期）　发病后 4～10 日，表现为脑膜炎的症状和体征。

3. 后期（后发症期或恢复期）　大部分患者完全恢复，部分患者则出现以下类型神经系统损害的症状和体征，称为神经系统后发症。

（二）治疗

疾病早期应给予青霉素治疗，疗程至少 1 周。对青霉素过敏者，可用四环素，疗程不得少于 1 周。脑膜炎和有变态反应性脑损害患者可加用糖皮质激素治疗，脑梗死患者可予血管扩张剂治疗。

无并发症的青年患者通常预后良好。50 岁以上患者病后常有严重肝病和黄疸，病死率达 50%。

第七节　脑寄生虫病

一、脑囊虫病

（一）概述

脑囊虫病是由猪绦虫蚴虫（囊尾蚴）寄生脑组织形成包囊所致。50%～70%的患者可有中枢神经系统受累，是最常见的中枢神经系统寄生虫感染。本病主要发生于东北、华北、西北和山东一带，目前呈下降趋势。

最常见的是外源性感染，即人体摄入带有被虫卵污染的食物，或是因不良卫生习惯摄入虫卵致病。

少见原因为内源性感染即肛门—口腔转移而形成的自身感染或者是绦虫的节片逆行入胃，虫卵进入十二指肠内孵化溢出六钩蚴，蚴虫经血液循环分布全身并发育成囊尾蚴，寄生在脑实质、脊髓、脑室和蛛网膜下腔形成囊肿。

（二）病理

典型的包囊大小为 5～10mm，有薄壁包膜或多个囊腔。儿童常见由数百个囊尾蚴组成的粟粒样包囊。

（三）临床表现

脑囊虫病自感染到出现症状，数日至 30 年不等，临床表现与囊虫数量、大小及感染部位有关。根据包囊存在的位置不同，临床表现分为 4 种基本类型：脑实质型、蛛网膜型、脑室型、脊髓型。

（四）辅助检查

1. 血常规检查 嗜酸性粒细胞数增多。

2. 脑脊液检查 可能正常或淋巴细胞数增多和压力升高，蛋白质含量正常或轻度升高，糖、氯化物正常。ELISA 检测血清和脑脊液囊虫抗体阳性。

3. 头颅 CT 检查 能显示囊虫的位置、数量、大小、是否钙化以及脑水肿、脑积水和脑室形态。脑囊虫在 CT 所见主要为集中或散在的直径 0.5～1.0cm 的圆形或类圆形阴影，可呈低密度、高密度或高低混杂密度影；增强扫描头节可强化。

4. 头颅 MRI 检查 特征性表现为多发小囊型，多散在分布于脑实质的皮质区，能见到囊壁内一侧有一点状影为头节，增强后囊壁或头节不增强或轻度增强。

（五）诊断及鉴别诊断

曾居住在流行病区，并有癫痫、脑膜炎或颅内压升高表现，皮下软组织包囊或粪便中发现虫卵可提示诊断。血清囊虫抗体试验、皮下结节的囊虫活检和头部 CT、MRI 检查有助诊断。

孤立的囊虫需与巨大单发的蛛网膜囊肿或脑脓肿鉴别；多发囊泡型囊虫需与多发性脑转移瘤、多发性腔隙性脑梗死相鉴别。另外还须与各种脑膜炎及其他病因所致的癫痫相鉴别。

（六）治疗

常用药物有吡喹酮和阿苯达唑，对单个病灶（尤其是在脑室内者）可手术摘除。

二、脑型血吸虫病

（一）概述

我国脑型血吸虫病大多数由日本血吸虫引起，多发于青壮年，男性多于女性，主要流行于长江中下游流域及南方十三省。

血吸虫虫卵由粪便污染水源，在中间宿主钉螺内孵育成尾蚴，人接触疫水后经皮肤或黏膜侵入人体，在门静脉系统发育为成虫，成虫侵入末梢小血管或淋巴管，逆行到达肠系膜上、下静脉，在肠壁黏膜下产卵，部分产卵异位于脑的小静脉可引起大脑损害，或经血液循环进入脑内。

脑型血吸虫病虫卵以卵栓的方式沉积于脑引起脑病理变化，另外成虫或虫卵分泌的代谢产物引起中枢神经系统中毒或过敏反应。主要病理改变为虫卵寄生后引起脑实质细胞坏死和钙沉积，炎性渗出物含有嗜酸性细胞和巨大细胞，形成肉芽肿，多侵犯大脑皮质。

（二）临床分类

1. 急性型 较少见，常暴发起病，在感染后 4～6 周出现症状，以脑膜脑炎为主要表现，亦可表现为急性脊髓炎型。

2. 慢性型 一般发生于感染后 3～6 个月，长者可达 1～2 年，主要表现为慢性血吸虫脑病，虫卵所致肉芽肿形成。

（三）辅助检查

急性脑型血吸虫病患者的外周血嗜酸性粒细胞、淋巴细胞数均增多。便检可以直接查到血吸虫的虫卵。如脑内肉芽肿病灶较大或由脊髓损害引起部分性蛛网膜下腔梗阻，使脑脊液压力升高，脑脊液可有轻至中度淋巴细胞数增多和蛋白质增高。免疫学检查可检测出特异性抗原。CT 和 MRI 可见脑和脊髓病灶。

（四）诊断

诊断可根据患者来自血吸虫病疫区，并有疫水接触、有胃肠不适史，临床表现有颅内压增高、癫痫发作等，血中嗜酸性粒细胞增多，粪便和尿液中检出血吸虫虫卵。血清学试验和直肠活检亦有助于诊断。

（五）治疗

药物治疗首选吡喹酮，巨大肉芽肿病灶可行外科手术切除。若有蛛网膜下腔阻塞时常需用糖皮质激素和椎板切除减压术治疗

三、脑棘球蚴病

脑棘球蚴病又称脑包虫病，是一种由细粒棘球绦虫的幼虫（棘球蚴）侵入颅内，形成包虫囊肿所致的疾病。本病主要见于畜牧地区，我国西北、内蒙古、西藏、四川西部、陕西、河北等地均有散发。任何年龄都可罹患，农村儿童多见。

人类因误食被犬粪中排出的虫卵污染的饮水和蔬菜而被感染。虫卵在人的十二指肠孵化成六钩蚴后，穿入门静脉，随血至肝、肺、脑等处，数月后发育成包虫囊肿。

脑内包虫囊肿常见于两侧大脑半球的大脑中动脉供血区，多为单发，多数包虫可于数年后死亡，囊壁钙化，少数包虫囊肿继续生长，形成巨大囊肿。

1. 临床常见　头痛、呕吐、视盘水肿等颅内压增高的症状，颇似脑肿瘤，以及局灶性神经系统体征、癫痫发作等，病情缓慢进展，并随着脑内囊肿的增大，病情逐渐加重。

CT 和 MRI 通常可发现单一的非增强的、与脑脊液密度相当的类圆形囊肿。囊肿未破裂时，嗜酸性粒细胞计数正常。60%～90%包虫补体结合试验阳性。囊肿的破裂可导致过敏反应，通常不做脑穿刺活检。

2. 诊断的主要依据
（1）有畜牧区居住史。
（2）出现颅内压增高的症状或局灶性神经系统症状及体征。
（3）包虫补体结合试验阳性。
（4）血和脑脊液中嗜酸性粒细胞数增高。
（5）CT/MRI 上发现肺包虫囊肿。

3. 治疗　需采取手术彻底摘除囊肿，但不宜穿破囊肿，否则可引起过敏性休克和头节移植复发。阿苯达唑可使囊肿缩小、阻止过敏性反应和外科手术后的继发性棘球蚴病，剂量为每次 400mg，每日 2 次，连用 30 日。

第八节　艾滋病所致神经系统障碍

一、概　　述

艾滋病即获得性免疫缺陷综合征（AIDS），是由人类免疫缺陷病毒-1（HIV-1）感染所致。10%～27%的艾滋病患者出现神经系统损害综合征。

本病的高危人群包括同性恋和混乱性交、异性性接触、药瘾、血友病、多次输血和 HIV 感染者的婴儿。HIV 感染后细胞免疫系统缺陷和中枢神经系统的直接感染是艾滋病神经系统损害的病因。

二、临床表现

1. HIV 原发性神经系统感染

（1）HIV 急性原发性神经系统感染：①急性可逆性脑病，表现为意识模糊、记忆力减退和情感障碍；②急性化脓性脑膜炎，表现为头痛、颈强直、畏光和四肢关节疼痛，偶见皮肤斑丘疹，可有脑膜刺激征；③单发脑神经炎（如 Bell 麻痹）、急性上升性或横贯性脊髓炎、炎症性神经病（如吉兰-巴雷综合征）。

（2）HIV 慢性原发性神经系统感染：①AIDS 痴呆综合征；②复发性或慢性脑膜炎；③慢性进展性脊髓病，胸髓后索及侧索病变明显，可见脊髓白质空泡样变性（空泡样脊髓病）；④周围神经病；⑤肌病。

2. 机会性中枢神经系统感染

（1）脑弓形虫病。

（2）真菌感染：以新型隐球菌感染引起脑膜炎最常见。

（3）病毒感染。

（4）细菌感染：分枝杆菌、李斯特菌、金黄色葡萄球菌等引起各种脑膜炎，以结核性脑膜炎较多见。

（5）寄生虫感染：一般很少见，但近来有脑卡氏肺囊虫感染的报道。

3. 继发性中枢神经系统肿瘤　AIDS 患者因细胞免疫功能被破坏，对某些肿瘤的易感性增加，原发性淋巴瘤是 AIDS 中最常见的一种肿瘤，发生率为 0.6%～3%。Kaposi 肉瘤罕见。

4. 继发性脑卒中　肉芽肿性脑血管炎可引起多发性脑血管闭塞；非细菌性血栓性心内膜炎继发脑栓塞；血小板减少导致脑出血或蛛网膜下腔出血。

三、诊　断

需结合流行病学资料、患者临床表现、免疫学和病毒学检查综合判定，CT 显示进行性脑萎缩有助于艾滋病合并痴呆的诊断；确诊主要靠脑活检、HIV 抗原及抗体测定。

四、治　疗

本病治疗原则是积极抗 HIV 治疗、增强患者免疫功能和处理机会性感染及肿瘤等神经系统并发症。

1. 抗 HIV 治疗　目前临床常用的抗 HIV 药物包括：①核苷反转录酶抑制剂，如齐多夫定、拉米夫定等；②非核苷反转录酶抑制剂，如奈韦拉平等；③蛋白酶抑制剂，如印地那韦等。

2. 增加免疫功能　可应用异丙肌苷、甘草酸、香菇多糖、白介素-2、胸腺刺激素等或进行骨髓移植、胸腺移植、淋巴细胞输注等免疫重建。

3. 治疗机会性感染　病情稳定进展或因伴发机会性感染急剧恶化，半数 AIDS 患者在 1～3 年死亡。

第十二章　中枢神经系统脱髓鞘疾病

第一节　多发性硬化

一、概　　述

多发性硬化(MS)是以中枢神经系统慢性炎性脱髓鞘病变为主要特点的免疫功能紊乱性疾病，主要以 CNS 白质受累为主，可合并部分灰质受累。

具有病灶空间多发性（DIS）和病程的时间多发性（DIT）的临床特征。

二、病因与发病机制

MS 的病因与发病机制包括病毒感染与自身免疫反应、遗传因素、环境因素。

三、病　　理

MS 的病理包括淋巴细胞套、胶质细胞增生、髓鞘脱失。

四、临　床　表　现

1. 肢体无力　最多见，为约 50% 患者的首发症状，包括一个或多个肢体无力。

2. 感觉异常　浅感觉障碍表现为肢体、躯干或面部针刺麻木感，异常的肢体发冷、蚁走感、瘙痒感以及尖锐、烧灼样疼痛及定位不明确的感觉异常，也可出现深感觉障碍。

3. 眼部症状　常表现为急性视神经炎或球后视神经炎，多为急性起病的单眼视力下降，有时双眼同时受累；病变侵犯内侧纵束引起核间性眼肌麻痹，侵犯脑桥旁正中网状结构导致一个半综合征（PPRF）。

4. 共济失调　30%～40% 的患者有不同程度的共济运动障碍。

五、临　床　分　型

1. 复发缓解（RR）型　临床最常见，约占 85%。

2. 继发进展（SP）型　RR 型患者经过一段时间可转为此型。

3. 原发进展（PP）型　约占 10%，起病年龄偏大（40～60 岁）。

4. 进展复发（PR）型　临床罕见。

六、辅　助　检　查

1. MRI 特征　Dawson 手指征：走行垂直于脑室的穿支小静脉周围区域的脱髓鞘病变。

2. 2016 年多发性硬化的磁共振诊断标准　空间播散性通过中枢神经系统受累区域体现，以下 5 个区域中至少包含两个。

（1）3 个或 3 个以上侧脑室旁病灶。

（2）1 个或 1 个以上幕下病灶。

（3）1 个或 1 个以上脊髓病灶。

（4）1 个或 1 个以上视神经病灶（新增内容）。

（5）1 个或 1 个以上皮层或皮层下病灶。

如果患者表现脑干或脊髓综合征，或视神经炎，那么这个或这些症状性病灶不被排除在诊断标准外，在计数病灶数目时，需计数在内。

七、诊　　断

执行 McDonald 多发性硬化诊断标准（2010 年修订版本），见表 12-1。

表 12-1　2010 版多发性硬化 McDonald 诊断标准

临床表现	诊断 MS 必需的进一步证据
≥2 次临床发作 [a]；≥2 个病灶的客观临床证据或 1 个病灶的客观临床证据并有 1 次先前发作的合理证据 [b]	无 [c]
≥2 次临床发作 [a]；1 个病灶的客观临床证据	空间的多发性需具备下列 2 项中的任何一项： ● MS 4 个 CNS 典型病灶区域（脑室旁、近皮质、幕下和脊髓）[d] 中至少 2 个区域有 ≥1 个 T_2 病灶 ● 等待累及 CNS 不同部位的再次临床发作 [a]
1 次临床发作 [a]；≥2 个病灶的客观临床证据	时间的多发性需具备下列 3 项中的任何一项： ● 任何时间 MRI 检查同时存在无症状的钆增强和非增强病灶 ● 随访 MRI 检查有新发 T_2 病灶和（或）钆增强病灶，不管与基线 MRI 扫描的间隔时间长短 ● 等待再次临床发作 [a]
1 次临床发作 [a]；1 个病灶的客观临床证据（临床孤立综合征）	空间的多发性需具备下列 2 项中的任何一项： ● MS 4 个 CNS 典型病灶区域（脑室旁、近皮质、幕下和脊髓）[d] 中至少 2 个区域有 ≥1 个 T_2 病灶 ● 等待累及 CNS 不同部位的再次临床发作 [a] 时间的多发性需符合以下 3 项中的任何一项： ● 任何时间 MRI 检查同时存在无症状的钆增强和非增强病灶 ● 随访 MRI 检查有新发 T_2 病灶和（或）钆增强病灶，不管与基线 MRI 扫描的间隔时间长短 ● 等待再次临床发作 [a]
提示 MS 的隐袭进展性神经功能障碍（PPMS）	回顾性或前瞻性调查表明疾病进展持续 1 年并具备下列 3 项中的 2 项 [d]： ● MS 特征病灶区域（脑室旁、近皮层或幕下）有 ≥1 个 T_2 病灶以证明脑内病灶的空间多发性 ● 脊髓内有 ≥2 个 T_2 病灶以证明脊髓病灶的空间多发性 ● CSF 阳性结果（等电聚焦电泳证据表明有寡克隆带和（或）IgG 指数增高）

注：临床表现符合上述诊断标准且无其他更合理的解释时，可明确诊断为 MS；疑似 MS，但不完全符合上述诊断标准时，诊断为"可能的 MS"；用其他诊断能更合理地解释临床表现时，诊断为"非 MS"。a.一次发作（复发、恶化）被定义为：①具有 CNS 急性炎性脱髓鞘病变特征的当前或既往事件；②由患者主观叙述或客观检查发现；③持续至少 24h；④无发热或感染征象。临床发作需由同期的客观检查证实；即使在缺乏 CNS 客观证据时，某些具有 MS 典型症状和进展的既往事件亦可为先前的脱髓鞘病变提供合理支持。患者主观叙述的发作性症状（既往或当前）应是持续至少 24h 的多次发作。确诊 MS 前需确定：①至少有 1 次发作必须由客观检查证实；②既往有视觉障碍的患者视觉诱发电位阳性；③MRI 检查发现与既往神经系统症状相符的 CNS 区域有脱髓鞘改变。b.根据 2 次发作的客观证据所做出的临床诊断最为可靠。在缺乏神经系统受累的客观证据时，对 1 次先前发作的合理证据包括：①具有炎性脱髓鞘病变典型症状和进展的既往事件；②至少有 1 次被客观证据支持的临床发作。c.不需要进一步证据。但仍需借助影像学资料并依据上述诊断标准做出 MS 相关诊断。当影像学或其他检查（如 CSF）结果为阴性时，应慎重诊断 MS 或考虑其他可能的诊断。诊断 MS 前必须满足：①所有临床表现无其他更合理的解释；②有支持 MS 的客观证据。d.不需要钆增强病灶。对有脑干或脊髓综合征的患者，其责任病灶不在 MS 病灶数统计之列。

第二节　视神经脊髓炎

一、概　　述

视神经脊髓炎（NMO）是视神经和脊髓同时或相继受累的急性或亚急性脱髓鞘病变。

二、病因及发病机制

NMO 的病因及发病机制迄今尚未清楚。

NMO 患者血清中发现针对水通道蛋白 4（aquaporin-4，AQP4）的抗体，命名为 NMO-IgG。

目前认为 NMO 的可能发病机制为：AQP4-Ab 与 AQP4 特异性结合，并在补体参与下激活了补体依赖和抗体依赖的细胞毒途径，继而造成星形胶质细胞坏死，炎症介质释放和炎症细胞浸润，最终导致少突胶质细胞损伤及髓鞘脱失。

三、病　　理

病变主要累及视神经和脊髓，视神经损害多位于视神经和视交叉位置，表现为脱髓鞘、轻度炎症细胞浸润，脊髓病灶可累及多个节段，典型病灶位于脊髓中央，脱髓鞘及急性轴索损伤程度较重。浸润的炎症细胞包括巨噬细胞、淋巴细胞（以 B 淋巴细胞为主）、中性粒细胞及嗜酸细胞。

四、临 床 表 现

1. 发病年龄以青壮年居多，儿童和老年人发病少见，男女均可发病，女性多发，女：男比例为（5～10）：1。

2. 单侧或双侧视神经炎（ON）与急性脊髓炎（myelitis）同时或相继发生是本病特征性表现。

3. 视神经炎可单眼、双眼同时或相继发病。

4. 多急性起病，视力在数小时或数日内急剧下降。

5. 眼球运动时伴眶内疼痛。

6. 急性期可见视神经水肿，晚期可见视盘萎缩。

7. 脊髓炎　呈单向病程或复发—缓解病程；多表现为横贯性脊髓损害，也可表现为脊髓部分损伤；脊髓损害可表现为长节段延续性病灶，范围多超过 3 个椎体节段；脊髓病灶多以脊髓中央受累为主。

8. 视神经脊髓炎谱系疾病　核心临床表现：视神经炎、急性脊髓炎、极后区综合征、急性脑干综合征、急性间脑综合征、大脑综合征脊髓病灶多以脊髓中央受累为主。

五、辅 助 检 查

1. 脑脊液细胞计数　多正常或轻中度增高，多在（50～500）×10^6/L，脑脊液蛋白质含量多呈轻中度增高。

2. 血清 NMO-IgG（AQP4 抗体）　在患者血清及脑脊液中均呈阳性则高度提示视神经脊髓炎。细胞转染间接免疫荧光法（CBA 法）检测 NMO-IgG 的灵敏度和特异性分别达 73% 和 91%。

3. 视觉诱发电位　大多数患者表现为视觉诱发电位（VEP）异常，部分患者可有脑干听觉诱发电位（BAEP）的异常。

4. MRI 检查　呈长节段炎性脱髓鞘病灶，连续长度一般≥3 个椎体节段，轴位像上病灶多位于脊髓中央，累及大部分灰质和部分白质。病灶主要见于颈段、胸段，急性期病灶处脊髓肿胀、增强呈强化效应，严重者可见空洞样改变，增强扫描后病灶可强化。

5. 视神经 MRI　在压脂像和 T_2WI 像上可见，单侧或双侧视神经肿胀，病灶多超过视神经全长的 1/2，呈双轨征；急性期可见视神经肿胀，增强可见强化。

六、诊　　断

1. 同时或相继发生的视神经炎、急性脊髓炎的表现。

2. 典型的脊髓和视神经影像学改变。

3. NMO-IgG 血清学检测和脑脊液检测结果均呈阳性。

4. 排除其他疾病后可做出诊断。

5. 2006 年 Wingerchuk 修订的 NMO 诊断标准

（1）必要条件：①视神经炎；②急性脊髓炎。

（2）支持条件：①脊髓 MRI 异常病灶≥3 个椎体节段；②头颅 MRI 不符合 MS 诊断标准；③血

清 NMO-IgG 阳性。

具备全部必要条件和支持条件中的 2 条，即可诊断为 NMO。

七、治 疗

1. 急性发作期 治疗以减轻急性期症状、缩短病程、改善残疾程度和防治并发症为目的。

（1）糖皮质激素：首选甲泼尼龙冲击治疗，减轻免疫炎症反应。

（2）激素联合其他免疫抑制剂：在激素冲击治疗收效不佳时，尤其是合并其他自身免疫疾病的患者，可选择激素联合其他免疫抑制剂治疗。

（3）静脉滴注免疫球蛋白（IVIG）：无血浆置换条件者，可静脉滴注免疫球蛋白（IVIG）。

（4）血浆置换：对甲泼尼龙冲击疗法反应差的患者，可应用血浆置换疗法。

2. 缓解期 治疗主要通过抑制免疫达到降低复发率、延缓残疾累积的目的，需长期治疗。药物分类及代表药物如下。

（1）一线药物：包括硫唑嘌呤、吗替麦考酚酯（MMF）、利妥昔单抗和甲氨蝶呤。

（2）二线药物：可选用环磷酰胺、米托蒽醌、那他珠单抗。

第三节 急性播散性脑脊髓炎

一、概 述

广泛累及脑和脊髓白质的急性炎症性脱髓鞘疾病（ADEM），通常发生在感染后或疫苗接种后。病理特征为多灶性、弥散性髓鞘脱失。

二、病因及发病机制

ADEM 的发病机制不清。可能的机制是机体在感染（尤其是病毒感染）、疫苗接种后导致自身免疫系统激活引起的自身免疫病。或是由于某种因素引起了隐蔽抗原的释放，机体错误识别这些抗原，从而导致机体发生针对自身髓鞘的免疫攻击。

三、病 理

脱髓鞘病变散布于脑、脊髓的小、中等静脉周围。病灶自 0.1mm 至数毫米（融合时），脱髓鞘区可见小神经胶质细胞，淋巴细胞形成血管袖套。常见多灶性脑膜浸润。

四、临 床 表 现

好发儿童和青壮年，感染或疫苗接种后 1～2 周急性起病，脑脊髓炎常见于皮疹后 2～4 日。急性坏死性出血性脑脊髓炎又称为急性出血性白质脑炎，认为是 ADEM 暴发型。急性出血性白质脑炎亦称 Weston-Hurst 综合征，是急性播散性脑脊髓炎的超急性变异型，表现为急性、快速进展的、暴发性炎症性出血性白质脱髓鞘病变，患者多于发病 1 周内死于脑水肿或遗留严重后遗症。

五、辅 助 检 查

1. 外周血 白细胞增多，红细胞沉降率加快。脑脊液压力增高或正常，CSF-MNC 增多。

2. EEG 常见弥漫的 θ 和 δ 波，亦可见棘波和棘-慢复合波。

3. CT 显示白质内弥散性多灶性大片或斑片状低密度区，急性期呈明显增强效应；MRI 可见脑和脊髓白质内散在多发的 T_1 低信号、T_2 高信号病灶。

六、诊 断

感染或疫苗接种后急性起病，脑实质弥漫性损害、脑膜受累和脊髓炎症状，CSF-MNC 增多、EEG 广泛中度异常、CT 或 MRI 显示脑和脊髓内多发散在病灶。

七、鉴 别 诊 断

1. 单纯疱疹病毒性脑炎 以高热、抽搐多见，急性播散性脑脊髓炎相对较少见。单纯疱疹病毒性脑炎的脑脊液检查示单纯疱疹病毒抗体滴度增高，且 MRI 表现为大脑颞叶、额叶的长 T_1、长 T_2 异常信号。

2. 多发性硬化 一般无前驱感染史，多发性硬化病程多相，大多数患者呈复发—缓解型病程，少部分呈慢性进展型病程，而 ADEM 患者为急性起病，呈单相病程；多发性硬化患者症状体征以局灶的神经功能损害为主，全脑损害症状不明显，而 ADEM 意识障碍、精神症状等全脑症状明显；多发性硬化须在排除其他疾病后才可诊断。

八、治 疗

肾上腺皮质激素早期足量的应用是治疗 ADEM 的主要措施，目前主张静脉滴注甲泼尼龙 500～1000mg/d 或地塞米松 20mg/d 冲击治疗，以后逐量递减。

对肾上腺皮质激素疗效不佳者可考虑用免疫球蛋白冲击或血浆置换治疗。

第十三章　运动障碍性疾病

运动障碍性疾病又称锥体外系疾病，以随意运动迟缓、不自主运动、肌张力异常、姿势步态障碍为主要临床表现，主要与基底核病变有关，主要环路：大脑皮质—基底核—丘脑—大脑皮质，包括直接通路与间接通路。

基底核病变所表现的姿势与运动异常称为锥体外系症状，分为肌张力异常、运动迟缓、异常不自主运动，不伴瘫痪、感觉障碍及共济失调。

第一节　帕金森病

一、概　述

帕金森病（PD）又称震颤麻痹，为中老年常见的神经系统变性疾病。主要临床特征为静止性震颤、运动迟缓、肌强直、姿势步态障碍。主要病理改变为黑质多巴胺能神经元变性死亡、路易体形成。

二、病因及发病机制

（一）环境因素

嗜神经毒 1-甲基 4-苯基 1,2,3,6-四氢吡啶（MPTP）可诱发人及灵长类典型帕金森综合征，可伴有氧化应激增强、抗氧化功能障碍。

（二）遗传因素

多为散发性，约 10%患者有家族史，发现至少 23 个单基因（Park1～Park23）与家族性帕金森病连锁的基因位点，6 个致病基因被克隆，基因易感性可能是发病的易感因素。

（三）神经系统老化

帕金森病主要发生于中老年人。生理性多巴胺能神经元退变是 PD 的促发因素。

（四）多因素交互作用

氧化应激、线粒体功能紊乱、蛋白酶体功能障碍、炎性/免疫反应、钙稳态失衡、兴奋性毒性等导致黑质多巴胺能神经元变性、丢失。

三、病理及生化变化

（一）基本病变

黑质多巴胺能神经元及其他含色素的神经元大量变性丢失。残留神经元胞质内出现嗜酸性包涵体，即路易体（Lewy body）。

（二）生化改变

黑质-纹状体多巴胺能通路变性：纹状体多巴胺含量显著减少（＞70%），乙酰胆碱系统功能相对亢进。多巴胺递质降低程度与临床症状严重度呈正相关。

四、临床表现

（一）一般特点

平均发病年龄约 55 岁，男性略多于女性，隐匿起病，缓慢进展。

（二）运动症状

1. 静止性震颤　常为首发症状，多始自一侧上肢远端，静止位时出现或明显，随意运动时减轻或停止，典型表现为拇指与示指"搓丸样"动作。

2. 肌强直　包括铅管样强直、齿轮样强直，屈曲体姿：颈部、躯干、四肢肌强直。

3. 运动迟缓　随意运动减少，动作缓慢、笨拙，精细动作欠佳，"面具脸"，语速变慢，语音低调，"小字征"。

4. 姿势步态障碍　①早期：上肢摆动减小或消失、下肢拖曳；②中晚期：小碎步、启动困难、"冻结步态"、前冲步态。

（三）非运动症状

1. 感觉障碍　嗅觉减退、睡眠障碍。

2. 自主神经功能障碍　便秘、多汗、脂溢性皮炎、流涎等。

3. 精神和认知障碍　抑郁、焦虑、痴呆、幻觉等。

五、辅　助　检　查

1. 血、唾液、脑脊液常规检查无明显异常。

2. CT、MRI 无特征性改变。

3. 少数患者基因检查可见异常。

4. 嗅棒、经颅超声、MIBG 检查对诊断有参考价值。

5. PET 或 SPECT 分子影像学检查有诊断价值。

6. 外周组织病理检查可见 α-突触核蛋白异常聚积，有助于诊断。

六、诊断与鉴别诊断

（一）诊断

诊断见表 13-1。

表 13-1　中国帕金森病的诊断标准（2016 版）

1. 运动迟缓　启动或在持续运动中肢体运动幅度减小或速度缓慢
2. 肌强直或静止性震颤　存在下列至少 1 项
（1）多巴胺能药物对患者的疗效明确且显著。在初始治疗期间，患者的功能，可恢复或接近正常水平。在没有明确记录的情况下初始治疗的显著应答可定义为以下两种情况：
a. 药物剂量增加时症状显著改善，剂量减少时症状显著加重。以上改变可通过客观评分（治疗后 UPDRS-评分改善超过 30%）或主观描述（由患者或看护者提供的可靠而显著的病情改变）
b. 存在明确且显著的"开/关期"症状波动，并在某种程度上包括可预测的剂末现象
（2）出现左旋多巴诱导的异动症
（3）临床体检观察到单个肢体的静止性震颤（既往或本次检查）
（4）以下辅助检测阳性有助于特异性鉴别帕金森病与非典型性帕金森综合征：存在嗅觉减退或丧失，或头颅超声显示黑质异常高回声（>20mm），或心脏间碘苄胍（MIBG）闪烁显像法显示心脏去交感神经支配

（二）鉴别诊断

1. 继发性帕金森综合征　①明确病因可寻，包括感染、药物、中毒、脑动脉硬化、外伤等；②相关病史及相关检查是鉴别诊断的关键。

2. 遗传变性帕金森综合征　①亨廷顿病；②肝豆状核变性；③多系统萎缩-小脑型（MSA-C）。

3. 多系统变性（帕金森叠加综合征）　①进行性核上性麻痹（PSP）；②多系统萎缩-帕金森病型（MSA-P）；③皮质基底核变性（CBD）；④阿尔茨海默病（AD）。

七、治　　疗

（一）治疗原则

1. 综合治疗　首选药物治疗+长期管理。

2. 用药原则 ①早期诊断，早期治疗；②"剂量滴定"；③尽可能以小剂量达到满意临床效果；④遵循一般原则，但强调个体化特点。

（二）早期帕金森病治疗药物

1. 抗胆碱能药 ①主要是苯海索（benzhexol）；②主要适用于震颤明显且年轻患者；③老年患者慎用，闭角型青光眼及前列腺肥大患者禁用。

2. 金刚烷胺 ①对少动、强直、震颤均有改善作用，对改善异动症有帮助；②肾功能不全、癫痫、严重胃溃疡、肝病患者慎用，哺乳期妇女禁用。

3. 复方左旋多巴 ①最基本、最有效的药物；②对强直、少动、震颤等均有良好疗效；③活动性消化道溃疡者慎用，闭角型青光眼、精神病患者禁用。

4. 多巴胺受体激动剂 ①应使用非麦角类多巴胺受体激动剂；②目前药物有普拉克索（pramipexole）、罗匹尼罗（ropinirole）、吡贝地尔（piribedil）、罗替高汀（rotigotine）和阿扑吗啡（apomorphine），副作用与复方左旋多巴相似，但运动并发症发生率低，直立性低血压和精神症状发生率高。

5. MAO-B 抑制剂 ①目前有司来吉兰，雷沙吉兰与复方左旋多巴合用可增加疗效；②改善症状波动；③单用有轻度症状改善作用，胃溃疡患者慎用。

6. COMT 抑制剂 ①药物包括恩他卡朋，托卡朋具有增加复方左旋多巴疗效、改善症状波动的作用，单用无效；②托卡朋可致肝功能损害，尤其在用药前 3 个月，需注意监测肝功能。

（三）中晚期帕金森病治疗措施

1. 运动并发症的治疗 运动并发症（症状波动和异动症）是中晚期患者在治疗中最棘手的治疗难题；治疗方法包括药物剂量、用法等治疗方案调整等。

2. 症状波动的治疗 疗效减退或剂末现象：可增加每日服药次数或增加每次服药剂量，或改用缓释剂，或加用其他辅助药物；"开/关"现象：可应用长效多巴胺受体激动剂。

3. 异动症的治疗 异动症表现为不自主的舞蹈样、肌张力障碍样动作，可累及头面部、四肢、躯干；异动症主要有三种形式双相异动症；常出现在血药浓度高峰期，与用药过量或多巴胺受体超敏有关，可适当减少复方左旋多巴单次剂量，加用金刚烷胺或氯氮平等。

4. 双相异动症的治疗 在剂初和剂末均可出现，依据异动出现时相选用不同调整方案。

5. 肌张力障碍的治疗 清晨服药前出现足或小腿痛性肌痉挛，可在睡前服用复方左旋多巴控释剂或长效多巴胺受体激动剂，或在起床前服用弥散型多巴丝肼或标准片。发生于"关"期或"开"期的肌张力障碍可对复方左旋多巴用量做相应的增减。

6. 步态障碍的治疗 开步及转身困难：MAO-B 抑制剂和金刚烷胺可能对少数患者有帮助；加强运动练习等可能有益，必要时使用辅助器械，做好防护。

7. 睡眠障碍的治疗 睡眠障碍若与夜间帕金森病症状相关：需加用左旋多巴控释剂、多巴胺受体激动剂或 COMT 抑制剂，或纠正服药时间，或加用镇静催眠药。白天过度嗜睡（EDS）：与疾病严重程度和认知功能减退有关，也与药物应用有关。

8. 感觉障碍的治疗 嗅觉减退最常见，尚无有效措施；疼痛或麻木：依据由帕金森病所致、其他疾病或原因引起而选择相应的治疗措施；不安腿综合征（RLS）：入睡前 2 小时选用多巴胺受体激动剂或复方左旋多巴等。

9. 自主神经功能障碍的治疗 便秘：增加饮水量和高纤维含量的食物、应用助便药等；泌尿障碍：减少晚餐后摄水量、试用外周抗胆碱能药等；直立性低血压：适当增加盐和水的摄入量、应用 α-肾上腺素能激动剂等。

10. 精神障碍的治疗 若与帕金森病药物相关，则依次逐减或停用：抗胆碱能药、金刚烷胺、MAO-B 抑制剂或多巴胺受体激动剂；对经药物调整无效的严重精神症状、意识模糊，可加用抗精神病药；对于认知障碍和痴呆，可应用胆碱酯酶抑制剂。

（四）手术治疗

早期药物治疗显效，而长期治疗疗效明显减退，同时出现异动症者可考虑手术治疗。手术仅改善症状，不能根治疾病，术后仍需药物治疗，但可减少剂量。帕金森叠加综合征是手术的禁忌证。

手术方法：神经核损毁术和脑深部电刺激术（DBS）。

（五）干细胞治疗

干细胞移植结合神经营养因子基因治疗是正在探索中的一种较有前景的新疗法。对患者进行语言、进食、走路及各种日常生活训练、指导和帮助，可改善生活质量。教育与心理疏导也是不容忽视的辅助措施。

八、预　后

帕金森病是一种慢性进展性疾病，无法治愈。临床常采用 Hoehn-Yahr 分级法记录患者病情轻重，统一帕金森病评定量表（UPDRS）记录运动功能障碍程度。多数患者在发病数年后逐渐丧失工作能力。

疾病晚期常死于肺炎等各种并发症。

第二节　肝豆状核变性

一、概　述

肝豆状核变性又称威尔逊病（Wilson disease，WD）是遗传性铜代谢障碍引起的肝硬化和以基底核为主的脑部变性疾病。

临床特征：锥体外系症状、精神症状、肝硬化、肾功能损害、角膜色素环（K-F 环）。

二、病因及发病机制

ATP7B 基因突变是本病的主要原因，*ATP7B* 基因主要在肝脏表达，表达产物是 P 型铜转运 ATP 酶（ATP7B 酶），ATP7B 酶如何导致发病至今仍未阐明。

三、病　理

1. **肝**　肝细胞常有脂肪变性，并含铜颗粒。
2. **脑**　以壳核最明显，且最早发生变性。
3. **角膜**　铜颗粒沉积。

四、临床表现

（一）神经症状

主要表现为锥体外系症状，若累及小脑、锥体系、下丘脑可分别有相应部位病损表现，常缓慢发展，阶段性缓解或加重。

（二）精神症状

主要表现为情感障碍和行为异常。

（三）肝脏症状

约 80%患者有肝损害征象，大多表现为非特异性慢性肝病症状群。

（四）眼部异常

K-F 环是本病最重要体征，见于 95%～98%患者。

（五）其他

皮肤色素沉着、肾功能损害、肌无力、肌萎缩、骨质疏松、骨与软骨变性。

五、辅 助 检 查

（一）血清学检查

血清铜蓝蛋白、血清铜氧化酶活性。

（二）人体微量铜

血清铜、尿铜、肝铜量。

（三）肝、肾功能

肝功能异常、肾功能异常。

（四）影像学检查

1. 头颅 CT 双侧豆状核区低密度灶。

2. 头颅 MRI 豆状核等病变部位 T_1 低信号，T_2 高信号。

（五）离体皮肤成纤维细胞培养

胞质内铜/蛋白值远高于杂合子及对照组。

（六）基因检测

尚不能取代常规筛查手段，在常规手段无法确诊、行疾病筛查等情况下可考虑。

六、诊断与鉴别诊断

（一）诊断

肝病史、肝病征或锥体外系表现；血清铜蓝蛋白显著降低和（或）肝铜增高；K-F 环阳性；阳性家族史。

（二）鉴别诊断

肝损害应与急性肝炎、慢性肝炎及肝硬化相鉴别；神经系统异常应与小舞蹈症、亨廷顿病、原发性肌张力障碍、帕金森病、精神病等相鉴别。

七、治 疗

（一）低铜饮食

限制富含铜饮食；高氨基酸、高蛋白饮食可促进尿铜排泄。

（二）阻止铜吸收

锌剂、四巯钼酸铵。

（三）促进排铜

D-青霉胺：首选药物，且是主要的治疗药物，首次使用应做青霉素皮试；三乙基四胺；二巯丁二酸钠。

第三节 小 舞 蹈 症

一、概 述

小舞蹈症又称风湿性舞蹈症，是风湿热在神经系统的常见表现，多见于儿童和青少年。临床特征有舞蹈样动作、肌张力降低、肌力减退和（或）精神症状。

二、病因及发病机制

与 A 组 β 溶血性链球菌感染引起的自身免疫反应有关。机体针对链球菌感染的免疫应答反应中产生的抗体，与某种未知基底核神经元抗原存在交叉反应，引起免疫炎性反应而致病。

三、病　　理

1. **主要部位**　黑质、纹状体、丘脑底核、小脑齿状核及大脑皮质。
2. **主要改变**　充血、水肿、炎症细胞浸润及神经细胞弥漫性变性。

四、临　床　表　现

1. 舞蹈症可以是全身性，也可以是一侧症状较重。主要累及面部和肢体远端。精神紧张时加重，睡眠时消失。舞蹈症常在发病 2～4 周加重，3～6 个月自发缓解。约 20%的患儿在 2 年内复发。
2. 肌张力低下和肌无力；旋前肌征，挤奶妇手法或盈亏征。
3. 精神障碍。有时精神症状先于舞蹈症出现。
4. 其他。约 1/3 患儿可伴其他急性风湿热表现。

五、辅　助　检　查

（一）血清学检查

白细胞增多、红细胞沉降率加快、C 反应蛋白效价升高；抗链球菌溶血素"O"滴度增加。

（二）喉拭子培养

喉拭子培养可检出 A 组溶血型链球菌。

（三）脑电图及影像学检查

1. **脑电图**　无特异性。
2. **头颅 CT**　尾状核区低密度灶及水肿。
3. **头颅 MRI**　尾状核、壳核、苍白球增大，T_2 加权信号增强。

六、诊　　断

儿童或青少年起病；风湿热或链球菌感染史；亚急性或急性起病的舞蹈症；伴肌张力低下、肌无力和（或）精神症状。

七、鉴　别　诊　断

本病需与少年型亨廷顿病、神经棘红细胞增多症、肝豆状核变性、其他原因引起的症状性舞蹈症、抽动秽语综合征等相鉴别。

八、治　　疗

（一）对症治疗

舞蹈症状：多巴胺受体拮抗剂，多巴胺耗竭剂，增加 γ-氨基丁酸（GABA）含量药物、苯二氮草类药物。

（二）病因治疗

均需应用抗链球菌治疗：青霉素。

（三）免疫疗法

理论上免疫治疗可能有效，可应用糖皮质激素、血浆置换、免疫球蛋白静脉注射。

第四节　亨　廷　顿　病

一、概　　述

亨廷顿病又称亨廷顿舞蹈症、慢性进行性舞蹈症、遗传性舞蹈症，为常染色体显性遗传的基底核和大脑皮质变性疾病。临床特征：舞蹈症、精神异常、痴呆。

二、病因及发病机制

致病基因 IT15，表达产物为亨廷顿蛋白。

5′端编码区内的 CAG 重复序列拷贝数异常增多。

三、病理及生化改变

病变部位主要位于纹状体和大脑皮质。γ-氨基丁酸、乙酰胆碱及其合成酶明显减少，多巴胺浓度正常或略增加。脑啡肽、P 物质减少，生长抑素、神经肽 Y 增加。

四、临床表现

1. 锥体外系症状 以舞蹈样不自主运动最常见、最具特征性。

2. 精神障碍及痴呆 表现多样。

3. 其他 快速眼球运动常受损。可伴癫痫发作；体重下降，睡眠和（或）性功能障碍。

五、辅助检查

（一）基因检查

CAG 重复序列拷贝数大于 40 有诊断价值。

（二）电生理及影像学检查

脑电图（EEG）检查无特异性。

头颅 CT、MRI 有诊断价值。

六、诊 断

诊断依据：发病年龄；慢性进行性舞蹈样运动、精神症状和痴呆；家族史；基因检测明确诊断。

七、鉴别诊断

小舞蹈症、良性遗传性舞蹈症、肝豆状核变性。

八、治 疗

目前尚无有效治疗措施。常用药物为多巴胺受体阻滞剂。舞蹈症状可用中枢多巴胺耗竭剂。补充中枢 γ-氨基丁酸或乙酰胆碱药物。

第五节 肌张力障碍

一、概 述

肌张力障碍是由肌肉不自主间歇或持续性收缩所导致的异常重复运动和（或）异常姿势的疾病。新分类法以临床特征及病因为两大主线。

二、病因及发病机制

1. 原发性肌张力障碍 多为散发，少数有家族史。

2. 继发性肌张力障碍 有明确病因。

三、病理及生化改变

1. 原发性扭转痉挛 非特异性病理改变。

2. 继发性扭转痉挛 因原发病而异。

3. 局限性肌张力障碍 无特异性病理改变。

四、临床表现

（一）扭转痉挛

以四肢、躯干甚至全身的剧烈而不随意扭转动作和姿势异常为特征。儿童期起病者多有家族史，成年起病者多为散发。常从一侧或两侧下肢开始，逐渐进展。

（二）Meige 综合征

眼睑痉挛、眼睑痉挛合并口-下颌肌张力障碍、口-下颌肌张力障碍。

（三）痉挛性斜颈

胸锁乳突肌、斜方肌为主的颈部肌群阵发性不自主收缩。

（四）手足徐动症

肢体远端为主的缓慢弯曲的蠕动样不自主运动。

（五）多巴反应性肌张力障碍

上肢或下肢的肌张力障碍和异常姿势或步态。典型特征为对小剂量左旋多巴有戏剧性和持久性反应。

（六）发作性运动障碍

突然出现且反复发作的运动障碍，发作间期正常。

五、辅助检查

怀疑继发性肌张力障碍者可行相关辅助检查进行疾病排除。对儿童期起病的扭转痉挛可行 *DYT1* 基因突变检测。

六、诊　断

依据病史、不自主运动和（或）异常姿势的特征性表现和部位等。尽量明确病因。

七、鉴别诊断

扭转痉挛需与舞蹈症、僵人综合征相鉴别；痉挛性斜颈需与先天性斜颈、症状性斜颈相鉴别；Meige 综合征需与颞下关节综合征、面肌痉挛等相鉴别。

八、治　疗

可采用①药物治疗，如抗胆碱药、苯二氮䓬类药物、左旋多巴；②手术治疗，包括局部注射 A 型肉毒素。

第十四章 癫痫

第一节 癫痫的分类

一、定 义

癫痫是一种由于大脑细胞异常过度放电而引起的一过性、反复发作的临床综合征。

国际抗癫痫联盟（ILAE）定义：癫痫（epilepsy）是一种脑部疾病，特点是持续存在，能产生癫痫发作的易感性，并出现相应的神经生物学、认知、心理学及社会等方面的后果。

癫痫发作是指大脑神经元异常和过度的超同步化放电所造成的临床现象。

二、癫痫的分类

（一）癫痫病因分类

1. 继发性癫痫（症状性癫痫） ①年龄相关性不如原发性癫痫。②较为明确的病因。③发作相对较多，甚至为癫痫连续状态。④脑电图检查背景活动欠正常。⑤可有神经系统阳性体征及影像学异常。⑥部分患者有精神运动障碍及智能异常。⑦部分患者难治。

2. 隐源性癫痫 指用现有的检查手段无法发现病灶，随着检查手段的进展，这部分患者可有明确的病因。

3. 特发性癫痫（原发性癫痫） ①发病与年龄相关性强，儿童及青少年期发病；②发作相对稀少；③脑电图检查背景活动正常；④一般无神经系统阳性体征，精神运动发育及智能正常；⑤神经放射检查无异常；⑥有自愈的倾向，一般于青春期前后痊愈。

（二）国际癫痫发作的分类

1. 部分性发作 源于数量有限的神经元，通常限于同侧大脑半球，整个发作过程中始终可保持局限化，亦可进一步扩散到全脑范围。

（1）部分性发作（partial seizure）。

（2）单纯部分性发作（simple partial seizure，SPS）（无意识障碍）：①运动症状；②感觉症状；③自主神经症状；④精神症状。

（3）复杂部分性发作（complex partial seizure，CPS）（有意识障碍）：①从简单部分性发作开始继之有意识障碍；②开始即有意识障碍。

（4）部分性发作继发全面性发作（generalized seizure secondary to partial seizure）。

2. 全面性发作 源于双侧大脑半球同时发放，且自始就有广泛扩散。

（1）特征：意识丧失和全身抽搐。

（2）临床分期：先兆期（提示可能的发作起源部位）；痉挛发作期（强直期：20秒许；阵挛期：1分钟许）；痉挛后期（10余分钟至数小时）。

3. 强直-阵挛发作

（1）失神发作。

（2）失张力发作。

（3）全身强直-阵挛发作。

（4）肌阵挛发作。

（5）阵挛性发作。

（6）强直性发作。

第二节 癫痫的诊断

一、概 述

1. 发作期症状学 根据标准描述性术语对发作时症状进行详细的不同程度的描述。

2. 发作类型 根据发作类型表确定患者的发作类型。

3. 综合征 根据新近关于癫痫综合征的共识进行综合征的诊断。

4. 病因 确定依据：①经常合并癫痫或癫痫综合征的疾病分类；②家族史、母亲妊娠期用药史等遗传因素；③症状性癫痫的特殊病理基础。

5. 损伤 主要是指关于癫痫造成损伤的程度。损伤的分类将根据世界卫生组织（WHO）ICIDH-2 功能和残障的国际分类标准制订。

二、诊 断 步 骤

确定是否为癫痫、是哪种发作类型或癫痫综合征、病因、病损程度、生活质量评估。

三、鉴 别 诊 断

1. 晕厥（syncope） 与癫痫发作比较，跌倒时较缓慢，表现为面色苍白出汗，有时脉搏不规则，偶可伴有抽动、尿失禁。单纯性晕厥发生于直立位或坐位卧位时也出现发作多提示痫性发作。

2. 假性癫痫发作 发作时脑电图上无相应的痫性放电和抗癫痫治疗无效是鉴别的关键。

3. 发作性睡病（narcolepsy） 可引起意识丧失和猝倒，易误诊为癫痫。根据突然发作的不可抑制的睡眠、睡眠瘫痪、入睡前幻觉及猝倒四联征可鉴别。

4. 基底动脉型偏头痛 因意识障碍应与失神发作鉴别，但其发生缓慢，程度较轻，意识丧失前常有梦样感觉；偏头痛为双侧，多伴有眩晕、共济失调、双眼视物模糊或眼球运动障碍脑电图有枕区棘波。

5. 短暂性脑缺血发作（TIA） 多见于老年人，常有动脉硬化、冠心病、高血压、糖尿病等病史，临床症状多为缺失症状（感觉丧失或减退、肢体瘫痪）、肢体抽动不规则，也无头部和颈部的转动，症状常持续 15 分钟到数小时，脑电图无明显痫性放电；而癫痫见于任何年龄，以青少年为多，前述危险因素不突出，癫痫多为刺激症状（感觉异常、肢体抽搐），发作持续时间多为数分钟，极少超过半小时，脑电图上多有痫性放电。

6. 低血糖症 血糖水平低于 2mmol/L 时可产生局部癫痫样抽动或四肢强直发作，伴意识丧失，常见于胰岛 B 细胞瘤或长期服降血糖药的 2 型糖尿病患者，病史有助于诊断。

第三节 癫痫的治疗

一、概 述

1. 治疗目标 没有癫痫发作，提高生活质量。

2. 传统的抗癫痫药物（antiepileptic drug，AED）

（1）苯妥英钠（phenytoin，PHT）：婴幼儿和儿童不宜服用，成人剂量 200mg/d，加量时要慎重。

（2）卡马西平（carbamazepine，CBZ）：20～30 小时常规治疗剂量 10～20mg/（kg·d）开始用药时清除率较低，起始剂量应为 2～3mg/（kg·d），1 周后渐增加至治疗剂量。治疗 3～4 周后，半衰期为 8～12 小时，需增加剂量维持疗效。

（3）丙戊酸钠（valproate，VPA）：常规剂量为成人 600～1800mg/d，儿童 10～40mg/（kg·d）。

（4）苯巴比妥（phenobarbital，PB）：常规剂量为成人 60～90mg/d，小儿 2～5mg/（kg·d）。

（5）扑痫酮（primidone，PMD）：适应证是全面性强直-阵挛发作（GTCS）以及单纯和复杂部分性发作。

（6）乙琥胺（ethosuximide，ESX）：仅用于单纯失神发作。吸收快，与其他 AED 很少相互作用，几乎不与血浆蛋白结合。

（7）氯硝西泮（clonazepam，CNZ）：直接作用于 GABA 受体亚单位，起效快，但易出现耐药，使作用下降。作为辅助用药，小剂量常可取得良好疗效，成人试用 1mg/d，必要时逐渐加量；小儿试用 0.5mg/d。

3. 新型的抗癫痫药物

（1）托吡酯（topiramate，TPM）：常规剂量为成人 75～200mg/d，儿童 3～6mg/（kg·d），应从小剂量开始，在 3～4 周逐渐增至治疗剂量。

（2）拉莫三嗪（lamotrigine，LTG）：为部分性发作及 GTCS 的附加或单药治疗药物。成人起始剂量 25mg/d，之后缓慢加量维持剂量 100～300mg/d；儿童起始剂量 2mg/（kg·d），维持剂量 5～15mg/（kg·d）。

（3）加巴喷丁（gabapentin，GBP）：用于 12 岁以上及成人的部分性癫痫发作和 GTCS 的辅助治疗。起始剂量 100mg/次，3 次/天，维持剂量 900～1800mg/d，分 3 次服用。

（4）非尔氨酯（felbamate，FBM）：对部分性发作和 Lennox-Gastaut 综合征有效，起始剂量 400mg/d，维持剂量 1800～3600mg/d。

（5）奥卡西平（oxcarbazepine，OXC）：适应证与卡马西平相同，主要用于部分性发作及继发全面性发作的附加或单药治疗。成人初始剂量 300mg/d，每日增加 300mg，单药治疗剂量 600～1200mg/d。

（6）氨己烯酸（vigabatrin，VGB）：起始剂量 500mg/d，每周增加 500mg，维持剂量 2～3g/d，分 2 次服用。

（7）替加宾（tiagabine，TGB）：开始剂量 4mg/d，一般用量 10～15mg/d。

二、药物治疗的一般原则

1. 何时治疗 首次发作后治疗不能改善癫痫的长期结局或病死率：基于患者特征，个别评估治疗的风险-效益是首次发作治疗的关键，立即 AED 治疗可以阻止发作，但不能改善癫痫的长期结局或病死率。一般认为在出现第二次无诱因发作之后开始 AED 治疗。

2. 换药原则 当首选药物治疗失败，可另选他药作为单药治疗或添加治疗。

3. 换药方法 需要换另一种药时，宜逐步替换，过渡时间可考虑稳定浓度时间，至少有 3～7 日作为过渡时间（递减旧药及递增新药），但对发生过敏反应或血运障碍者应立即停药。

4. 药物剂量的调整 一般开始剂量宜小，然后调整到既能控制发作，又以不产生中毒反应为宜，除临床观察外，血药浓度测定可作为重要依据。

5. 药物之间的相互作用

（1）苯妥英钠、卡马西平和苯巴比妥均诱导同一肝酶代谢系统，合用时会使各血药浓度降低。

（2）苯妥英钠和丙戊酸钠竞争蛋白结合点，使游离成分增加，血药浓度监测不再有效。

（3）苯妥英钠和苯巴比妥合用时，可导致意识不清。

（4）扑米酮与苯巴比妥作用相同，不宜合用。

（5）拉莫三嗪与丙戊酸合用时，均使各自血药浓度增加。

6. 合理联合用药

（1）好搭配：①丙戊酸+乙琥胺；②全部+氨己烯酸（苯妥英*）；③全部+拉莫三嗪（丙戊酸*、卡马西平*）；④全部+托吡酯（苯巴比妥*）；⑤全部+加巴喷丁；⑥全部，包括丙戊酸、卡马西平、苯妥英、苯巴比妥。

注：*可能发生认知或精神不良反应。

（2）较好搭配：①卡马西平+丙戊酸；②卡马西平+苯巴比妥；③苯妥英+丙戊酸；④苯妥英+苯巴比妥。

（3）不好搭配：①苯妥英+卡马西平；②丙戊酸+苯巴比妥。

7. 减量和停服　在最后一次癫痫发作后，根据发作类型、原来发作频率、毒性反应大小和患者工作情况，再继服 2～5 年（失神发作、特发性强直-阵挛发作、小儿良性癫痫服用 2～3 年），然后逐步停药。停药的时间，全身强直-阵挛发作不小于 1 年，失神发作不小于 6 个月。有明确器质性病因的癫痫患者应终身服用。

三、难治性癫痫

成人癫痫中占 30%～40%。易感因素：异常的神经系统查体、脑电图与影像学检查提示异常、治疗前发作次数多。

难治性癫痫是诸多研究关注的焦点，但是它的标准至今没有统一。

第四节　癫痫持续状态

一、定　　义

一次癫痫发作持续 30 分钟以上，连续多次发作、发作间期意识未恢复正常。

二、病　　因

1. 原因　停药不当，不规范的 AED 治疗。

2. 诱因　感染、精神创伤、过劳、饮酒、孕产等。

三、病 理 生 理

持续或反复的惊厥发作，会造成脑功能的损害，如病程超过 1 小时，可能留有神经功能损害。

四、分　　类

1. 惊厥性全身性癫痫持续状态。

2. 非惊厥性全身性癫痫持续状态。

3. 单纯部分性发作持续状态。

4. 复杂部分性发作持续状态。

五、抢救治疗措施

1. 对症处理　①畅通呼吸道，吸氧，全面电生理监护，做好必要化验；②防坠床与误吸窒息；③快速建立静脉通路；④降颅内压、预防感染、处理高热等。

2. 止惊厥

（1）地西泮：10～20mg/次，速度<2mg/min（首选方案），15 分钟后可重复给药 1 次，如症状得到控制，可选用地西泮 100～200mg+500ml 葡萄糖溶液维持治疗，如出现呼吸抑制，停止给药。

（2）PHT：苯妥英钠(phenytoin, PHT)，成人剂量 200mg/d，加量时要慎重（可作为首选方案）。

（3）异戊巴比妥钠：0.5g+10ml 生理盐水，缓慢注射（次选）。

（4）副醛：15～30ml+等量植物油灌肠（次选或维持方案）。

（5）苯巴比妥钠（鲁米钠）：常规剂量为成人 60～90mg/d，小儿 2～5mg/(kg·d)。

（6）利多卡因或氯硝西泮：次选方案。

如上述方案失败，可在呼吸道插管后行静脉注射麻醉剂或吸入麻醉。

3. 维持治疗　同时用口服 AED 维持。

4. 癫痫状态抢救方案流程 第一步（5分钟完成）：简要病史询问，大体评介心、肺功能，并做相应处理，抽血做必要的化验，给氧。

第二步：建立静脉通路，生理盐水静脉滴注，维生素 B_1 100mg，给高糖（50%葡萄糖溶液50ml）。

第三步：静脉注射地西泮（2mg/min），或总量至20mg或至发作停止，如上述无效，考虑气道插管；如有效，可选如下方案：

第四步：①地西泮：50～100mg+液体500ml持续滴注；②苯巴比妥钠肌注，100～200mg/kg，q8h；③副醛15～30ml+等量植物油灌肠。如无效，选择下一步。

第五步：利多卡因50～100mg，静脉注射，或静脉给予麻醉药硫喷妥钠（此前需先做好气道管理）。

第十五章 脊髓疾病

脊髓是脑干向下延伸的部分，上端于枕骨大孔水平与延髓相接，下端至第 1 腰椎下缘形成脊髓圆锥。脊髓自上而下分为 31 个节段，发出 31 对脊神经，包括颈（C）神经 8 对、胸（T）神经 12 对、腰（L）神经 5 对、骶（S）神经 5 对、尾（Co）神经 1 对。

脊髓呈前后稍扁的圆柱形，全长粗细不等，有颈膨大（$C_5 \sim T_2$）和腰膨大（$L_1 \sim S_2$）两个膨大部，分别发出支配上肢及下肢的神经根。

脊髓内部由灰质和白质组成，分别含有大量神经细胞核团和上、下行传导束，为各种运动和感觉的初级中枢和重要的反射中枢。

（一）脊髓损害的临床表现

主要为运动障碍、感觉障碍、括约肌功能障碍及其他自主神经功能障碍，前两者对脊髓病变水平的定位很有帮助。

不完全性脊髓损害根据损害的部位，如前角、后角、中央管附近、侧角、前索、后索、侧索等，出现不同的症状和体征。

脊髓横贯性损害在受累节段以下双侧上运动神经元瘫痪、感觉全部缺失、括约肌功能障碍。

（二）脊髓疾病的定性

1. 从病变所在脊髓横断面上的位置来判断

（1）后根：神经纤维瘤、神经根炎（带状疱疹）、椎间盘后突、继发性椎管狭窄。

（2）后根及后索：脊髓肿瘤、脊髓痨、多发性硬化、脊髓血管性病变。

（3）后索、脊髓小脑束及侧索：遗传性共济失调症。

（4）后索及侧索：亚急性联合变性、结核性脊膜脊髓炎。

（5）侧索及前角：肌萎缩侧索硬化、后纵韧带骨化、颈椎病。

（6）前角及前根：脊髓灰质炎、流行性乙型脑脊髓炎、脊髓前动脉综合征。

（7）脊髓中央灰质及前角：脊髓空洞症、脊髓血肿、脊髓过伸性损伤、髓内肿瘤。

（8）脊髓半切：脊髓髓外肿瘤、脊髓损伤、脊柱结核。

（9）脊髓横切：脊髓外伤、横贯性脊髓炎、脊髓压迫症晚期、硬脊膜外脓肿、转移癌、结核等。

2. 从病变所在的解剖层次上来判断 ①髓内病变：脊髓炎、脊髓血管病、血管畸形、代谢或维生素缺乏导致的脊髓病变、脊髓空洞症、室管膜瘤、星形细胞瘤、血管网织细胞瘤。②髓外硬脊膜内病变：神经鞘瘤、脊膜瘤。③硬脊膜外病变：脊索瘤、转移癌、脂肪血管瘤、脓肿等。

第一节 急性脊髓炎

一、概　述

急性脊髓炎是指各种感染后引起自身免疫反应所致的急性横贯性脊髓炎性病变，又称急性横贯性脊髓炎，是临床上最常见的一种脊髓炎，以病损平面以下肢体瘫痪、传导束性感觉障碍和尿便障碍为特征。

二、病因及发病机制

病因不明，包括不同的临床综合征，如感染后脊髓炎和疫苗接种后脊髓炎、脱髓鞘性脊髓炎（急性多发性硬化）、坏死性脊髓炎和副肿瘤性脊髓炎等。

多数患者在出现脊髓症状前 1~4 周有发热、上呼吸道感染、腹泻等病毒感染症状，但其脑脊液未检出病毒抗体，脊髓和脑脊液中未分离出病毒，推测可能与病毒感染后自身免疫反应有关，并非直接感染所致，为非感染性炎症性脊髓炎。

三、病　理

病变可累及脊髓的任何节段，但以胸髓（$T_{3~5}$）最为常见，其原因为该处的血液供应不如他处丰富，易于受累；其次为颈髓和腰髓。

急性横贯性脊髓炎通常局限于 1 个节段，多灶融合或多个节段散在病灶较少见。

脊髓内如有 2 个以上散在病灶，称为播散性脊髓炎。

肉眼可见受累节段脊髓肿胀、质地变软，软脊膜充血或有炎性渗出物。切面可见病变脊髓软化、边缘不清、灰质与白质界线不清。

镜下可见软脊膜和脊髓内血管扩张、充血，血管周围炎症细胞浸润，以淋巴细胞和浆细胞为主。灰质内神经细胞肿胀、尼氏小体溶解，并可出现细胞破碎、溶解、消失；白质内髓鞘脱失和轴索变性，病灶中可见胶质细胞增生。脊髓严重损害时可软化形成空腔。

四、临 床 表 现

可见于任何年龄，但以青壮年多见。男女发病率无明显差异。

1. 运动障碍　早期为脊髓休克期，出现肢体瘫痪、肌张力减低、腱反射消失、病理反射阴性，一般持续 2~4 周则进入恢复期，肌张力、腱反射逐渐增高，出现病理反射，肢体肌力的恢复常始于下肢远端，然后逐步上移。下肢任何部位的刺激或膀胱充盈，均可引起下肢屈曲反射和痉挛，伴有出汗、竖毛、尿便自动排出等症状，称为总体反射，常提示预后不良。

2. 感觉障碍　病变节段以下所有感觉丧失，在感觉缺失平面的上缘可有感觉过敏或束带感；轻症患者感觉平面可不明显。随病情恢复，感觉平面逐步下降，但较运动功能的恢复慢且差。

3. 自主神经功能障碍　尿潴留，充盈性尿失禁；反射性神经源性膀胱；自主神经反射异常。

五、辅 助 检 查

1. 脑脊液检查　压力正常，无色透明，细胞数和蛋白质含量正常或轻度增高，以淋巴细胞为主，糖、氯化物含量正常。

2. 电生理检查

（1）视觉诱发电位（VEP）：正常。

（2）下肢体感诱发电位（SEP）：波幅可明显减低。

（3）运动诱发电位（MEP）：异常，可作为判断疗效和预后的指标。

（4）肌电图：可正常或呈失神经改变。

3. 影像学检查　脊柱 X 线片正常。若脊髓严重肿胀，MRI 显示病变部脊髓增粗，病变节段髓内多发片状或较弥散的 T_2 高信号，强度不均，可有融合。部分病例可始终无异常。

六、诊　断

根据急性起病，病前有感染或预防接种史，迅速出现脊髓横贯性损害的临床表现，结合脑脊液检查和 MRI 检查，诊断并不难。

七、鉴 别 诊 断

1. 视神经脊髓炎　属于脱髓鞘疾病，除有横贯性脊髓炎的症状外，还有视力下降或 VEP 异常，视神经病变可出现在脊髓症状之前、同时或之后。

2. 脊髓血管病

（1）缺血性脊髓血管病：脊髓前动脉闭塞综合征容易和急性脊髓炎相混淆，病变水平相应部位出现根痛、短时间内出现截瘫、痛温觉缺失、尿便障碍，但深感觉保留。

（2）出血性脊髓血管病：脊髓出血少见，多由外伤或脊髓血管畸形引起，起病急骤伴有剧烈背痛、肢体瘫痪和尿便潴留。可呈血性脑脊液，MRI 检查有助于诊断。

3. 亚急性坏死性脊髓炎　较多见于 50 岁以上男性，缓慢进行性加重的双下肢无力、腱反射亢进、锥体束征阳性，常伴有肌萎缩，病变平面以下感觉减退。

4. 急性脊髓压迫症　脊柱结核或转移癌，造成椎体破坏，突然塌陷而压迫脊髓，出现急性横贯性损害。

5. 急性硬脊膜外脓肿　临床表现与急性脊髓炎相似，但有化脓性病灶及感染病史，病变部位有压痛，椎管有梗阻现象，外周血及脑脊液白细胞增高，脑脊液蛋白质含量明显升高，MRI 可帮助诊断。

6. 急性炎症性脱髓鞘性多发性神经病　肢体呈弛缓性瘫痪，末梢型感觉障碍，可伴脑神经损害，括约肌功能障碍少见，即使出现一般也在急性期数天至 1 周内恢复。

7. 人类 T 淋巴细胞病毒 1 型相关脊髓病（HAM）　是人类 T 淋巴细胞 1 型病毒慢性感染所致的免疫异常相关的脊髓病变，以缓慢进行性截瘫为临床特征。

八、治　疗

1. 一般治疗

（1）高颈段脊髓炎有呼吸困难者，应及时吸氧，保持呼吸道通畅，选用有效抗生素来控制感染，必要时气管切开行人工辅助呼吸。

（2）排尿障碍者，应保留无菌导尿管，每 4～6 小时放开引流管 1 次。当膀胱功能恢复，残余尿量少于 100ml 时不再导尿，以防膀胱挛缩，体积缩小。

（3）保持皮肤清洁，按时翻身、拍背、吸痰，易受压部位加用气垫或软垫以防发生压疮。皮肤发红部位可用 10%乙醇溶液或温水轻揉，并涂以 3.5%安息香酊，有溃疡形成者应及时换药，应用压疮贴膜。

2. 药物治疗

（1）类固醇皮质激素：急性期，可采用大剂量甲泼尼龙短程冲击疗法，500～1000mg 静脉滴注，每日 1 次，连用 3～5 天，有可能控制病情进展，也可用地塞米松 10～20mg 静脉滴注，每日 1 次，7～14 天为 1 个疗程。使用上述药物后改用泼尼松口服，按每千克体重 1mg 或成人每日剂量 60mg，维持 4～6 周逐渐减量停药。

（2）大剂量免疫球蛋白：每日用量可按 0.4g/kg 计算，成人每次用量一般在 20g 左右，静脉滴注，每日 1 次，连用 3～5 天为 1 个疗程。

（3）B 族维生素：有助于恢复神经功能。常用维生素 B_1 100mg，肌内注射；维生素 B_{12} 500～1000μg，肌内注射或静脉给药，每天 1～2 次。

（4）抗生素：根据病原学检查和药敏试验结果选用抗生素，及时治疗呼吸道和泌尿系统感染，以免加重病情。抗病毒可用阿昔洛韦、更昔洛韦。

（5）其他：在急性期可选用血管扩张药，如烟酸、尼莫地平。神经营养药，如三磷酸腺苷、胞磷胆碱，疗效未确定。双下肢痉挛者，可服用巴氯芬 5～10mg，每天 2～3 次。

3. 康复治疗　早期应将瘫痪肢体保持功能位，防止肢体、关节痉挛和关节挛缩，促进肌力恢复，并进行被动、主动锻炼和局部肢体按摩。

第二节　脊髓压迫症

一、概　述

脊髓压迫症是一组椎管内或椎骨占位性病变所引起的脊髓受压综合征，随病变进展出现脊髓半切综合征、横贯性损害及椎管梗阻，脊神经根和血管可不同程度受累。

二、病因及发病机制

1. 病因

（1）肿瘤：常见，占本病的 1/3 以上。

（2）炎症：脊髓非特异性炎症、感染、椎管狭窄、椎间盘病变等。

（3）脊柱外伤：如骨折、脱位及椎管内血肿形成。

（4）脊柱退行性病变：如椎间盘突出、后纵韧带钙化和黄韧带肥厚等均可导致椎管狭窄。

（5）先天性疾病：如颅底凹陷症、寰椎枕化、颈椎融合畸形、脊髓血管畸形等。

（6）血液疾病：血小板减少症等存在凝血机制障碍的患者，腰穿后可出现硬膜外血肿致使脊髓受压。

2. 发病机制　脊髓受压早期可通过移位、排挤脑脊液和表面静脉血流得到代偿。后期代偿可出现骨质吸收，使局部椎管扩大，此时通常有明显的神经系统症状和体征。病变部位对损伤后果亦有影响，如髓内病变直接侵犯神经组织，症状出现较早。髓外硬膜外占位性病变由于硬脊膜阻挡，脊髓受压较硬膜内病变轻。动脉受压供血不足可引起脊髓变性萎缩，静脉受压淤血则导致脊髓水肿。

三、临 床 表 现

1. 急性脊髓压迫症　急性发病，进展迅速，常于数小时至数日内脊髓功能完全丧失。多表现为脊髓横贯性损害，出现脊髓休克，病变水平以下呈弛缓性瘫痪，各种感觉及反射消失，尿便潴留。

2. 慢性脊髓压迫症　病情缓慢进展，早期症状和体征可不明显。

（1）分期：通常可分为 3 期。

1）根痛期：表现为神经根痛及脊膜的刺激症状。

2）脊髓部分受压期：可表现为脊髓半切综合征。

3）脊髓完全受压期：出现脊髓完全横贯性损害的症状和体征。

三期表现并非截然分开，常有重叠，界限不清。

（2）主要症状和体征：①神经根症状；②感觉障碍；③运动障碍；④反射异常；⑤自主神经症状；⑥脊膜刺激症状。

四、辅 助 检 查

1. 脑脊髓检查　椎管严重梗阻时脑脊液蛋白-细胞分离，细胞数正常，蛋白质含量超过 10g/L 时，黄色的脑脊液流出后自动凝结，称为 Froin 征。

2. 影像学检查

（1）脊柱 X 线片：可发现脊柱骨折、脱位、错位、结核、骨质破坏及椎管狭窄；椎弓根变形或间距增宽、椎间孔扩大、椎体后缘凹陷或骨质破坏等提示转移癌。

（2）CT 及 MRI：可显示脊髓受压，MRI 能清晰显示椎管内病变的性质、部位和边界等。

（3）椎管造影：可显示椎管梗阻界面，椎管完全梗阻时上行造影只显示压迫性病变下界，下行造影可显示病变上界。无 MRI、CT 设备的医疗单位，可借此帮助诊断。

（4）核素扫描：应用 ^{99m}Tc 或 ^{131}I（碘化钠）10mCi，经腰池穿刺注入，半小时后做脊髓全长扫描能较准确判断阻塞部位。患者痛苦小，不良反应也少。

五、诊　　断

1. 诊断　根据急性起病，病前有感染或预防接种史，迅速出现的脊髓横贯性损害的临床表现，结合脑脊液检查和 MRI 检查，查诊断并不难。

2. 鉴别诊断　需与下列疾病相鉴别。

（1）视神经脊髓炎：属于脱髓鞘疾病，除有横贯性脊髓炎的症状外，还有视力下降或 VEP 异常，视神经病变可出现在脊髓症状之前、同时或之后。

（2）脊髓血管病

1）缺血性：脊髓前动脉闭塞综合征容易和急性脊髓炎相混淆，病变水平相应部位出现根痛、短时间内出现截瘫、痛温觉缺失、尿便障碍，但深感觉保留。

2）出血性：脊髓出血少见，多由外伤或脊髓血管畸形引起，起病急骤伴有剧烈背痛，肢体瘫痪和尿便潴留。可呈血性脑脊液，MRI 检查有助于诊断。

（3）亚急性坏死性脊髓炎：较多见于 50 岁以上男性，缓慢进行性加重的双下肢无力、腱反射亢进、锥体束征阳性，常伴有肌萎缩病变平面以下感觉减退。随病情进展，症状逐渐加重而出现完全性截瘫、尿便障碍，肌萎缩明显，肌张力减低、反射减弱或缺失。脑脊液蛋白增高，细胞数多为正常。脊髓碘油造影可见脊髓表面有扩张的血管。此病可能是一种脊髓的血栓性静脉炎，脊髓血管造影可明确诊断。

（4）急性脊髓压迫症：脊柱或结核转移癌，造成椎体破坏，突然塌陷而压迫脊髓，出现急性横贯性损害。脊柱影像学检查可见椎体破坏、椎间隙变窄或椎体寒性脓肿等改变，转移癌除脊柱影像学检查外可做全身骨扫描。

六、治　疗

1. 脊髓压迫症的治疗原则　尽快去除病因，可行手术治疗者应及早进行，如切除椎管内占位性病变、椎板减压术及硬脊膜囊切开术。恶性肿瘤或转移癌可酌情手术治疗、放疗或化疗。硬膜外脓肿予以椎板切除清除脓肿并长期抗感染治疗。对于脊髓出血以支持治疗为主，一般不采用手术治疗，如果为血管畸形所致的出血，可行选择性血管造影明确部位，考虑外科手术或介入治疗。

2. 急性脊髓压迫　更需抓紧时机，在起病 6 小时内减压，如为硬脊膜外脓肿，应紧急手术并给予足量抗生素，脊柱结核在行根治术同时给予抗结核治疗。

3. 瘫痪肢体　应积极进行康复治疗及功能训练，长期卧床者应防治泌尿系统感染、压疮、肺炎和肢体挛缩等并发症。

第三节　脊髓蛛网膜炎

一、概　述

脊髓蛛网膜炎是因蛛网膜增厚与脊髓、脊神经根粘连，或形成囊肿阻塞脊髓腔导致脊髓功能障碍的疾病。

二、病因及发病机制

1. 感染性　可原发于脊柱结核、硬膜外脓肿和脑膜炎等，也可继发于流感、伤寒、产褥感染等。

2. 外伤性　脊髓损伤、反复腰穿刺等，可产生脊髓、软脊膜、蛛网膜和硬脊膜不同程度的撕裂、出血，导致蛛网膜增厚与脊髓粘连或形成囊肿。

3. 化学性　鞘内注射药物或脊髓造影所用的碘油刺激所致。

4. 其他　如脊髓空洞症、脊髓肿瘤、椎间盘突出、脊柱先天畸形等。

三、病　理

病变以胸、腰段多见。蛛网膜呈乳白色、混浊、不规则增厚，或为瘢痕组织，可与脊髓、软脊膜、神经根和血管发生粘连并伴有血管增生。仅累及 1～2 个节段为局限性；多个节段呈散在分布为弥漫型；如粘连累及增厚的蛛网膜形成囊肿则为囊肿型。

四、临床表现

多为慢性起病，逐渐进展，少数可急性或亚急性起病。因累及部位不同，临床表现呈多样性，可为单发或多发的神经根痛，感觉障碍多双侧不对称，常呈神经根型、节段型或斑块状不规则分布。运动障碍为不对称的单瘫、截瘫或四肢瘫。局限型症状常较轻，弥漫型则较重，囊肿型脊髓蛛网膜炎与脊髓肿瘤的临床表现相似。病程可有缓解或加剧。

五、辅助检查

1. 脑脊液检查 脑脊液初压较低，弥漫型和囊肿型可导致椎管完全阻塞。脑脊液呈淡黄色，淋巴细胞数接近正常而蛋白质含量显著增高，甚至脑脊液流出后可自动凝固，呈 Froin 征。

2. 椎管造影 可见椎管腔呈不规则狭窄，碘油呈点滴状或串珠样分布，囊肿型则表现为杯口状缺损。

3. MRI 能明确囊肿性质、部位、大小，并能了解病灶对周围重要组织的损害情况。

六、诊 断

根据慢性起病，既往病史，临床症状的多样性，体征一般不对称，病程有波动，腰穿及造影结果分析可做出诊断。

七、鉴别诊断

1. 脊髓肿瘤 起病缓慢，有进行性脊髓受压症状，并与受压的脊髓节段相对应。脑脊液有时呈淡黄色，MRI 增强扫描及椎管造影有助鉴别。但囊肿型脊髓蛛网膜炎与脊髓外硬膜内肿瘤在术前不易鉴别。

2. 颈椎间盘突出 多见于中老年人，单侧或双侧上肢根性疼痛常见，手或前臂可有轻度的肌萎缩及病理反射。脑脊液蛋白质含量正常或轻度增高，细胞数正常。颈椎平片可见病变椎间隙狭窄，颈椎生理弯曲消失。MRI 可见颈椎间盘突出、椎间孔狭窄。

3. 多发性硬化 通常为亚急性起病，多呈缓解和复发病程，有两处或多处病变的体征，头颅CT、MRI 提示脑白质、脑干和小脑等多处病变。

八、治 疗

病因治疗，如抗感染或抗结核治疗等。弥漫型或脑脊液细胞明显增多者，不宜手术，可选用肾上腺皮质激素、血管扩张药、B 族维生素等药物治疗。囊肿型可行囊肿摘除术。

第四节 脊髓空洞症

一、概 述

脊髓空洞症是一种慢性进行性脊髓疾病，病变多位于颈髓，亦可累及延髓，称为延髓空洞症。脊髓空洞症与延髓空洞症可单独发生或并发，典型临床表现为节段性分离性感觉障碍、病变节段支配区肌萎缩及营养障碍等。

二、病因及发病机制

原因未明，多数学者认为脊髓空洞症不是单独病因所引起的一种独立疾病，而是多种致病因素所致的综合征。

三、病 理

脊髓外形呈梭形膨大或萎缩变细，基本病变是空洞形成和胶质增生。空洞壁不规则，由环形排列的胶质细胞及纤维组成。空洞内的清亮液体成分与脑脊液相似，若为黄色液体提示蛋白质含量升高。空洞由颈髓向胸髓或延髓扩展常见，腰髓空洞较少见，偶有多发空洞互不相通。病变多首先侵犯灰质前连合，对称或不对称地向后角和前角扩展。延髓空洞多呈单侧纵裂状，可累及内侧丘系交叉纤维、舌下神经核及迷走神经核。陈旧性空洞可见周围胶质增生形成 1～2mm 厚致密囊壁，空洞周围有时可见管壁异常、透明变性的血管。

四、临床表现

（一）病症分型

根据 Barnett 的分型，临床上可将脊髓空洞症分为 4 型。

1. 脊髓空洞伴第四脑室正中孔堵塞和中央管扩大　合并 I 型 Chiari 畸形或由颅后窝囊肿、肿瘤、蛛网膜炎等所致第四脑室正中孔阻塞。

2. 特发性脊髓空洞症。

3. 继发性脊髓空洞症　脊髓肿瘤、外伤、脊髓蛛网膜炎和硬脊膜炎所致。

4. 单纯性脊髓积水或伴脑积水。

（二）症状表现

发病年龄多在 20～30 岁，偶可发生于儿童或成年以后，男女之比约为 3∶1。隐匿起病，进展缓慢，病程数月至 40 年不等，因空洞大小和累及脊髓的位置不同，临床表现各异，主要症状如下。

（1）感觉障碍：以感觉障碍为首发症状的居多。最早症状常为相应支配区自发性疼痛，继而出现节段性分离性感觉障碍。晚期脊髓后索及脊髓丘脑侧束被累及，造成空洞水平以下各种传导束型感觉障碍。

（2）运动障碍：颈膨大区空洞致双手肌肉明显萎缩，呈"鹰爪"样。空洞发展至晚期可出现病变水平以下锥体束征，累及侧柱交感神经中枢（C_8～T_2 侧角），出现同侧 Horner 综合征。

（3）神经营养性障碍及其他症状。

五、辅助检查

1. 脑脊液检查　常无特征性改变，较大空洞可引起椎管部分梗阻和脑脊液蛋白质含量升高。

2. 影像学检查

（1）X 线：有助于发现骨骼畸形，如脊柱侧凸、隐性脊柱裂、颈枕区畸形和 Charcot 关节等。

（2）延迟脊髓 CT 扫描（DMCT）：即在蛛网膜下腔注入水溶性对比剂，在注射后 6 小时、12 小时、18 小时、24 小时后分别进行脊髓 CT 检查，可清晰显示出高密度的空洞影像。

（3）MRI：矢状位图像可清晰显示空洞的位置、大小、范围以及是否合并 Arnold-Chiari 畸形等，是确诊本病的首选方法，有助于选择手术适应证和设计手术方案。

六、诊　断

根据青壮年隐匿起病，病情进展缓慢，节段性分离性感觉障碍，肌无力和肌萎缩，皮肤和关节营养障碍等，检查常发现合并其他先天性畸形，诊断并不难，MRI 或 DMCT 检查发现空洞可确诊。

七、鉴别诊断

1. 脊髓肿瘤　髓内肿瘤进展较快，所累及脊髓病变节段较短，膀胱直肠功能障碍出现早，锥体束征多为双侧，脑脊液蛋白质含量升高，脊髓造影及 MRI 有助于鉴别诊断。

2. 脑干肿瘤　常起自脑桥下部，进展较快，临床早期表现为脑神经损害，以展神经、面神经麻痹多见，晚期可出现交叉性瘫痪，MRI 检查可鉴别。

3. 颈椎病　多见于中老年，神经根痛常见，感觉障碍多呈根性分布，手及上肢出现轻度肌无力及肌萎缩；颈部活动受限或后仰时疼痛。颈椎 CT、MRI 有助于鉴别诊断。

4. 肌萎缩侧索硬化 多在中年起病，上、下运动神经元同时受累，严重的肌无力、肌萎缩与腱反射亢进、病理反射并存，无感觉障碍和营养障碍，MRI 无特异性发现。

八、治 疗

本病进展缓慢，常可迁延数十年之久。目前尚无特效疗法。

1. 对症治疗 可给予 B 族维生素、ATP、辅酶 A、肌苷等；有疼痛者可给予镇痛药；痛觉缺失者应防止外伤、烫伤或冻伤；防止关节挛缩，辅助按摩等。

2. 手术治疗 较大空洞伴椎管梗阻可行上颈段椎板切除减压术，合并颈枕区畸形及小脑扁桃体下疝可行枕骨下减压，手术矫治颅骨及神经组织畸形。继发于创伤、感染的脊髓空洞及张力性空洞可行空洞-蛛网膜下腔分流术。合并 Arnold-Chiari 畸形的患者应先考虑脑脊液分流，部分患者术后症状可有所改善；脊髓内肿瘤所致空洞可行肿瘤切除术；囊性空洞行减压术后压力可暂时解除，但常见复发。

3. 放射治疗 疗效不肯定，已很少应用。可试用放射性同位素 ^{131}I 疗法（口服或椎管内注射）。

第五节 脊髓亚急性联合变性

一、概 述

脊髓亚急性联合变性（SCD）是由于维生素 B_{12} 的摄入、吸收、结合、转运或代谢障碍导致体内含量不足而引起的中枢和周围神经系统变性的疾病。病变主要累及脊髓后索、侧索及周围神经等，临床表现为双下肢深感觉缺失、感觉性共济失调、痉挛性瘫痪及周围性神经病变等，常伴有贫血的临床征象。

二、病因及发病机制

本病与维生素 B_{12} 缺乏有关。维生素 B_{12} 缺乏则导致核蛋白的合成不足，从而影响中枢神经系统的甲基化，造成髓鞘脱失、轴突变性而致病。正常人维生素 B_{12} 日需求量仅为 $1\sim2\mu g$。由于叶酸代谢与维生素的代谢相关，叶酸缺乏也可产生相应症状及体征。

三、病 理

病变主要在脊髓的后索和锥体束，严重时大脑白质、视神经和周围神经可不同程度受累。大脑可见轻度萎缩，常见周围神经病变，可为髓鞘脱失和轴突变性。脊髓切面显示白质脱髓鞘样改变。镜下可见髓鞘肿胀、空泡形成及轴突变性。起初病变散在分布，以后融合成海绵状坏死灶伴有不同程度胶质细胞增生。

四、临 床 表 现

1. 多在中年以后起病，男女无明显差别，隐匿起病，缓慢进展。

2. 早期多有贫血、倦怠、腹泻和舌炎等病史，伴血清维生素 B_{12} 减低，常先于神经系统症状出现。神经症状为双下肢无力、发硬和双手动作笨拙、步态不稳、踩棉花感，可见步态蹒跚、步基增宽，Romberg 征阳性等。随后出现手指、足趾末端对称性持续刺痛、麻木和烧灼感等。检查双下肢振动觉、位置觉障碍，以远端明显；肢端感觉客观检查多正常，少数患者有手套/袜套样感觉减退。有些患者屈颈时出现由脊背向下放射的触电感（Lhermitte 征）。

3. 双下肢可呈不完全性痉挛性瘫痪，表现为肌张力增高、腱反射亢进和病理征阳性，如周围神经病变较重时，则表现为肌张力减低、腱反射减弱，但病理征常为阳性。少数患者可见视神经萎缩及中心暗点，提示大脑白质与视神经广泛受累，很少波及其他脑神经。括约肌功能障碍出现较晚。

4. 可见精神异常如易激惹、抑郁、幻觉、精神错乱、类偏执狂倾向，认知功能减退甚至痴呆。

五、辅 助 检 查

1. 周围血象及骨髓涂片检查 提示巨细胞低色素性贫血，血网织红细胞数减少，维生素 B_{12} 含量减低（正常值 $220\sim940$pg/ml），注射维生素 B_{12} 1000μg/d，10 日后网织红细胞增多有助于诊断。血清维生素 B_{12} 含量正常者应做 Schilling 试验（口服放射性核素钴-57 标记维生素 B_{12}，测定其在尿、便中的排泄量），可发现维生素 B_{12} 吸收障碍。

2. 胃液分析 注射组胺后做胃液分析，可发现抗组胺性胃酸缺乏。

3. 脑脊液检查 多正常，少数可有轻度蛋白质含量升高。

4. MRI 可示脊髓病变部位，呈条形、点片状病灶，T_1 低信号，T_2 高信号。

六、诊 断

根据缓慢隐匿起病，出现脊髓后索、侧索及周围神经损害的症状和体征，血清中维生素 B_{12} 缺乏，有恶性贫血者则不难诊断。

如诊断不明确，可行试验性治疗来辅助诊断：血清维生素 B_{12} 缺乏伴血清中甲基丙二酸异常增加的患者，如给予维生素 B_{12} 治疗后血清中甲基丙二酸降至正常，则支持诊断。

七、鉴 别 诊 断

1. 非恶性贫血型联合系统变性 是一种累及脊髓后索和侧索的内生性脊髓疾病，与恶性贫血无关。本综合征与亚急性联合变性的区别在于整个病程中皮质脊髓束的损害较后索损害出现早且明显，进展缓慢，有关其病理和病因所知甚少。

2. 脊髓压迫症 多有神经根痛和感觉障碍平面。脑脊液动力学试验呈部分梗阻或完全梗阻，脑脊液蛋白质含量升高，椎管造影及 MRI 检查可作鉴别。

3. 多发性硬化 亚急性起病，可有明显的缓解—复发交替的病史，一般不伴有对称性周围神经损害。首发症状多为视力减退，可有眼球震颤、小脑体征、锥体束征等，MRI、脑干诱发电位有助于鉴别。

4. 周围神经病 可类似脊髓亚急性联合变性中的周围神经损害，但无病理征，亦无后索或侧索的损害表现，无贫血及维生素 B_{12} 缺乏的证据。

八、治 疗

1. 病因治疗 纠正或治疗导致维生素 B_{12} 缺乏的原发病因和疾病，如纠正营养不良，改善膳食结构，给予富含 B 族维生素的食物，如粗食、蔬菜和动物肝脏，并应戒酒；治疗肠炎、胃炎等导致吸收障碍的疾病。

2. 药物治疗

（1）一旦确诊或拟诊本病应立即给予大剂量维生素 B_{12} 治疗，否则会发生不可逆性神经损伤，常用剂量为 $500\sim1000$μg/d，肌内注射，连续 $2\sim4$ 周；然后相同剂量，每周 $2\sim3$ 次；连续 $2\sim3$ 个月后改为 500μg 口服，2 次/日，总疗程 6 个月。维生素 B_{12} 吸收障碍者需终身用药，合用维生素 B_1 和维生素 B_6 等效果更佳；无须加大维生素 B_{12} 剂量，加大剂量并不能加快神经恢复。

（2）贫血患者用铁剂，如硫酸亚铁 $0.3\sim0.6$g 口服，3 次/日；或 10%枸橼酸铁铵溶液 10ml 口服，3 次/日；有恶性贫血者，建议叶酸每次 $5\sim10$mg 与维生素 B_{12} 共同使用，3 次/日。不宜单独应用叶酸，否则会导致神经精神症状加重。

（3）胃液中缺乏游离胃酸的萎缩性胃炎患者，可服用胃蛋白酶合剂或饭前服稀盐酸合剂 10ml，3 次/日。

3. 康复治疗 加强瘫痪肢体的功能锻炼，辅以针灸、理疗等。

第六节 脊髓血管病

一、概　述

脊髓血管病分为缺血性、出血性及血管畸形三大类。其发病率远低于脑血管疾病，但脊髓内部结构紧密，因此较小的血管病变即可导致严重后果。

二、病因及发病机制

由严重心血管疾病或手术所引起的严重低血压以及脊髓动脉粥样硬化、动脉炎、肿瘤、蛛网膜粘连等均可导致缺血性脊髓病。脊髓血管畸形和动脉瘤的破裂则可引起脊髓出血；自发性出血亦见于血液病、肿瘤和抗凝治疗后；外伤也是椎管内出血的主要原因。约 1/3 的脊髓血管畸形患者合并相应脊髓节段皮肤血管瘤、颅内血管畸形和脊髓空洞症等。

三、病　理

完全缺血 15 分钟以上可导致脊髓不可逆损伤。脊髓前动脉血栓形成常见于胸段；脊髓缺血可导致神经细胞变性、坏死及血管周围淋巴细胞浸润，并有血管再通；脊髓内出血可侵犯数个节段，多累及中央灰质；脊髓外出血形成血肿或破入蛛网膜下腔，引起组织水肿、淤血及继发神经变性；脊髓血管畸形在脊髓任何节段均有可能发生，无特别好发部位。

四、临床表现

1. 缺血性脊髓血管病

（1）脊髓短暂性缺血发作：类似短暂性脑缺血发作，突发起病，持续时间短暂，不超过 24 小时，恢复完全，不遗留任何症状。典型表现为间歇性跛行和下肢远端发作性无力。

（2）脊髓梗死：呈卒中样起病，因发生闭塞的供血动脉不同而分为以下几种。

1）脊髓前动脉综合征：又称为脊髓前 2/3 综合征。以中胸段或下胸段多见，首发症状常为突发病损水平相应部位根痛或弥漫性疼痛。起病时表现为弛缓性瘫，脊髓休克期后转变为痉挛性瘫；传导束型分离性感觉障碍、尿便障碍较明显。

2）脊髓后动脉综合征：少见。表现为急性根痛，病变水平以下深感觉缺失和感觉性共济失调，痛、温觉和肌力保存，括约肌功能常不受累。

3）中央动脉综合征：病变水平相应节段的下运动神经元性瘫、肌张力减低、肌萎缩，多无锥体束损害和感觉障碍。

2. 出血性脊髓血管病　包括硬脊膜外出血、硬脊膜下出血、髓内出血和脊髓蛛网膜下腔出血。

硬脊膜外出血、硬脊膜下出血主要表现为脊髓受压的症状，患者出现截瘫及感觉障碍，症状迅速加重且范围进行性扩大。髓内出血的特点为急性剧烈背痛、数分钟或数小时后迅速出现损害水平以下运动障碍、感觉障碍及括约肌功能障碍。脊髓蛛网膜下腔出血表现为急骤的颈背痛、脑膜刺激征和截瘫。

3. 脊髓血管畸形　临床不常见。大多为动静脉畸形，分为 4 种类型：硬脊膜动静脉瘘、髓内动静脉畸形、髓周动静脉瘘和混合型。病变多见于胸腰段。多数患者以运动障碍为主，兼有上、下运动神经元受累的体征，类似于肌萎缩侧索硬化。突然发病者为畸形血管破裂所致，多以急性疼痛为首发症状，出现脑膜刺激征、不同程度的截瘫、根性或传导束性感觉障碍。

如脊髓半侧受累表现为脊髓半切综合征。

硬脊膜动静脉瘘是指供应脊髓或神经根的细小动脉在椎间孔穿过硬脊膜时与脊髓引流静脉出现了相互交通，导致静脉高压。多表现为进行性加重的脊髓缺血性病变。多见于中年男性，发病年龄 50 岁左右，常呈渐进性起病，逐渐出现双下肢无力、感觉障碍，常伴有尿便障碍。

脊髓静脉高压综合征（VHM）是指一组由脊髓及其周围结构的血管性病变，导致脊髓静脉回流受损、脊髓静脉压力增高而产生的脊髓神经功能缺损综合征。

VHM 最常见的原因是硬脊膜动静脉瘘，表现为进行性加重的双下肢无力、感觉障碍和大小便障碍。选择性脊髓动脉造影是诊断本综合征的金标准。

五、辅 助 检 查

1. 脑脊液检查 椎管内出血则脑脊液压力增高，脊髓蛛网膜下腔出血则脑脊液呈均匀血性。有血肿形成时可导致椎管内不同程度阻塞，使脑脊液蛋白质含量升高，压力降低。

2. CT 和 MRI 可显示病变部位的脊髓出血、梗死、增粗。增强后可以发现畸形血管。

3. 脊髓血管造影 选择性脊髓动脉造影对脊髓血管畸形的诊断最有价值，可明确显示畸形血管的大小、范围、类型及与脊髓的关系，有助于治疗方法的选择。

六、诊 断

根据突然起病、脊髓损伤的临床特点结合脑脊液和脊髓影像学可以给予临床诊断。

七、鉴 别 诊 断

1. 其他原因导致的间歇性跛行 ①下肢血管性间歇性跛行系下肢动脉脉管炎或微栓子反复栓塞所致；②马尾性间歇性跛行是由于腰椎椎管狭窄所致，常有腰骶区疼痛，行走后症状加重，休息后减轻或消失，腰前屈时症状可减轻，后仰时则加重，感觉症状较运动症状重。

2. 急性脊髓炎 病前多有感染史或疫苗接种史，起病较急但不如脊髓血管病急，无急性疼痛或根痛等首发症状，表现为脊髓横贯性损害，脑脊液细胞数可明显增加，预后相对较好。

3. 亚急性坏死性脊髓炎 是一种血栓性静脉炎，成年男性多见。表现为缓慢进行性加重的双下肢无力伴肌萎缩、腱反射亢进、锥体束征阳性、损害平面以下感觉障碍。重者呈完全性截瘫、尿便障碍、肌萎缩明显、肌张力低、腱反射减弱。腰骶段最易受累，胸段少见。脑脊液蛋白质含量升高，椎管造影可见脊髓表面有血管扩张。

八、治 疗

缺血性脊髓血管病的治疗原则与缺血性脑血管疾病相似。低血压者应纠正血压、改善循环，应用血管扩张药及促进神经功能恢复的药物，疼痛时给予镇静镇痛药。硬膜外或硬膜下血肿应紧急手术以清除血肿，解除对脊髓的压迫。

脊髓血管畸形的治疗原则为阻断动静脉间的异常交通，可采用结扎供氧动脉，摘除异常血管及栓塞供氧动脉的治疗方法，或采用介入栓塞治疗，由于血管介入的快速发展，介入栓塞治疗可在造影诊断的同时进行，因此可作为首选。

其适应证为：①术前使用，以减少手术切除时出血；②脊髓前部动静脉畸形手术切除困难者；③长期脊髓横贯性损伤，栓塞术用以减轻疼痛，肢体痉挛和防治再出血。

畸形血管切除术仅适用于髓外病变或畸形血管从髓外嵌入髓内者，对于穿入髓内的病灶难以手术切除。局限的血管畸形可使用伽马刀行放射治疗。

第十六章　周围神经疾病

第一节　脑神经疾病

一、三叉神经痛

三叉神经痛是原发性三叉神经痛的简称，为三叉神经分布区内短暂的反复发作性剧痛。

（一）病因与发病机制

原发性三叉神经痛病因未明。介绍主要的两种学说。

1. 周围学说　病变位于半月神经节到脑桥间后根部分，是由于多种原因引起的压迫或颈动脉管顶壁缺陷所致。

2. 中枢学说　为一种感觉性癫痫样发作，异常放电部位可能在三叉神经脊束核或脑干。

（二）临床表现

面颊上、下颌及舌部明显的剧烈电击样、针刺样、刀割样或撕裂样疼痛，持续数秒或 1～2 分钟，突发突止，间歇期完全正常。

患者口角、鼻翼、颊部或舌部为敏感区，轻触可诱发，称为扳机点或触发点。严重病例可因疼痛出现面肌反射性抽搐，口角牵向患侧即痛性抽搐。

病程呈周期性，发作可为数日、数周或数月不等，缓解期如常人。

（三）辅助检查

神经电生理检查：通过电刺激三叉神经分支并观察眼轮匝肌及咀嚼肌的表面电活动，判断三叉神经的传入及脑干三叉神经中枢路径的功能，主要用于排除继发性三叉神经痛。

影像学检查头：颅脑 MRI 检查可排除器质性病变所致继发性三叉神经痛，如颅底肿瘤、多发性硬化、脑血管畸形等。

（四）诊断及鉴别诊断

典型的原发性三叉神经痛根据疼痛发作部位、性质、面部扳机点及神经系统无阳性体征可诊断。

需与以下疾病相鉴别：继发性三叉神经痛、牙痛、鼻窦炎、舌咽神经痛。

（五）治疗

1. 药物治疗　治疗手段的首选项，药物无效时可选择非药物治疗。

（1）卡马西平：为首选，首剂 0.1g，2 次/日，每日增加 0.1g 直至疼痛控制，最大剂量不超过 1.0g/d。

（2）其他药物选择：苯妥英钠、加巴喷丁、普瑞巴林。

2. 非药物治疗　封闭治疗、经皮半月神经节射频电凝疗法、三叉神经显微血管减压术。

二、特发性面神经麻痹

特发性面神经麻痹亦称为面神经炎或贝尔麻痹，是茎乳孔内面神经非特异性炎症所致的周围性面瘫。

（一）病因与发病机制

病因未明，目前认为本病与嗜神经病毒感染有关。常在受凉或上呼吸道感染后发病。

面神经管只能容纳面神经通过，面神经缺血、水肿可导致神经受压。病毒感染可导致局部神经的自身免疫反应及营养血管痉挛，神经缺血、水肿，出现面肌瘫痪。

（二）临床表现

任何年龄均可发病，多见于 20～40 岁，男性多于女性。急性起病，面神经麻痹在数小时至数天达高峰，主要表现为患侧面部表情肌瘫痪，额纹消失，不能皱额蹙眉，眼裂不能闭合或者闭合不全。

贝尔征（Bell sign）：患者患侧闭眼时眼球向外上方转动，露出白色巩膜。

Ramsay-Hunt 综合征：除典型的面神经麻痹症状外，患者还可有乳突部疼痛，耳郭、外耳道感觉减退和外耳道、鼓膜疱疹，通常为疱疹病毒感染所致。

（三）辅助检查

1. 神经电生理检查 肌电图检查面神经传导速度测定有助于判断面神经暂时性传导障碍或永久性失神经支配。

2. 影像学检查 头颅 MRI 或 CT 检查主要用于排除颅内器质性病变。

（四）诊断及鉴别诊断

1. 诊断 根据急性起病、临床表现主要为周围性面瘫，无其他神经系统阳性体征，排除颅内器质性病变即可确诊。

2. 鉴别诊断

（1）吉兰-巴雷综合征：常见于双侧面瘫。

（2）耳源性面神经麻痹：中耳炎、迷路炎、乳突炎常并发耳源性面神经麻痹。

（3）颅后窝肿瘤或脑膜炎：起病缓慢，常伴有其他脑神经受损症状。

（4）神经莱姆病：为单侧或双侧面神经麻痹，常伴发热、皮肤游走性红斑，累及其他脑神经。

（五）治疗

治疗原则是改善局部血液循环，消除局部水肿、炎症，促进面神经功能恢复。

1. 药物治疗 急性期尽早使用泼尼松 30～60mg/d，每日 1 次，顿服，连用 5 天，之后于 7 天内逐渐停用，Ramsay-Hunt 综合征可联合阿昔洛韦抗病毒，同时给予 B 族维生素。

2. 理疗 茎乳口附近行超短波透热疗法、红外线照射或局部热敷。

3. 护眼 戴眼罩防护、左氧氟沙星滴眼。

4. 康复治疗 碘离子透入疗法、针刺或电针治疗。

第二节 脊神经疾病

一、吉兰-巴雷综合征

吉兰-巴雷综合征（GBS）为自身免疫介导的周围神经病，累及脊神经根和周围神经，也常累及脑神经，急性起病，表现为多发神经根及周围神经损害，常有脑脊液蛋白-细胞分离现象，多呈单时相自限性病程。

（一）分型

1. 急性炎性脱髓鞘性多发神经根神经病（AIDP） 经典 GBS。

2. 急性运动轴索性神经病（AMAN） 运动神经轴索损害。

3. 急性运动感觉轴索性神经病（AMSAN） 与 AMAN 相似，运动感觉神经轴索损害。

4. Miller-Fisher 综合征（MFS） 表现为眼外肌麻痹、共济失调和腱反射消失三联征。

5. 其他 急性泛自主神经病（APN）和急性感觉神经病（ASN）等少见亚型。

（二）病因与发病机制

1. 病因 发病可能与空肠弯曲菌（CJ）感染有关，以腹泻为前驱症状的 GBS 患者 CJ 感染率高达 85%，常引起急性运动轴索性神经病。

2. 发病机制　分子模拟学说：病原体某些组分与周围神经某些成分的结构相同，机体免疫系统发生识别错误，致周围神经脱髓鞘或轴索损害。

（三）临床表现

1. 病前 1～3 周常有呼吸道或胃肠道感染症状或疫苗接种史。

2. 急性起病，病情多在 2 周左右达到高峰，单相病程。

3. 肢体对称性迟缓性肌无力，自远端渐向近端发展或自近端向远端加重，四肢腱反射减弱。

4. 手套/袜套样分布的感觉异常。

5. 脑神经受累以双侧面神经麻痹最常见。

（四）辅助检查

1. 脑脊液检查　蛋白-细胞分离，可出现寡克隆带，抗神经节苷脂抗体阳性。

2. 神经电生理　肌电图出现脱髓鞘或轴索损害表现。

3. 血清学检查　抗神经节苷脂抗体阳性，阳性率高于血清，还可检测到抗空肠弯曲菌抗体、抗巨细胞病毒抗体等。

4. 腓肠神经活检　可作为 GBS 辅助诊断方法，不作为必须检查。

（五）诊断及鉴别诊断

1. 诊断　发病前 1～3 周有感染史，急性或亚急性起病，四肢对称性弛缓性瘫痪，可累及脑神经，脑脊液蛋白-细胞分离现象，神经电生理提示周围神经损害。

2. 鉴别诊断　注意区别以下病症：脊髓灰质炎、急性横贯性脊髓炎、低钾型周期性瘫痪、重症肌无力、多发性肌炎。

（六）治疗

1. 免疫治疗

（1）血浆置换（PE）：可迅速降低血浆中抗体和炎症因子，每次交换量为 30～50ml/kg，依据病情轻重在 1～2 周进行 3～5 次。

（2）免疫球蛋白静脉注射（IVIG）：可与大量抗体竞争性阻止抗原与淋巴细胞表面抗原受体结合达到治疗作用，剂量 0.4g/（kg·d），连用 5 天。

目前国内外指南均不推荐糖皮质激素用于 GBS 治疗。

2. 对症、支持治疗

（1）呼吸道管理，对于累及呼吸的重症患者及时予气管插管或切开接呼吸机辅助通气，降低病死率。

（2）营养支持。

（3）必要时抗感染治疗。

（4）并发症治疗。

（七）预后

自限性，预后较好。瘫痪多在 3 周后开始恢复，多数患者 2 个月至 1 年恢复正常，约 10%患者遗留较严重后遗症。GBS 病死率约 5%，主要死于呼吸衰竭、感染、低血压、严重心律失常等并发症。

二、慢性炎性脱髓鞘性多发性神经根神经病

慢性炎性脱髓鞘性多发性神经根神经病（CIDP）为免疫介导的炎性脱髓鞘疾病，呈慢性进展或复发性病程，临床表现与 AIDP 类似的免疫介导周围神经病，CIDP 发病率较 AIDP 低。

（一）病因与发病机制

1. 病因　暂不明确，CIDP 患者体内可发现 β-微管蛋白抗体和髓鞘结合糖蛋白抗体，未发现

与 AIDP 发病密切相关的针对空肠弯曲菌及巨细胞病毒等感染因子免疫反应的证据。

2. 发病机制 细胞和体液免疫共同参与介导的针对施万细胞或髓鞘的免疫损伤，引起周围神经脱髓鞘和轴索损害。

（二）临床表现

1. 病前少见前驱感染，起病隐匿并逐步进展，2 个月以上达高峰。

2. 对称性肢体远端或近端无力，大多自远端向近端发展。一般不累及延髓肌致吞咽困难，呼吸困难更为少见。

3. 部分患者可伴自主神经功能障碍，表现为直立性低血压、括约肌功能障碍及心律失常等。

4. 四肢肌力减退，肌张力低，伴或不伴肌萎缩，四肢腱反射减弱或消失，四肢末梢性感觉减退或消失，腓肠肌可有压痛，Kernig 征可阳性。

（三）辅助检查

1. 脑脊液检查 80%～90%的患者存在脑脊液蛋白-细胞分离，蛋白质含量波动于 0.75～2g/L，病情严重程度与脑脊液蛋白质含量呈正相关，部分患者寡克隆带阳性。

2. 电生理检查 早期提示脱髓鞘病变，发病数月后可有动作电位波幅减低，提示轴索变性。

3. 腓肠神经活检 可见反复节段性脱髓鞘与再生形成的"洋葱头样"改变，高度提示 CIDP。

（四）诊断与鉴别诊断

1. 诊断 症状进展超过 8 周，慢性进展或缓解复发；不同程度的肢体无力，四肢腱反射减弱或消失，伴有深、浅感觉异常；脑脊液蛋白-细胞分离；电生理检查提示周围神经损害；排除其他病因。

2. 鉴别诊断 AIDP、多灶性运动神经病、运动神经元病、遗传性感觉运动性神经病、肿瘤所致慢性多发性神经病。

（五）治疗

1. 免疫治疗

（1）糖皮质激素为 CIDP 首选治疗。

（2）IVIG 和 PE：与 AIDP 相似。

以上治疗效果不理想，或产生激素依赖或激素无法耐受者，可试用免疫抑制剂如环磷酰胺、硫唑嘌呤、环孢素、甲氨蝶呤等。

2. 神经营养 可应用 B 族维生素治疗。

3. 对症治疗 如有神经痛者，可应用卡马西平、加巴喷丁等。

4. 康复治疗。

（六）预后

预后较 AIDP 差，完全恢复者仅占 4%。

约 10%的 CIDP 患者因各种并发症死于发病后 2～19 年。

第十七章　自主神经系统疾病

自主神经系统由交感和副交感神经两大系统组成，主要支配心肌、平滑肌和内脏活动以及腺体分泌功能，自主神经不受意志控制，属于不随意运动，所以称为自主神经。

交感神经兴奋引起一种使器官处于行使或抵御所有进攻和应激状态的反应，也称强化作用，其特征为肾上腺素释放增加、心率加快、血压升高、经过骨骼肌和肺的循环血量增加、血糖升高、内脏循环血量减少、肠蠕动抑制、尿潴留、睑裂和瞳孔扩大。而副交感神经兴奋引起一种通过休息和放松来维持器官功能的反应，具体表现为心率减慢、每分钟血流量减少、血压下降、基础代谢率降低及肾上腺素释放减少、血管扩张、膀胱收缩、肠蠕动增加和瞳孔缩小等反应。自主神经在大脑皮质及下丘脑的支配和调节下，交感与副交感功能相互协调、相互拮抗，共同调节正常生理功能，维持机体内环境的稳定。

第一节　雷　诺　病

一、概　　述

雷诺病（RD）是血管神经功能紊乱引起肢端小动脉异常痉挛性疾病。阵发性肢端对称小动脉痉挛→皮肤苍白、发绀，痉挛动脉扩张充血→皮肤发红伴感觉异常。雷诺现象常继发于某些病因。

二、病　　因

1. 交感神经功能紊乱　当受到寒冷等刺激时指（趾）血管痉挛性或功能性闭塞引起肢端局部缺血，皮肤苍白；血管扩张时局部血液淤滞引起皮肤发绀。

2. 血管敏感性　因肢端动脉本身对寒冷的敏感性增加所致。

3. 血管壁结构因素　血管壁组织结构改变可引起正常血管收缩或对血中肾上腺素出现异常反应。

4. 遗传因素　某些患者的家系中常有出现血管痉挛现象的成员。

三、病　　理

1. 早期　小动脉壁病变不明显。

2. 后期　动脉内膜增生、中层纤维化、指或（趾）小动脉管腔缩小、血栓形成、机化→管腔闭塞、内皮营养改变、毛细血管过度扭曲、动脉痉挛狭窄、静脉扩张充血。

四、临　床　表　现

多在 20～30 岁缓慢起病，女性多见。

间歇性肢端（手指）对称性发白、发绀、潮红。

居住寒冷地区人群多发，部分患者情感变化可诱发。3 个病程时期的表现如下。

1. 缺血期　①雷诺病相继出现苍白、青紫、潮红改变；②指（趾）动脉痉挛甚至血流停滞；③指（趾）端对称性发白、发凉、皮温降低、冷汗；④伴麻木、疼痛、蚁走感等，可有感觉障碍；⑤每次发作持续数分钟至数小时。

2. 缺氧期　①血氧饱和度下降，指（趾）发绀、肢端青紫（界线清、压之消失）；②伴疼痛、感觉障碍、皮温下降；③可延续数小时至数天。

3. 充血期　①指（趾）动脉扩张，血管腔开放，充血皮温上升；②色泽潮红，伴跳痛、烧灼感，后恢复正常；③部分晚期病例：指尖溃疡、坏疽、肌肉、骨质轻度萎缩。

五、诊　　断

诊断注意以下几点：①起病年龄、寒冷诱因；②肢端相继出现苍白、青紫、潮红皮肤改变。

六、鉴　　别

（一）特发性和继发性雷诺病的鉴别要点

1. 血栓闭塞性脉管炎可继发雷诺现象。

2. 后期由动脉内膜增生、中层纤维化、指（趾）小动脉管腔缩小、血栓形成、机化，发展为管腔闭塞、内皮营养改变、毛细血管过度扭曲、动脉痉挛狭窄、静脉扩张充血。

3. 足背 A 不对称搏动微弱或消失。

4. 硬皮病晚期也可继发雷诺现象。

5. 上臂、面部、颈胸部皮肤和皮下组织明显改变。

（二）根据遗传性冷指症进行区别

1. 暴露于寒冷后，几个手指苍白、发绀或麻木。

2. 病情很少进展。

3. 症状可改善或完全消失。

七、治　　疗

（一）预防发作

1. 注意保暖（手足或全身）。

2. 经常手部按摩，改善肢端循环。

3. 保护皮肤，涂搽乳膏防干裂。

4. 戒烟。

5. 避免诱因（精神紧张、激动、操作振动机器等）。

（二）药物治疗

1. 钙通道阻滞剂　能使血管扩张，增加血流量，为目前最常用的首选药物，如硝苯地平、维拉帕米。

2. 血管扩张剂　①草酸萘呋胺；②烟酸肌醇；③利血平；④甲基多巴。

3. 前列腺素。

4. 其他药物治疗　严重坏疽继发感染者应合理使用抗生素治疗。

（三）交感神经切除术

适用条件：病情严重和保守治疗无效病例，严重病例可试行血浆交换疗法。

1. 上肢病变行上胸交感神经切除术　有效率低、易复发。

2. 下肢病变行腰交感神经切除术　有效率80%，疗效持续。

第二节　红斑肢痛症

一、概　　述

红斑肢痛症是少见的、病因不明的阵发性血管扩张性周围自主神经系统疾病。

二、病　　因

血小板增多可介导血管炎症或血栓反应。

特发性红斑肢痛症：为常染色体显性遗传病。

继发性红斑肢痛症：多由药物、中毒等引起。

三、临 床 表 现

1. 双足常见，足趾、足底红、肿、热、痛。

2. 患肢皮色红，皮温增高，血管扩张、轻度肿胀，多汗，轻压时红色暂时消退。

四、诊 断

1. 肢端阵发性红、肿、热、痛症状。

2. 受热疼痛加剧，冷敷减轻。

3. 排除局部炎症。

4. 注意特发性红斑肢痛症有明显家族遗传史。

血小板增高性红斑肢痛症特征性诊断标准：小剂量、单一剂量阿司匹林可特异快速地减轻、消除疼痛。

五、鉴 别 诊 断

1. 雷诺病以青年女性多见，有寒冷诱因，苍白、发绀、潮红变化，局部皮温低，保暖可减轻。

2. 血栓闭塞性脉管炎多为男性，血流减少，可致间歇性跛行，皮肤苍白、发绀，足背动脉搏动减弱。

3. 小腿红斑病寒冷诱因，红斑以小腿为主，无明显疼痛。

六、治 疗

急性期卧床休息，抬高患肢，局部冷敷、肢体置于冷水，减轻疼痛。

（一）一般治疗

急性期后避免局部刺激引起血管扩张。

（二）药物治疗

继发性红斑肢痛症应消除或干预相关病因。

1. 血小板增高性红斑肢痛症　阿司匹林 50～100mg/d，po。

2. β 受体阻滞剂　普萘洛尔 20～40mg，po，3 次/天。

3. 0.15%普鲁卡因　500～1000ml，iv，1 次/天，5 天为 1 个疗程。

4. 肾上腺皮质激素　短期冲击疗法可控制症状。

第十八章　神经-肌肉接头和肌肉疾病

第一节　重症肌无力

一、概　　述

重症肌无力（MG）是一种神经-肌肉接头传递功能障碍的获得性自身免疫性疾病，主要由于神经-肌肉接头突触后膜上乙酰胆碱受体（AChR）受损引起。

二、临床表现

（一）临床特征

1. 受累骨骼肌病态疲劳　"晨轻暮重"现象。

2. 全身骨骼肌均可受累　多以脑神经支配的肌肉（眼外肌）最先受累。

3. 重症肌无力危象　呼吸肌受累时出现咳嗽无力甚至呼吸困难，是致死的主要原因。

4. 胆碱酯酶抑制剂治疗有效。

（二）肌无力类型

疾病分类见表 18-1。

表 18-1　肌无力 Osserman 分型

分型	内容
Ⅰ 型眼肌型	病变仅限于眼外肌，出现上睑下垂和复视
ⅡA 型轻度全身型	累及眼、面、四肢肌肉，生活多可自理，无明显咽喉肌受累
ⅡB 型中度全身型	四肢肌群受累明显，伴咽喉肌无力症状，但呼吸肌受累不明显
Ⅲ型急性重症型	急性起病，常在数周内累及延髓肌、肢带肌、躯干肌和呼吸肌，肌无力严重，有重症肌无力危象，需做气管切开，病死率较高
Ⅳ型迟发重症型	病程达 2 年以上，常由Ⅰ、ⅡA、ⅡB 型发展而来，症状同Ⅲ型，常合并胸腺瘤
Ⅴ型肌萎缩型	少数患者肌无力，伴肌萎缩

三、辅　助　检　查

（一）肌电图

1. 重复神经电刺激（RNES）　以低频（3～5Hz）和高频（10Hz 以上）重复刺激运动神经。典型改变为动作电位波幅第 5 波比第 1 波在低频刺激时递减 10% 以上或高频刺激时递减 30% 以上。

2. 单纤维肌电图（SFEMG）　通过特殊的单纤维针电极测量并判断同一运动单位内的肌纤维产生动作电位的时间是否延长来反映神经-肌肉接头处的功能，该病表现为间隔时间延长。

（二）AChR 抗体滴度的检测

对重症肌无力的诊断具有特征性意义。85% 以上全身型重症肌无力患者的血清中 AChR 抗体浓度明显升高，但眼肌型患者的 AChR 抗体升高可不明显，且抗体滴度的高低与临床症状的严重程度并不完全一致。

（三）胸腺 CT、MRI 检查

胸腺 CT、MRI 检查可发现胸腺增生和肥大。

（四）其他检查

5% 重症肌无力患者有甲状腺功能亢进，表现为 T_3、T_4 升高。部分患者抗核抗体和甲状腺抗

体阳性。

四、诊　断

（一）疲劳试验（Jolly 试验）

嘱患者持续上视出现上睑下垂或两臂持续平举后出现上臂下垂，休息后恢复则为阳性。

（二）抗胆碱酯酶药物试验

1. 新斯的明试验　新斯的明 0.5～1mg 肌内注射，20 分钟后肌无力症状明显减轻者为阳性。

2. 依酚氯铵试验　依酚氯铵 10mg 用注射用水稀释至 1ml，静脉注射 2mg，观察 20 秒，如无出汗、唾液增多等不良反应，再给予 8mg，1 分钟内症状好转为阳性，持续 10 分钟后又恢复原状。

诊断：重症肌无力临床特点为受累肌肉在活动后出现疲劳无力，经休息或胆碱酯酶抑制剂治疗可以缓解，肌无力表现为"晨轻暮重"的波动现象。结合药物试验、肌电图以及免疫学等检查的典型表现可以作出诊断。

五、鉴别诊断

1. Lambert-Eaton 肌无力综合征。

2. 肉毒杆菌中毒。

3. 肌营养不良。

4. 延髓麻痹。

5. 多发性肌炎。

六、治　疗

1. 胸腺治疗

（1）胸腺切除：适用于伴有胸腺肥大和高 AChR 抗体效价者、伴胸腺瘤的各型重症肌无力患者、全身型重症肌无力患者及抗胆碱酯酶药治疗反应不满意者。

（2）胸腺放射治疗：对不适于做胸腺切除者可行胸腺深部 ^{60}Co 放射治疗。

2. 药物治疗

（1）胆碱酯酶抑制剂：通过抑制胆碱酯酶，减少 ACh 的水解，改善神经-肌肉接头间的传递。常用药物有溴吡斯的明、溴新斯的明。

（2）肾上腺糖皮质激素：可抑制自身免疫反应，减少 AChR 抗体的生成及促使运动终板再生和修复，改善神经-肌肉接头的传递功能。适用于各种类型的重症肌无力。

（3）免疫抑制剂：适用于对肾上腺糖皮质激素疗效不佳或不能耐受者。常用药物有环磷酰胺、硫唑嘌呤、环孢素等。

3. 血浆置换　通过正常人血浆或血浆代用品置换患者血浆，能清除重症肌无力患者血浆中 AChR 抗体、补体及免疫复合物。仅适用于危象和难治性重症肌无力。

4. 大剂量静脉注射免疫球蛋白　外源性 IgG 可以干扰 AChR 抗体与 AChR 的结合，从而保护 AChR 不被抗体阻断。

5. 危象的处理　危象指重症肌无力患者在某种因素作用下突然发生严重呼吸困难，甚至危及生命。

（1）抢救原则：保持呼吸道通畅、去除危象诱因。

（2）危象分 3 种类型：①肌无力危象；②胆碱能危象；③反拗危象。

第二节　周期性瘫痪

一、概　述

低钾型周期性瘫痪为常染色体显性遗传或散发的疾病，临床主要表现为发作性肌无力、血清钾降低、补钾后能迅速缓解，为周期性瘫痪中最常见的类型。

二、临床表现

1. 发病年龄　任何年龄均可发病，以 20～40 岁男性多见。

2. 诱因　疲劳、饱餐、寒冷、酗酒、精神刺激。

3. 四肢迟缓性瘫痪　部分患者伴发甲状腺功能亢进；下肢重于上肢、近端重于远端；也可从下肢逐渐累及上肢；无意识障碍和感觉障碍，数小时至一日内达高峰。

三、辅助检查

1. 血清钾　发作期血清钾低于 3.5mmol/L，间歇期正常。

2. 心电图　呈典型的低钾性改变：U 波出现，T 波低平或倒置，P—R 间期和 Q—T 间期延长，ST 段下降，QRS 波增宽。

3. 肌电图　运动电位时限短、波幅低。

四、诊　　断

根据常染色体显性遗传或散发，突发四肢弛缓性瘫痪，近端为主，无脑神经支配肌肉损害，无意识障碍和感觉障碍，数小时至一日内达高峰，结合检查发现血钾降低，心电图低钾性改变，经补钾治疗肌无力迅速缓解等可确诊。

五、鉴别诊断

本病需与高钾型周期性瘫痪、正常血钾型周期性瘫痪、重症肌无力、吉兰-巴雷综合征、继发性低血钾鉴别。

六、治　　疗

1. 发作期治疗　10%氯化钾或 10%枸橼酸钾溶液 40～50ml 顿服，24 小时内再分次口服，一日总量为 10g。

2. 发作间期治疗　口服钾盐 1g，3 次/日；螺旋内酯 200mg，2 次/日，以预防发作，避免各种发病诱因。

第三节　多发性肌炎和皮肌炎

一、概　　述

多发性肌炎（PM）和皮肌炎（DM）是一组多种病因引起的弥漫性骨骼肌炎症性疾病。

主要病理特征是骨骼肌变性、坏死及淋巴细胞浸润。急性或亚急性起病，对称性四肢近端为主的肌肉无力伴压痛。使用糖皮质激素治疗效果好。PM 病变仅限于骨骼肌，DM 则同时累及骨骼肌和皮肤。

二、病　　理

主要为骨骼肌的炎性改变，肌纤维变性、坏死萎缩、再生和炎症细胞浸润，浸润的炎症细胞可以呈灶状分布或散在，PM 中炎症细胞主要是 $CD8^+$ T 淋巴细胞、单核细胞和少量 B 淋巴细胞，多分布于肌内膜，也可位于肌束膜和血管周围，可见活化的炎症细胞侵入非坏死肌纤维。病程长者可见肌束膜及肌内膜结缔组织增生。

三、临床表现

1. 急性或亚急性起病，女性多于男性，几周或几个月达高峰。病前可有低热或感冒史。

2. 肌无力　首发症状为四肢近端无力伴肌肉压痛，常从骨盆带肌开始逐渐累及肩带肌肉、颈肌、咽喉肌。

3. 常伴有关节、肌肉痛。眼外肌一般不受累。

4. 皮肤损害 典型的皮疹为眶周和上下眼睑水肿性淡紫色斑和 Gottron 征。

四、辅 助 检 查

1. 血生化检测 急性期外周血白细胞增高,红细胞沉降率增快,血清肌酸激酶(CK)明显增高,可达正常的 10 倍以上;1/3 患者类风湿因子和抗核抗体阳性,免疫球蛋白及抗肌球蛋白的抗体增高。

2. 尿检测 24 小时尿肌酸增高,这是肌炎活动期的一个指标。

3. 肌电图 可见自发性纤颤电位和正向尖波,多相波增多,呈肌源性损害表现。神经传导速度正常。

4. 肌活检 见前面病理所述。

5. 心电图 52%~75%的患者有心电图异常,QT 延长,ST 段下降。

五、诊 断

根据典型临床特点协助诊断。

1. 急性或亚急性四肢近端及骨盆带肌无力伴压痛,腱反射减弱或消失。

2. 血清 CK 明显增高。

3. 肌电图呈肌源性损害。

4. 活检见典型肌炎病理表现。

5. 伴有典型皮肤损害。

具有前 4 条者诊断为多发性肌炎;前 4 条标准具有 3 条以上并且同时具有第 5 条者为多发性皮肌炎。免疫抑制剂治疗有效支持诊断。40 岁以上患者应除外恶性肿瘤。

六、治 疗

1. 肾上腺糖皮质激素治疗 为多发性肌炎之首选药物,常用方法为:小剂量递增法。急性或重症患者可大剂量甲泼尼龙 1000mg 静脉滴注,1 次/日,连用 3~5 天,然后逐步减量。

2. 免疫抑制剂治疗 当激素治疗无效时加用。首选甲氨蝶呤,其次为硫唑嘌呤、环磷酰胺、环孢素。

3. 免疫球蛋白治疗 急性期与其他治疗联合使用,效果较好,免疫球蛋白 1g/(kg·d),静滴连续 2 天;或 0.4g/(kg·d)静脉滴注,每月连续 5 天。

4. 支持治疗 高蛋白和高维生素饮食;进行适当体育锻炼和理疗。

第四节　进行性肌营养不良

一、概 述

Duchenne 型肌营养不良症(DMD)为 X 连锁隐性遗传病,致病基因:*DMD* 基因,位于 Xp21。

二、临 床 表 现

1. 3~5 岁隐匿出现骨盆带肌无力"鸭步"。

2. 小腿腓肠肌假性肥大。

3. Gowers 征阳性。

4. 12 岁左右不能行走,需坐轮椅。

5. 20~30 岁因呼吸道感染、心力衰竭而死亡。

三、辅助检查

1. 血清酶学检测　CK 异常显著升高（正常值的 20～100 倍）。

2. 肌电图检查　具有典型的肌源性受损的表现。

3. 肌肉活检　肌肉的坏死和再生、间质脂肪和纤维结缔组织增生。

4. 基因检测　抗肌萎缩蛋白抗体可检测 DMD 和 Becker 进行性肌营养不良（BMD）。

四、诊断与鉴别诊断

1. 诊断　根据临床表现、遗传方式、起病年龄、家族史，结合血清酶测定及肌电图、肌肉病理检查和基因分析可诊断，基因检测阴性者，用特异性抗体对肌肉组织进行免疫组化检测可以明确诊断。

2. 鉴别诊断　注意与下列病症相区别。

（1）少年型近端脊髓性肌萎缩症。

（2）慢性多发性肌炎。

（3）肌萎缩侧索硬化。

（4）重症肌无力。

五、治　　疗

进行性肌营养不良，迄今无特异性治疗。只能对症治疗及支持治疗，如增加营养、适当锻炼。应鼓励患者尽可能从事日常活动，避免长期卧床。药物可选用 ATP、肌苷、维生素 E 肌生注射液和补中益气的通塞脉片等。为此检出携带者、进行产前诊断、人工流产患病胎儿就显得尤其重要。

第五节　肌强直性肌病

一、概　　述

强直性肌营养不良（MD）为常染色体显性遗传病，致病基因：*DMPK* 基因，位于 19q13.3，临床表现为肌无力、肌强直和肌萎缩、多系统受累。

二、临床表现

1. 发病年龄及起病形式　30 岁以后隐匿起病，男性多于女性。

2. 肌强直　肌肉用力收缩后不能正常松开。用叩诊锤叩击四肢肌肉可见肌球。

3. 肌无力和肌萎缩　常先累及手部和前臂肌肉，"斧状脸""鹅颈"，可累及呼吸肌、咽喉肌。

4. 骨骼肌外的表现　白内障、心律失常、糖尿病、秃发、多汗、性功能障碍和智能减退等。

三、辅助检查

1. 肌电图　典型的肌强直放电：连续高频强直波逐渐衰减，肌电图扬声器发出一种类似轰炸机俯冲样声音。

2. 肌肉活组织检查　Ⅱ型肌纤维肥大，Ⅰ型肌纤维萎缩，伴大量核内移，可见肌质块和环状肌纤维，以及肌纤维的坏死和再生。

3. 基因检测　3′端非翻译区 CTG 重复序列异常扩增超过 100 次可确诊。

4. 其他　血清 CK 和乳酸脱氢酶等酶正常或轻度升高；血清免疫球蛋白 IgA、IgG、IgM 减少；心电图有房室传导阻滞；头颅 CT 及 MRI 示蝶鞍变小和脑室扩大。

四、诊断与鉴别诊断

1. 诊断要点

（1）根据常染色体显性遗传史，中年缓慢起病，临床表现为全身骨骼肌强直、无力及萎缩，同时具有白内障、秃顶、内分泌和代谢改变等多系统受累表现。

（2）肌电图呈典型的肌强直放电，*DMPK* 基因的 3'端非翻译区的 CTG 重复序列异常扩增超过 100 次，肌肉活检为肌源性损害，血清 CK 水平正常或轻度升高。

2. 鉴别诊断 注意与下述疾病相区别：①先天性肌强直；②先天性副肌强直；③高血钾型周期性瘫痪；④神经性肌强直。

五、治 疗

1. 支持治疗 增加营养。

2. 物理治疗 保持肌肉功能。

3. 药物 针对肌强直。

4. 苯妥英钠 0.1g，3 次/日；卡马西平 0.1～0.2g，3 次/日。

5. 普鲁卡因胺 1g，4 次/日；奎宁 0.3g，3 次/日。

第六节 线粒体肌病及线粒体脑肌病

线粒体肌病及线粒体脑肌病是因线粒体 DNA（mtDNA）或核 DNA（nDNA）缺陷导致线粒体结构和功能障碍所致疾病，是一种母系遗传病。共同特征为轻度活动后即感到极度疲乏无力，休息后好转。肌肉活检可见破碎红纤维（RRF）。以侵犯骨骼肌为主，称为线粒体肌病。病变同时累及中枢神经系统，称为线粒体脑肌病。

第十九章　神经系统遗传性疾病

一、概　　述

遗传性疾病是由于遗传物质（染色体、基因和线粒体）异常决定的疾病，约 80% 累及神经系统，可在任何年龄发病，但多在小儿或青少年期起病，具有家族性和终身性。

二、分类及遗传方式

1. 单基因遗传病
（1）常染色体显性遗传：神经纤维瘤病、结节性硬化、腓骨肌萎缩等。
（2）常染色体隐性遗传：肝豆状核变性、苯丙酮尿症。
（3）X 连锁隐性遗传：男性发病，假肥大型肌营养不良。
（4）X 连锁显性遗传：某些腓骨肌萎缩症。
（5）Y 连锁遗传：男性发病。
（6）动态突变遗传：亨廷顿病、部分脊髓小脑性共济失调、强直性肌营养不良。
2. 多基因遗传病　癫痫、帕金森病、阿尔茨海默病等。
3. 染色体病　唐氏综合征。
4. 线粒体病　线粒体肌病、线粒体脑肌病。

三、症状和体征

1. 普遍性特征及症状　发病年龄早；进行性加重；家族聚集现象；认知、行为和发育异常；语言运动障碍；多系统、多器官和多功能障碍。
2. 特征及症状　如 K-F 环提示肝豆状核变性，皮肤牛奶咖啡斑提示神经纤维瘤病。

四、诊　　断

通过病史、症状、体征及常规辅助检查等发现上述临床表现的共同特征时应首先考虑到遗传病的可能，然后依据遗传学特殊诊断方法，如系谱分析、染色体检查、DNA 和基因产物分析来提出和确定诊断。具体路径包括：

1. 临床资料收集　病史询问是诊断神经遗传病最重要的环节，重点包括性别、发病年龄、疾病进展、多系统和多功能障碍以及独特的症状和体征，初步提出神经遗传病的可能。

2. 系谱分析　根据系谱图，初步判断是否为遗传病，区分是单基因、多基因或线粒体遗传，显性或隐性遗传。

3. 体检　除神经系统常规体检外，需要根据病史和系谱，注意某些特殊症状和体征，再次确认患者的受累范围。

4. 常规辅助检查　特定基因缺陷可导致生化检测中相应酶和蛋白的改变。影像学检查可以发现特定神经结构的变化。

5. 遗传物质和基因产物检测　包括染色体数量和结构变化、DNA 分析（即基因诊断）、基因产物检测等。

五、防　　治

大部分神经系统遗传病尚缺乏有效的治疗方法。
避免近亲结婚、进行遗传咨询、产前诊断和选择性流产是根本性措施。

第一节 遗传性共济失调

一、概　　述

　　遗传性共济失调（HA）是以共济失调为特征性临床表现的、具有遗传背景的全身系统性疾病。

　　根据遗传方式分类：常染色体显性遗传性共济失调，最常见，如脊髓小脑性共济失调；常染色体隐性遗传性共济失调，如 Friedreich 型共济失调、X 连锁遗传性共济失调；伴有线粒体病的共济失调。

二、脊髓小脑性共济失调

（一）概述

　　遗传性共济失调的主要类型，可分为 SCA1～SCA40，多为 CAG 重复序列异常扩增所致。常可见遗传早现现象。共同特征是中年发病、常染色体显性遗传和共济失调。症状以小脑性共济失调为主，根据分型不同可伴有眼球运动障碍、视神经萎缩、视网膜色素变性、锥体束征、锥体外系体征、肌萎缩、周围神经病和痴呆。

（二）病因及发病机制

　　外显子中 CAG 拷贝数异常扩增，在蛋白质水解过程中释放出含有扩增的多聚谷氨酰胺尾的毒性片段。

（三）病理

　　主要是小脑、脑干和脊髓变性和萎缩，但各亚型各有特点。

（四）临床表现及常见分型

1. 多 30～40 岁隐匿起病，缓慢进展。

2. 可见遗传早现现象，发病时间一代比一代早，症状一代比一代重。

3. 常以下肢共济失调为首发症状，构音障碍、双手笨拙、意向性震颤常见。

4. 体格检查可见眼震、扫视变慢、肌张力障碍、腱反射亢进、病理反射阳性、痉挛步态和深感觉丧失。

5. 临床异质性极强。脊髓小脑性共济失调是遗传性共济失调的主要类型，可分为 SCA1～SCA40（表 19-1）。

表 19-1　遗传性共济失调的主要类型

疾病	基因/位点	突变方式及基因产物	临床主要特点（除共济失调外）
SCA1	*ATXN1*	CAG 重复，ataxin-1	眼肌麻痹，锥体束征，周围神经病
SCA2	*ATXN2*	CAG 重复，ataxin-2	慢眼动，腱反射减弱，肌阵挛
SCA3（MJD）	*ATXN3*	CAG 重复，ataxin-3（MJD1）	慢眼动，锥体外系体征，突眼，周围神经病
SCA4	16q22.1	已定位，基因未确定	感觉性周围神经病
SCA5	*SPTBN2*	β_3 血影蛋白	早发，慢进展
SCA6	*CACNA1A*	CAG 重复，电压依赖性钙通道 α-1A 亚单位	大腿肌肉痉挛，振动觉和关节位置觉减退，发作性共济失调，病情进展缓慢
SCA7	*ATXN7*	CAG 重复，ataxin-7	视力下降伴视神经萎缩和视网膜色素变性
SCA8	*ATXN8* *ATXN8OS*	CTG*CAG 重复	振动觉减退、反射亢进，病情进展缓慢
SCA10	*ATXN10*	ATTCT 重复，ataxin-10	纯小脑共济失调，全面性和（或）复杂部分性癫痫

（五）辅助检查

1. CT 或 MRI　小脑明显萎缩，有时可见脑干萎缩。

2. 肌电图 可见周围神经损害，如合并帕金森综合征患者可有 PET 多巴胺能摄取减低。

3. 小脑萎缩。

（六）诊断要点

阳性家族史；以共济失调为主；病情逐渐加重，遗传早现现象；MRI 检查小脑、脑干萎缩；基因检测有助于确诊；排除继发因素引起的共济失调综合征。

（七）治疗

目前本病尚无特异性治疗方法，以对症治疗为主。

口服药物：联合应用丁螺环酮、金刚烷胺、加巴喷丁等可以改善共济失调症状；左旋多巴或多巴胺受体激动剂可以缓解强直等帕金森症状；拉莫三嗪可改善 SCA3 步态异常。

三、Friedreich 型共济失调

（一）概述

Friedreich 型共济失调为最常见的常染色体隐性遗传性共济失调，基因 *Frataxin* 位于 9q13～21.1，突变方式为 GAA 异常扩增，病理可见脊髓变细，后索、脊髓小脑束和皮质脊髓束变性，周围神经脱髓鞘，心肌纤维肥厚变性。本病起病年龄早，多在 10 岁以前发病（8～15 岁），隐袭起病，偶见婴儿和 50 岁以后起病。

（二）临床表现

首发症状为共济失调步态，以后出现上肢动作不稳、意向性震颤，可见肢体的假性手足徐动和舞蹈样运动。

体格检查：眼球震颤；肌无力，尤以下肢明显，可近于瘫痪；肌张力低下，晚期可见肌萎缩；深感觉障碍，腱反射减低或消失，病理征阳性。

骨骼异常亦为本病特征之一。

可合并心脏扩大、心脏杂音、心电图异常。

第二节　遗传性痉挛性截瘫

（一）概述

遗传性痉挛性截瘫（HSP）多为常染色体显性遗传。

（二）临床表现

1. 多在儿童期或青春期发病，男性略多。

2. 典型症状是缓慢进行性痉挛性双下肢无力，严重程度不一。

3. 可见到弓形足、短足畸形、腓肠肌绷紧（假性挛缩）、双腿发育落后变细。

4. 检查可见肌张力高、剪刀步态、腱反射亢进、病理征阳性，肌力检查可正常。

（三）辅助检查

1. 脑和脊髓的 MRI 检查可发现脊髓萎缩，胼胝体发育不全，也可无异常。

2. 皮质诱发电位可见皮质脊髓束的传导速度减慢。

（四）诊断要点

阳性家族史；儿童期发病；痉挛性截瘫：缓慢进行性双下肢无力、肌张力增高、腱反射亢进、病理征阳性、剪刀步态；排除脊髓占位病变、亚急性联合变性、原发性侧索硬化等；基因检测有助于确诊。

（五）治疗

本病目前没有特殊的针对病因的治疗方法，主要是对症治疗。

第三节 腓骨肌萎缩症

腓骨肌萎缩症（HMSN）主要分为 5 型，最常见的遗传性周围神经病；病理改变：对称性、缓慢进行性的四肢周围神经髓鞘脱失和轴索变性；临床表现：肢体远端肌萎缩和无力。

尚无特殊治疗。

第四节 神经皮肤综合征

一、神经纤维瘤病

（一）概述

神经纤维瘤病（NF）是源于神经脊细胞异常导致的多系统损害的常染色体显性遗传病，最主要的两个临床表现是皮肤牛奶咖啡斑和多发的神经纤维瘤。

1. Ⅰ型神经纤维瘤病（typeⅠ，NFⅠ）

【特点】以皮肤牛奶咖啡斑和周围神经多发性神经纤维瘤为特征。外显率高，基因位于 17q11.2，散发病例占 30%～50%。

【临床表现】皮肤牛奶咖啡斑：数量在 6 个以上，青春期前直径＞5mm，青春期后直径＞15mm，对于 NFⅠ具有诊断价值。

神经症状：皮肤或皮下肿瘤：若神经干及其分支的弥漫性神经纤维瘤，伴有皮肤和皮下组织的过度增生称为丛状神经纤维瘤，即使单发亦有诊断价值。

眼部症状：裂隙灯下见虹膜上粟粒状，棕黄色圆形小结节，称为 Lisch 结节。

【诊断标准】NFⅠ诊断标准，符合下列 2 条或 2 条以上可确诊。①6 个或以上的牛奶咖啡斑或色素沉着斑，青春期前直径＞5mm，青春期后直径＞15mm；②腋窝或腹股沟区的雀斑；③2 个或以上的任一类型的神经纤维瘤或 1 个丛状神经纤维瘤；④视神经胶质瘤；⑤2 个或以上的虹膜错构瘤（Lisch 结节）；⑥特征性骨病变，如蝶骨发育不良或长骨皮质增厚伴或不伴假关节；⑦一级亲属有确诊的 NFⅠ患者。当患儿仅有咖啡牛奶斑及雀斑时，可行基因检查辅助诊断。

2. Ⅱ型神经纤维瘤病（typeⅡ，NFⅡ）

【特点】Ⅱ型神经纤维瘤病即双侧听神经瘤或中枢神经纤维瘤。基因位于 22q12。

【临床表现】双侧听神经瘤，并常合并脑脊膜瘤、星形细胞瘤及脊索后根神经鞘瘤。

【诊断标准】NFⅡ诊断标准，满足下面其中一条即可确诊。①影像学检查确诊双侧听神经瘤；②一级亲属有 NFⅡ并有单侧听神经瘤；③一级亲属有 NFⅡ和有下列中的两项：神经细胞瘤、脑膜瘤、胶质瘤和青少年后囊下晶状体混浊。

（二）治疗

对于肿瘤生长迅速、剧烈疼痛、有明显压迫症状者可手术切除。癫痫发作者可用抗癫痫药物治疗。

二、结节性硬化症

（一）概述

结节性硬化症以颜面皮脂腺瘤、癫痫发作和智能减退为主要临床特征的常染色体显性遗传疾病，致病基因为 *TSC1*、*TSC2* 基因，中枢神经系统病变常见有皮层结节、良性白质病变、室管膜下结节及室管膜下巨细胞星形细胞瘤等，非中枢神经系统病变有面部血管纤维瘤、甲下纤维瘤、皮肤色素缺失、肾囊肿以及骨骼系统病变等。

（二）临床及影像表现

1. 皮肤损害

（1）色素脱失斑：3 个以上长度超过 1cm 的色素脱失斑提示诊断。

（2）面部皮脂腺瘤/血管纤维瘤：蝶形分布于口鼻三角区，粉红或淡棕色透亮蜡状丘疹。

2. 神经系统损害　癫痫发作、智能减退、行为异常、易冲动、单瘫、偏瘫、截瘫、锥体外系症状、小脑性共济失调、颅内压增高等。头颅 CT 或 MRI 可见皮质中的结节、钙化以及血管发育异常。

3. 其他器官损害　眼部视网膜晶体瘤、内脏肿瘤等。

（三）诊断要点

11 项主要特征及 6 项次要特征，若有 2 条及以上主要特征或一条主要特征及 2 条及以上次要特征时可确诊。主要特征：①色素脱失斑（≥3 个，直径至少 5mm）；②面部血管纤维瘤（≥3 个）或头部纤维斑块；③指（趾）甲纤维瘤（≥2 个）；④鲨革样斑；⑤多个视网膜错构瘤；⑥皮质发育不良（包括结节和脑白质放射状迁移线）；⑦室管膜下结节；⑧室管膜下巨细胞星形胶质细胞瘤；⑨心脏横纹肌瘤；⑩淋巴管平滑肌瘤病；⑪血管平滑肌脂肪瘤（≥2 个）。次要特征：①"斑驳样"皮肤病变（1～2mm 色素脱失斑）；②牙釉质凹陷（＞3 处）；③口内纤维瘤（≥2 个）；④视网膜无色性斑块；⑤多发肾囊肿；⑥非肾性错构瘤。

（四）治疗

1. 西罗莫司用于结节性硬化症相关的肾脏血管肌脂瘤和脑室管膜下巨细胞星型细胞瘤。

2. 癫痫发作者可用抗癫痫药物治疗。

3. 脑室管膜下巨细胞星型细胞可考虑手术治疗。

三、斯特奇-韦伯综合征

（一）概述

斯特奇-韦伯综合征是以面部不规则血管痣、对侧偏瘫、偏身萎缩、同侧颅内钙化为主要临床特征的先天性疾病，可能为胚胎期外胚层组织体细胞突变导致毛细血管形成的控制失调或成熟失当的结果。

（二）临床及影像表现

1. 皮肤改变　红葡萄酒色扁平血管痣，多沿三叉神经第 1 支范围分布。

2. 神经系统症状　主要表现为癫痫发作，多为血管痣对侧肢体局限性抽搐，可伴有血管痣对侧神经缺损症状；可有智能障碍、行为异常和语言障碍。

3. 眼部症状　可有突眼、青光眼。

（三）辅助检查

1. X 线　颅内与脑回外形一致的特征性双轨状钙化灶。

2. 头颅 CT　颅内钙化和单侧脑萎缩。

3. 头颅 MRI　皮质萎缩、软脑膜血管瘤、静脉窦闭塞和脉络膜静脉扩张。

（四）诊断要点

1. 面部典型红葡萄酒色扁平血管痣，伴有以下症状之一：癫痫、青光眼、突眼、对侧偏瘫、偏身萎缩。

2. X 线片示双轨状钙化。

3. 头颅 CT 或 MRI 示钙化、脑萎缩、脑膜血管瘤等。

（五）治疗

本病目前没有特殊的针对病因的治疗方法，主要是对症治疗。

口服药物：小剂量阿司匹林可能预防脑血流受损和缺氧缺血性神经元损伤进展；药物控制癫痫发作。

外科矫形治疗。

第二十章　神经系统发育异常性疾病

神经系统发育异常性疾病分类如下。

1. 与颅骨脊柱畸形相关的神经疾病　①神经管闭合缺陷：颅骨裂、脊柱裂及相关畸形，可分为隐性和显性两类；②颅骨、脊柱畸形：狭颅症、小头畸形、枕骨大孔区畸形（扁平颅底、颅底凹陷症等）、寰枢椎脱位、寰椎枕化、颈椎融合、小脑扁桃体下疝及先天性颅骨缺损等；③脑室系统发育畸形：先天性脑积水等。

2. 神经组织发育缺陷　①脑皮质发育不良：脑回增宽、脑回狭小、脑叶萎缩性硬化及神经元异位等；②先天性脑穿通畸形；③胼胝体发育不良；④全脑畸形：脑发育不良（无脑畸形）、先天性脑缺失性脑积水、巨脑畸形、左右半球分裂不全或仅有一个脑室等。

3. 脑性瘫痪。

4. 神经外胚层发育不全　结节性硬化症、多发性神经纤维瘤病、斯特奇-韦伯综合征、共济失调-毛细血管扩张症和视网膜小脑血管瘤病等。

第一节　颅颈区畸形
一、颅底凹陷症

颅颈区畸形是发生于颅底、枕骨大孔和上位颈椎区的畸形，可伴或不伴有神经系统的症状、体征。在胚胎发育过程中，此处神经管闭合最晚，故最易发生先天性畸形，包括颅底凹陷症、扁平颅底、小脑扁桃体下疝畸形和颈椎异常（颈椎融合、寰椎枕化和寰枢椎脱位）等。临床上以前三种最为多见，它们可单独发生，也可合并存在。

（一）病因及发病机制

1. 原发性　又称先天性颅底凹陷症，为先天发育异常所致，多合并其他畸形，如小脑扁桃体下疝、扁平颅底、中脑导水管闭锁、脑积水及寰枕融合等。

2. 继发性　又称获得性颅底凹陷症，较少见，常继发于佝偻病、骨软化症、畸形性骨炎（Paget病）、类风湿关节炎及甲状旁腺功能亢进等疾病。

（二）临床表现

1. 多在成年后起病，缓慢进展，可因头部突然用力而诱发临床症状，或使原有症状骤然加重。常伴有短颈、蹼颈、后发际低、后颈疼痛、头颈部活动不灵、强迫头位以及身材短小等特殊外貌。

2. 枕骨大孔区综合征的症状及体征　①颈神经根症状；②后组脑神经损害；③上位颈髓及延髓损害；④小脑损害；⑤椎-基底动脉供血不足；⑥颅内压增高症状。

（三）辅助检查

颅颈侧位、张口正位 X 线片上测量枢椎齿状突的位置是确诊本病的重要依据。腭枕线为自硬腭后缘至枕骨大孔后缘的连线，齿状突高出此线 3mm 以上即可确诊，高出 0～3mm 为可疑。

（四）诊断及鉴别诊断

诊断依据：①成年后起病，缓慢进展病程；②颈短、后发际低，颈部活动受限；③枕骨大孔区综合征的症状和体征；④典型的影像学改变。可合并 Arnold-Chiari 畸形、扁平颅底和寰枢椎脱位等畸形。

本病应与延髓、脊髓空洞症、颅后窝或枕骨大孔区占位性病变、多发性硬化及脑干、小脑、后组脑神经、脊髓损伤所引起的疾病相鉴别。CT 及 MRI 检查（尤其是 MRI）是鉴别诊断的重要依据。

（五）治疗

手术是本病唯一的治疗方法。

二、扁平颅底

扁平颅底是颅颈区较常见的先天性骨畸形，系指颅前、中、后窝的颅底部位，特别是鞍背至枕骨大孔前缘处，自颅腔向上凸，使颅底变得扁平，蝶骨体长轴与枕骨斜坡构成的颅底角度变大超过 145°。常同时合并颅底凹陷症，多为原发性先天性发育缺陷。

三、小脑扁桃体下疝畸形

（一）概述

小脑扁桃体下疝畸形又称 Arnold-Chiari 畸形，是一种先天性枕骨大孔区的发育异常，颅后窝容积变小，小脑扁桃体、延髓下段及第四脑室下部疝入颈段椎管内，造成枕大池变小或闭塞、蛛网膜粘连肥厚等。

临床上依据畸形的特点及轻重程度可分为 4 型。

1. Chiari Ⅰ 型　小脑扁桃体及下蚓部疝至椎管内，延髓与第四脑室位置正常或轻度下移，可合并脊髓空洞症，一般不伴有脊髓脊膜膨出。

2. Chiari Ⅱ 型　最常见，小脑、延髓、第四脑室均疝至椎管内，第四脑室正中孔与导水管粘连狭窄造成梗阻性脑积水，多伴有脊髓脊膜膨出。

3. Chiari Ⅲ 型　最严重，除 Ⅱ 型特点外，常合并上颈段、枕部脑膜膨出。

4. Chiari Ⅳ 型　表现为小脑发育不全，不向下方移位。

（二）临床表现

颈枕部疼痛常为首发症状，伴有颈枕部压痛及强迫头位。随病情进展，可同时出现以下几组症状。

1. 延髓、上颈髓受压症状　不同程度的偏瘫或四肢瘫、腱反射亢进、病理征阳性等锥体束征，感觉障碍及尿便障碍。合并脊髓空洞症时可出现相应的症状，如节段性分离性感觉障碍、呼吸困难及括约肌功能障碍等。

2. 脑神经、颈神经症状　后组脑神经受损可出现耳鸣、面部麻木、吞咽困难及构音障碍等；颈神经受损可表现为手部麻木无力、手肌萎缩及枕下部疼痛等。

3. 小脑症状　眼球震颤及步态不稳等。

4. 慢性颅高压症状　头痛、视盘水肿等。

（三）辅助检查

首选头颅 MRI 检查。

（四）诊断与鉴别诊断

应与多发性硬化、脊髓空洞症、运动神经元病、颈椎病、小脑性共济失调等易混淆疾病相鉴别。根据本病特征性的 MRI 表现，很容易与上述疾病相鉴别。

（五）治疗

手术是治疗 Arnold-Chiari 畸形的唯一方法。手术指征：①梗阻性脑积水或颅内压增高；②临床症状进行性加重，有明显的神经系统受损体征。手术方法多采用枕骨大孔扩大术、上位颈椎板切除术等。

第二节　脑 性 瘫 痪

一、概　　述

脑性瘫痪是指婴儿出生前到出生后 1 个月内，由于各种原因导致的非进行性脑损害综合征，主要表现为先天性运动障碍及姿势异常，包括痉挛性双侧瘫、手足徐动等锥体系与锥体外系症状，可伴有不同程度的智能低下、语言障碍及癫痫发作等。

二、病因及发病机制

脑性瘫痪的病因复杂，主要分 4 类：①出生前病因；②围生期病因；③出生后病因；④遗传性因素。部分患儿找不到明确的病因。我国脑性瘫痪多发生于早产、低出生体重、产时缺氧窒息及产后黄疸的婴儿。

三、病　　理

病理改变可分为两类。

1. 出血性损害　如室管膜下出血或脑室内出血，多见于妊娠不足 32 周的未成熟胎儿，可能为此期脑血流量相对较大，血管发育不完善所致。

2. 缺血性损害　如脑白质软化、皮质萎缩或萎缩性脑叶硬化等，多见于缺氧窒息的婴儿。

脑性瘫痪的病因、病理和临床表现复杂多变，分类方法也繁多。根据病因、病理可分为：①早产儿基质（室管膜下）出血；②脑性痉挛性双侧瘫（Little 病）；③进展性运动异常。按肌紧张、运动姿势异常症状可分为：①痉挛型；②强直型；③不随意运动型；④共济失调型；⑤肌张力低下型；⑥混合型。

四、临 床 表 现

脑性瘫痪的主要临床表现是运动障碍，主要为锥体系损伤所致，可并发小脑、脑干以及脊髓等损伤。症状、体征随年龄的增长可能会有所改善，是脑性瘫痪区别于其他遗传代谢疾病的临床特点。

1. 痉挛型　是脑瘫中最常见和最典型的类型，占脑瘫患儿的 60%～70%。

2. 强直型　此型实际上是严重的痉挛型的表现。

3. 不随意运动型　又称手足徐动症，约占脑性瘫痪的 20%。

4. 共济失调型　约占脑性瘫痪的 5%。以小脑功能障碍为主要特点。

5. 肌张力低下型　又称弛缓型。表现为躯干和四肢肌张力明显低下，关节活动幅度过大，运动障碍严重，不能竖颈和维持直立体位等，常伴有智能和语言障碍。

6. 混合型　脑性瘫痪各型的典型症状混同存在者，称为混合型。

五、辅 助 检 查

头颅 MRI、CT 检查可以了解脑瘫患儿颅内有无结构异常。脑电图对确定患儿是否有合并癫痫及合并癫痫的风险具有意义；脑诱发电位可发现幼儿的视听功能异常。这些检查有助于明确病因，提供确诊依据，判断预后和指导治疗。

六、诊　　断

目前尚缺乏特异性的诊断指标，主要依靠临床症状和体征，有以下情况应高度警惕脑性瘫痪发生的可能。

1. 早产儿、低出生体重儿、出生时及新生儿期严重缺氧、惊厥、颅内出血及胆红素脑病等。

2. 精神发育迟滞、情绪不稳、易惊恐等。

3. 运动发育迟缓，有肢体及躯干肌张力增高和痉挛的典型表现。

4. 锥体外系症状伴双侧耳聋及上视麻痹。

七、鉴 别 诊 断

1. 遗传性痉挛性截瘫　本病多有家族史，儿童期起病，缓慢进展，双下肢肌张力增高、腱反射亢进、病理征阳性，可有弓形足畸形，但无智能障碍。

2. 共济失调毛细血管扩张症　又称 Louis-Barr 综合征，为常染色体隐性遗传，进行性病程。除共济失调、锥体外系症状外，还可有眼结膜毛细血管扩张、甲胎蛋白显著升高等特异性表现。

3. 小脑退行性病变　共济运动障碍的表现随年龄增长而加剧可帮助鉴别。

4. 婴儿肌营养不良　可有进行性肌萎缩和肌无力。进行性肌萎缩伴舌体肥大、肝脾增大，应考虑糖原贮积病。

八、治　疗

尚无特别有效的疗法。可采取物理疗法和康复训练、药物治疗、手术治疗等降低痉挛肌肉的肌张力，改善运动功能。智能正常的患儿通常预后较好。癫痫频繁发作可致脑缺氧而使智能障碍加重，预后较差。

1. 物理疗法和康复训练

（1）一般治疗：加强护理，注意营养及卫生。根据患儿现有能力制定康复方案，积极进行康复训练，达到最大限度的功能改善。言语障碍及智能不全者，加强语言和文体音乐训练，以提高智能；运动障碍者，进行理疗、体疗、按摩，以改善患肢的运动功能。

（2）康复治疗：方法主要有下列 5 种，①家庭康复；②特殊教育；③引导式教育；④感觉整合训练；⑤音乐治疗。

2. 药物治疗　疗效有限，需对症治疗，如癫痫发作者可根据不同类型给予相应恰当的抗癫痫药物；下肢痉挛影响活动者，可使用苯海索、巴氯芬等肌肉松弛药物以降低肌张力。

3. 手术治疗

（1）选择性脊神经后根切断术。

（2）蛛网膜下腔持续注入巴氯芬。

（3）矫形外科手术。

第三节　先天性脑积水

一、概　述

先天性脑积水也称婴儿脑积水，是由于脑脊液分泌过多、循环受阻或吸收障碍，在脑室系统和蛛网膜下腔内不断积聚增长，继发脑室扩张、颅内压增高和脑实质萎缩等。婴儿因颅缝尚未闭合，头颅常迅速增大。

二、病因及发病机制

先天性脑积水的常见病因有 Chiari 畸形 II 型、遗传性导水管狭窄畸形、胎内已形成的颅后窝肿瘤与脉络丛乳头状瘤及产后感染如弓形虫病等。

1. 交通性脑积水　脑脊液循环通路畅通，但脑脊液分泌过多或蛛网膜吸收障碍。

2. 阻塞性脑积水　脑脊液循环通路上的某一部位受阻所致的脑积水，多伴有脑室扩张。

三、临　床　表　现

早期可不影响患儿的生长发育，晚期可见生长停滞，智能下降。部分患儿脑积水发展到一定时期自行停止进展。主要临床表现如下。

1. 头颅形态异常　头围异常增大是本病的最重要体征。患儿头颅过大与躯干生长比例不协调，呈头颅大、颜面小、前额突出、下颌尖细的容貌。若头部过重，颈部难以支撑，表现为垂头，通常不能坐或站立。

2. 颅内压增高　婴儿期的颅缝未闭对颅内压力有一定的缓冲作用，但随着脑积水的进行性发展，颅内压增高及静脉回流受阻征象显现，前囟扩大、张力高，颅缝裂开，头皮静脉明显怒张，精神萎靡、烦躁不安、尖声哭叫等，严重者出现呕吐或昏睡。颅骨变薄，头发稀少，呈特殊头形，叩诊时可出现破壶音（MacEwen 征）。

3. 神经功能障碍 如果第三脑室后部的松果体侧隐窝扩张明显，压迫中脑顶盖部可出现眼肌麻痹，类似帕里诺综合征，表现为双眼球下旋，上部巩膜暴露，眼球下半部被下眼睑遮盖，称为落日征，是先天性脑积水的特有体征。展神经麻痹也较常见。晚期患儿出现生长停滞，智能下降，嗅觉、视力减退，严重者呈痉挛性瘫痪、共济失调和去大脑强直。

四、辅 助 检 查

（1）头围测量。

（2）影像学检查：①头颅 X 线片；②头颅 CT；③MRI 检查。

五、诊 断

根据婴儿出生后头颅明显快速增大、前囟扩大或膨出、特殊头型、颅内压增高症状、落日征、叩诊破壶音以及头围测量明显增大等不难诊断。头颅 CT、MRI 检查可确诊本病并可进一步明确病因。本病应注意与以下疾病如巨脑症、佝偻病、婴儿硬膜下血肿等相鉴别。CT 或 MRI 可帮助明确诊断。

六、治 疗

本病的治疗包括手术治疗和药物治疗，以手术治疗为主。做好产前诊断和选择性终止妊娠，可以降低本病的发病率。

1. 手术治疗 是主要治疗手段，尤其是对有治疗进展的脑积水更应行手术治疗。

（1）病因治疗：解除梗阻是理想的治疗方法，可采用大脑导水管成形术或扩张术，第四脑室正中孔切开或成形术，枕骨大孔先天性畸形者可做颅后窝及上颈椎椎板切除减压术等。

（2）减少脑脊液形成：如侧脑室脉络丛切除术等。

（3）脑脊液分流术：常采用侧脑室颈内静脉分流术、侧脑室腹腔分流术及侧脑室心房分流术等。

2. 药物治疗 主要用于减少脑脊液的分泌或增加体内水分的排出，一般作为暂时对症或手术治疗的辅助治疗，不宜长期使用。

第二十一章 睡 眠 障 碍

正常睡眠分两个时相：非快速眼动睡眠（NREM）和快速眼动睡眠（REM），睡眠开始时首先进入 NREM，经过一段时间后进入 REM，在整个睡眠周期中 NREM 和 REM 睡眠交替出现，一个 NREM 和一个 REM 组成一个睡眠周期，每夜 4～6 个周期，其中 NREM 占 75%～80%，REM 占 20%～25%。脑电图由不同频率的脑波组成：慢波（0～1Hz）；δ 波（1～4Hz）；θ 波（4～7Hz）；α 波（7～11Hz）；σ 波（11～14Hz）；$β_1$ 波（14～20Hz）；$β_2$ 波（20～35Hz）；γ 波（35～60Hz），此外，睡眠时可见纺锤波及 K 复合波等。

第一节 失 眠 症

一、概 述

失眠症（insomnia）是睡眠质量或数量达不到正常生理需求而影响日间社会功能的一种主观体验，是最常见的睡眠障碍性疾病，患病率很高，欧美国家患病率为 20%～30%。

二、临床表现

入睡困难（入睡时间超过 30 分钟）；睡眠维持障碍（整夜觉醒次数≥2 次）；早醒、总睡眠时间减少（通常少于 6 小时）；日间功能障碍：困倦、注意力不集中、紧张不安、强迫、情绪低落等。

三、诊 断

失眠的诊断须符合以下条件：

1. 存在以下症状之一，入睡困难、睡眠维持障碍、早醒、睡眠质量下降或晨醒后无恢复感。

2. 有条件睡眠且环境适合睡眠的情况下仍出现上述症状。

3. 主诉至少 1 种与睡眠相关的日间功能损害，疲劳或全身不适；注意力、注意维持能力或记忆力减退；学习、工作和（或）社交能力下降；情绪波动或易激惹；日间思睡；兴趣、精力减退；工作或驾驶过程中错误倾向增加；紧张、头痛、头晕，或与睡眠缺失有关的其他躯体症状；对睡眠过度关注。

四、治 疗

1. 非药物治疗 睡眠卫生教育和心理行为治疗。

2. 药物治疗 最低有效剂量、间断给药（3～5 次/周）、短期用药（常规用药不超过 3～4 周）、减药缓慢和逐渐停药（每天减掉原药的 25%）。

（1）苯二氮䓬类受体激动剂（BZRA）：传统苯二氮䓬，如三唑仑（短效）、艾司唑仑（中效）、氯硝西泮（长效）等；新型非苯二氮䓬，如唑吡坦、佐匹克隆、右佐匹克隆、扎来普隆。

（2）褪黑素受体激动剂：作为 BZRA 不耐受、药物依赖患者的替代治疗。雷美尔通：褪黑素受体 MT1 和 MT2 激动剂，缩短睡眠潜伏期、增加睡眠时间；特斯美尔通：Ⅲ期临床试验中；阿戈美拉汀：具有抗抑郁和催眠双重作用。

（3）抗抑郁药：三环类抗抑郁药，如多塞平、阿米替林；选择性 5-羟色胺再摄取抑制剂（SSRI），如氟西汀、帕罗西汀、氟伏沙明、舍曲林、西酞普兰；5-羟色胺和去甲肾上腺素再摄取抑制剂（SNRI），如文拉法辛、度洛西汀；其他，如米氮平、曲唑酮。

第二节 发作性睡病

一、概 述

发作性睡病是一种原因不明的慢性睡眠障碍，主要表现为白天反复发作的无法遏制的睡眠、猝倒发作和夜间睡眠障碍。

特征性病理改变：下丘脑外侧区分泌素神经元特异性丧失。

二、病因及发病机制

1. 多基因易患性，如基因 HLA-DQB1*0602、DR2/DRB1*1501、DQB1*0301。

2. 环境因素、免疫反应。

3. 感染及强烈的心理应激可促使本病提前发病。

4. 脑干蓝斑的去甲肾上腺素能神经元和中缝背核的 5-羟色胺能神经元平衡失调，导致 REM 相关的睡眠异常。

三、临 床 表 现

1. 日间过度睡眠（EDS）。

2. 猝倒发作 是本病的特征性症状。

3. 夜间睡眠障碍 最具特征性的是入睡前幻觉和睡眠瘫痪。

四、诊 断

1. 发作性睡病 1 型 既往称猝倒型发作性睡病，占 85%，脑脊液中分泌素 1 水平显著下降。发作性睡病 1 型的诊断标准如下。

（1）白天难以遏制的困倦和睡眠发作，症状持续至少 3 个月。

（2）满足以下 1 项或 2 项条件：①猝倒发作，多次小睡潜伏期试验（multiple sleep latency test，MSLT）平均睡眠潜伏期≤8min，≥2 次 REM 睡眠现象（sleep onset rapid eye movement periods，SOREMPs）。推荐 MSLT。检查前先进行夜间多导睡眠图（nocturnal polysomnogram，nPSG）检查，nPSG 出现 SOREMPs 可以替代 1 次白天 MSLT 中的 SOREMPs。②免疫反应法检测脑脊液中分泌素 1 浓度≤110pg/ml 或＜正常参考值的 1/3。

2. 发作性睡病 2 型 既往称非猝倒型发作性睡病，脑脊液中分泌素 1 水平无显著下降。

发作性睡病 2 型的诊断标准如下。

（1）白天难以遏制的困倦和睡眠发作，症状持续至少 3 个月。

（2）MSLT 平均睡眠潜伏期≤8 分钟，≥2 次 SOREMPs。推荐 MSLT 检查前进行 nPSG 检查，nPSG 出现 SOREMPs 可以替代 1 次白天 MSLT 中的 SOREMPs。

（3）无猝倒发作。

（4）脑脊液中分泌素 1 浓度没有检测，或免疫反应法测量值≥110pg/ml 或＞正常参考值的 1/3。

（5）嗜睡症状和（或）MSLT 无法用其他睡眠障碍解释。

五、治 疗

（一）非药物治疗

生活规律、控制体重、避免较危险的体育运动，进行心理卫生教育，加强知识普及。

（二）药物治疗

1. 中枢兴奋剂 新型中枢兴奋剂有莫达非尼。传统的中枢兴奋剂有苯丙胺类（哌甲酯、安非他明）、非苯丙胺类（马吲哚、司来吉兰、咖啡因）。

2. 抗抑郁剂 治疗猝倒起效迅速，但停药后症状反弹；选择性 5-羟色胺与去甲肾上腺素再摄取抑制剂；选择性去甲肾上腺素再摄取抑制剂。

3. 镇静催眠药物 唑吡坦、佐匹克隆、右佐匹克隆、短半衰期苯二氮䓬类药物，REM 睡眠期行为障碍首选氯硝西泮。

4. γ-羟丁酸钠 改善夜间睡眠及猝倒。

第三节 阻塞型睡眠呼吸暂停低通气综合征

一、概 述

阻塞型睡眠呼吸暂停低通气综合征（OSAHS）是指睡眠期反复发生上呼吸道狭窄或阻塞，出现打鼾、呼吸暂停及白天过度睡意，呼吸暂停时口鼻无气流，胸腹式呼吸仍存在，临床较常见，成人发病率为 4%～7%，男性高于女性。

二、病 因

1. 年龄因素 成年后随年龄增长患病率增加。

2. 性别因素 女性绝经前发病率显著低于男性。

3. 肥胖及颈围增粗。

4. 上气道解剖异常。

5. 长期大量饮酒、服用镇静药物。

6. 内分泌疾病 甲状腺功能减退症、肢端肥大等。

7. 遗传体质和遗传疾病。

三、发 病 机 制

1. 睡眠时咽部肌肉肌张力降低，舌根及软腭后移，咽腔变窄。

2. 咽侧壁肥厚、扁桃体及舌体肥大、软腭肥大等因素可导致咽腔狭窄或闭塞。

3. 鼻腔疾病使鼻腔阻力增加，导致张口呼吸，肌肉和软组织充血、水肿、肥大。

4. 呼吸暂停和低通气引起的低氧血症和高碳酸血症继发其他系统性疾病。

5. 反复觉醒造成睡眠片段化、睡眠结构紊乱，影响情绪、认知、内分泌。

四、临 床 表 现

1. 最常见的症状是打鼾伴呼吸暂停。

2. 睡眠异常，如睡眠障碍、夜间恐惧、周期性肢动、夜游、谵语等。

3. 晨起头昏、白天疲乏、困倦，多数患者伴注意力不集中、记忆力减退、性格改变。

4. 可继发心律失常、高血压、肺动脉高压、红细胞增多等，严重者合并心力衰竭及其他脑功能减退的症状和体征。

五、诊 断

1. 诊断要点

（1）典型的夜间睡眠打鼾伴呼吸暂停、日间嗜睡等症状。

（2）查体发现上气道解剖异常：咽腔狭窄、扁桃体肥大、悬雍垂粗大、腺样体增生等。

（3）呼吸暂停低通气指数（AHI）>5 次/小时。

（4）对于日间嗜睡不明显者，AHI≥10 次/小时，或 AHI≥5 次/小时同时存在认知功能障碍、高血压、冠心病、脑血管疾病、糖尿病和失眠等 1 项或 1 项以上 OSAHS 合并症者也可确诊。

2. 根据 AHI 和夜间血氧饱和度将 OSAHS 分类

（1）轻度：AHI 在 5～15 次/小时，血氧饱和度为 85%～90%。

（2）中度：AHI 在 16～30 次/小时，血氧饱和度为 80%～84%。

（3）重度：AHI>30 次/小时，血氧饱和度<80%。

PSG 的特点：典型的呼吸暂停和低通气持续 10～50 秒，呼吸事件在 REM 期睡眠中可持续几分钟，多出现在仰卧位时；血氧饱和度通常在呼吸停止的 30 秒内达最低水平，并在血氧饱和度达最低后 3 秒钟内出现脑电图微觉醒。血氧饱和度曲线随呼吸事件的反复出现，呈"锯齿状"波动；脑电图显示睡眠片段化，1 期睡眠增加，3 期、4 期和 REM 睡眠减少以及反复出现呼吸性微觉醒。

六、治　疗

1. 一般性治疗　有效控制体重和减肥，戒烟酒，睡前勿饱食，慎用镇静催眠药及其他可引起或加重 OSAHS 的药物，适当进行运动，尽可能侧卧位睡眠等。

2. 病因治疗

（1）甲状腺功能减退者可补充甲状腺素。

（2）肢端肥大症者可手术切除垂体瘤或服用生长抑素。

（3）鼻塞者可使用萘甲唑啉或麻黄碱滴鼻。

（4）鼻腔疾病或扁桃体肿大可手术治疗。

3. 无创气道正压通气治疗

（1）适合中、重度 OSAHS 患者（AHI>15 次/小时）。

（2）轻度 OSAHS（AHI 在 5～15 次/小时）患者，但症状明显（如白天嗜睡、认知障碍、抑郁等）合并心脑血管疾病和糖尿病等。

（3）经过其他治疗（如悬雍垂腭咽成形术、口腔矫正器等）后仍存在阻塞型睡眠呼吸暂停。

（4）OSAHS 合并 COPD 者，即"重叠综合征"。

（5）OSAHS 患者的围手术期治疗。

4. 口腔矫正器　适用于单纯鼾症及轻中度的 OSAHS 患者，特别是有下颌后缩者。

5. 手术治疗　适用于通过手术可解除上气道阻塞的患者，需严格掌握手术适应证，通常不宜作为本病的初始治疗手段。

6. 药物治疗　目前尚无疗效确切的药物可以使用。

第四节　不安腿综合征

一、概　述

不安腿综合征（RLS）是一种主要累及腿部的常见的感觉运动障碍性疾病，表现为静息状态下双下肢难以形容的感觉异常与不适，有活动双腿的强烈愿望，患者不断被迫敲打下肢以减轻痛苦，常在夜间休息时加重，可发生于任何年龄。

二、病　因

1. 继发性 RLS　多继发于一些疾病。

（1）Ⅲ型脊髓小脑共济失调继发者占 45%。

（2）Ⅱ型腓骨肌萎缩症继发者占 37%。

2. 原发性 RLS　具体病因不清楚，目前认为可能与遗传、脑内多巴胺功能异常有关。

3. 发病机制　目前还不清楚，有以下几种学说。

（1）多巴胺能神经元损害：是目前较为公认的机制之一。

（2）铁缺乏：RLS 发病的一个重要原因。

（3）遗传因素：55%～92%原发性 RLS 患者有阳性家族史。

三、临 床 表 现

1. 任何年龄均可发病，但中老年人多见，男：女=1：2。

2. 强烈活动双腿的愿望。

3. 肢体远端不适感，如麻木、蚁走、蠕动、烧灼、疼痛、痉挛等。

4. 80%患者有周期性肢体运动（PLM）。

5. 95%的患者合并睡眠障碍。

四、诊 断 条 件

1. 四项基本诊断标准 ①强烈活动双腿的愿望，常伴有各种不适的感觉症状；②静息时出现或加重；③活动后部分或完全缓解；④傍晚和夜间加重。

2. 三项支持性临床特点 ①阳性家族史；②周期性肢体运动；③多巴胺能药物治疗有效。

3. 三项相关的临床特点 ①临床病程多样；②睡眠障碍：白天疲倦乏力；③除缺铁、怀孕、终末期肾病等原发病外，查体和辅助检查通常无异常。

五、鉴 别

本病需与下列疾病相鉴别：周期性肢体运动障碍；静坐不能；周围神经病和神经根病。

六、治 疗

1. 继发性 RLS

（1）治疗原发病：缺铁性贫血补铁，下肢血液循环不良者改善循环。

（2）无特异性治疗方法的遗传病，治疗同原发性 RLS。

2. 药物治疗

（1）轻度 RLS 患者不需要药物治疗，中到重度患者需要规律性用药。

（2）多巴胺受体激动剂：普拉克索、卡麦角林、罗匹尼罗。

（3）左旋多巴：睡前 50～100mg 口服。

（4）多巴胺及受体激动剂不能耐受者：加巴喷丁、卡马西平、苯二氮䓬类及阿片类药物。

第二十二章 内科系统疾病的神经系统并发症

第一节 神经系统副肿瘤综合征

一、概 述

（一）定义

神经系统副肿瘤综合征（PNS）是癌肿对神经系统的远隔效应，而非癌肿直接侵犯及转移至神经、肌肉或神经-肌肉接头的一组综合征。它既不包括肿瘤对组织的直接压迫、浸润，也不包括手术、应用免疫抑制剂、放疗或化疗的副作用。

PNS 的原发癌肿以肺癌最多（44.1%），特别是小细胞肺癌；其次是卵巢癌（17.6%）、食管癌（14.7%）、淋巴瘤（8.8%）、胃癌（6%）；此外，还有前列腺癌、甲状腺癌、胰腺癌、乳腺癌、胸腺瘤、睾丸癌等。PNS 发病率较低，仅发生于约 1% 的肿瘤患者。

（二）发病机制

尚不明确，目前比较推崇的是自身免疫反应学说：某些癌肿与神经、肌肉组织存在共同抗原决定簇，癌肿细胞作为抗原，启动机体产生高度特异性抗体，在补体的参与下，不仅杀伤癌肿细胞，也损伤和破坏机体的神经、肌肉组织，同时进一步刺激 B 淋巴细胞产生更多的抗体，引起更强烈、更广泛的免疫应答反应。PNS 患者血清和脑脊液中发现了一些与神经组织有关的抗体，如抗 Yo 抗体、抗 Hu 抗体等。

（三）病理

1. 原发癌肿病理改变。

2. 受累局部的神经系统可见血管周围间隙的炎症细胞浸润。

3. 脑脊液检查常发现细胞数增多、IgG 增多及出现寡克隆带。

以上改变均证实炎症或免疫介导的发病机制。

（四）临床表现

神经系统可广泛受累，由于其累及部位广泛，临床表现多样，尤以周围神经系统的表现多样。

1. 临床特点

（1）多为中年起病。

（2）亚急性起病，表现为急性、慢性进展甚至复发—缓解病程。

（3）症状和体征可发生在肿瘤发生发展的任何时段。

（4）临床表现可有感觉障碍和疼痛，但大多数表现复杂多样，缺乏特异性。

（5）表现往往不符合原发神经系统疾病的发展规律，或不能用单一疾病解释。

（6）病程及严重程度与原发肿瘤的大小及生长速度、恶性程度无明确相关性。

2. 神经系统副肿瘤综合征的分类

（1）中枢神经系统：脑脊髓炎、边缘叶性脑炎、脑干炎、亚急性小脑变性、斜视性眼肌阵挛-肌阵挛、僵人综合征、肿瘤相关的视网膜病、黑色素瘤相关的视网膜病、副肿瘤性视神经病、运动神经元综合征、其他运动神经元综合征。

（2）周围神经系统：亚急性感觉神经元病、急性感觉运动神经病、亚急性自主神经病、副肿瘤性周围神经血管炎。

（3）神经-肌肉接头和肌肉：Lambert-Eaton 肌无力综合征、神经肌强直、皮肌炎、急性坏死性肌病、恶病质肌病。

二、副肿瘤性脑脊髓炎

副肿瘤性脑脊髓炎（PEM）是侵及中枢神经系统多个部位的副肿瘤综合征。引起 PEM 最常见的肿瘤是小细胞肺癌，接近一半患者血清和脑脊液中查到抗 Hu 抗体。分类与临床表现如下。

1. 副肿瘤性边缘叶性脑炎　主要累及大脑边缘叶，包括胼胝体、扣带回、穹窿、海马、杏仁核、额叶眶面、颞叶内侧面和岛叶。临床以亚急性、慢性或隐匿起病，表现为短时记忆缺失、痫性发作、幻觉、抑郁、睡眠障碍、行为异常等，多进行性加重到最后发生痴呆。50%～60%的原发肿瘤为肺癌，主要是小细胞肺癌；20%为睾丸癌；其他如乳腺癌、胸腺瘤等。脑脊液检查示 80%患者淋巴细胞计数、蛋白质含量、IgG 轻到中度升高，可出现寡克隆带。60%患者可以检出抗 Hu或 Ma2 抗体，可以伴有抗 Mal、CV2/CRMP5 及 Amphiphysin 抗体阳性。

2. 副肿瘤性脑干炎　主要累及下橄榄核、前庭神经核等下位脑干结构，特别是延髓，表现为眩晕、眼震、复视、凝视麻痹、吞咽困难、构音障碍和共济失调，甚至出现锥体束征。

3. 副肿瘤性脊髓炎　可累及脊髓的任何部位，主要以损害脊髓前角细胞为主，表现为慢性进行性对称或不对称性肌无力、肌萎缩，以上肢多见。

三、亚急性小脑变性

亚急性小脑变性又称为副肿瘤性小脑变性（PCD），是最常见的 PNS，原发肿瘤最常见于小细胞肺癌。

1. 临床表现

（1）多见于成年人，女性稍多。亚急性或慢性病程，症状在几周到几个月内进行性加重，达到高峰后趋于稳定。

（2）首发症状多是步态不稳，出现肢体及躯干共济失调，可伴有构音障碍、眩晕、恶心、呕吐、眼震等。

（3）锥体束征和锥体外系改变、精神症状、认知功能障碍以及周围神经症状和体征。

2. 辅助检查

（1）MRI 和 CT 早期正常，晚期可有小脑萎缩。

（2）脑脊液检查可有轻度淋巴细胞计数升高，蛋白质含量和 IgG 也可升高，可出现寡克隆带。

（3）血清和脑脊液中可查到自身抗体。

3. 治疗　发现原发肿瘤并及早手术治疗，有报道称血浆交换也可以稳定病情。

四、斜视性眼肌阵挛-肌阵挛

斜视性眼肌阵挛-肌阵挛（OMS）是一种伴有眨眼动作的眼球不自主、快速、无节律、无固定方向的高波幅集合性扫视运动，当闭眼或入睡后仍持续存在，试图做眼球跟踪运动或固定眼球时反而加重，上述动作可以单独存在，也可与其他肌阵挛共存，如伴有四肢、躯干、横膈、头部及咽喉的肌阵挛和共济失调。症状可以间歇性发作，也可以持续存在。

1. 临床表现　成人 OMS 多亚急性起病，常合并小脑性共济失调、眩晕、精神障碍甚至是脊髓损害。

2. 辅助检查

（1）头 MRI 及脑电图可有改变，但不具特异性。

（2）脑脊液检查可见蛋白质含量和白细胞计数轻度增高。

（3）成年女性查到 Ri（ANNA-2）抗体高度提示患有乳腺癌或妇科肿瘤，在男性提示小细胞肺癌和膀胱癌的可能。抗 Hu 抗体阳性提示神经母细胞瘤的存在。

3. 治疗 肿瘤切除、免疫抑制治疗、类固醇皮质激素等方法均可使临床症状好转。

五、亚急性坏死性脊髓病

亚急性坏死性脊髓病脊髓病变以胸髓受损最为严重，可累及脊髓全长，灰、白质大致对称性坏死，白质较灰质受损严重，轴突和髓鞘均累及，极少出现炎症反应。

1. 原发肿瘤 1/3 合并淋巴瘤，1/3 合并小细胞肺癌，其余 1/3 合并其他类型的肿瘤如胃癌、前列腺癌、甲状腺癌、乳腺癌、巨细胞肉瘤、皮肤鳞状上皮癌以及肾细胞癌等。虽然癌变的种类较多，但在临床表现上极为相似。

2. 发病机制 尚不明确，可能与抗 Hu 抗体介导的自身免疫有关。

3. 临床表现

（1）非常少见，临床过程非常凶险，大多数患者病情严重，在数天、数周或 2～3 个月内死亡。

（2）中年以上发病，临床症状与肿瘤的病程不平行，可在肿瘤发现前或缓解期出现。

（3）表现为亚急性脊髓横贯性损伤：多以下肢无力起病，呈传导束性运动、感觉障碍，伴有括约肌功能障碍，受损平面可以在数日内上升，可累及颈段脊髓造成四肢瘫，甚至出现呼吸肌麻痹危及生命。

4. 辅助检查

（1）脑脊液检查正常或淋巴细胞计数和蛋白质含量升高。

（2）MRI 可见病变节段脊髓肿胀。

5. 治疗 没有特异性治疗方法，病情进行性加重，预后不良，多于 2～3 个月死亡。

六、亚急性运动神经元病

亚急性运动神经元病主要侵及脊髓前角细胞和延髓运动神经核，表现为非炎性退行性变。

1. 原发肿瘤 以骨髓瘤和淋巴细胞增殖性肿瘤多见。

2. 临床表现 为亚急性进行性上、下运动神经元受损的症状，以双下肢无力、肌萎缩、肌束震颤、腱反射消失等下运动神经元损害多见，上肢和脑神经受损较少，感觉障碍轻微。上运动神经元损害表现类似肌萎缩侧索硬化。

3. 辅助检查

（1）脑脊液检查正常，部分患者蛋白质含量常升高。

（2）肌电图表现为失神经电位。

（3）原发肿瘤证据和相关肿瘤抗体是主要诊断依据。

4. 治疗 尚无特效的治疗办法。病程进展缓慢，有时经过数月或数年后神经症状趋于稳定或有所改善。

七、亚急性感觉神经元病

亚急性感觉神经元病又称为副肿瘤性感觉神经元病（PSN），可与 PEM 合并存在。主要侵及脊髓背根神经节和后索神经纤维，病理改变为广泛的神经元脱失、坏死，淋巴细胞及单核细胞浸润，后根、脊髓后角细胞、后索继发性退行性变。

1. 临床表现

（1）女性多见，呈亚急性起病。

（2）常以一侧或双侧不对称的肢体远端疼痛、麻木等感觉异常为首发症状。

（3）大多在数日到数周内进展为四肢远端对称性各种感觉减退或消失，以下肢深感觉障碍为主，重者可累及四肢近端和躯干，甚至出现面部感觉异常。

（4）可伴有自主神经功能障碍。

2. 辅助检查

（1）脑脊液检查多数正常，部分可有轻度淋巴细胞增高，蛋白质含量、IgG 略有升高或出现寡克隆带。

（2）血清和脑脊液中可以检测出抗 Hu 抗体，脑脊液中滴度较高，提示抗体由鞘内合成。

（3）肌电图特点是感觉神经动作电位衰减或缺失，传导速度严重减慢甚至检测不出，运动神经传导速度正常或仅轻度减慢，无失神经电位。

3. 治疗　本病尚无特效治疗方法，血浆置换、皮质类固醇及免疫球蛋白治疗对多数患者无效。早期切除原发肿瘤可延缓本病病程，但预后不良。

八、Lambert-Eaton 肌无力综合征

Lambert-Eaton 肌无力综合征（LES）是一种由免疫介导的神经-肌肉接头功能障碍性疾病，病变主要累及突触前膜。

1. 发病机制　由于肿瘤细胞表面的抗原决定簇与突触前膜神经末梢钙通道蛋白有交叉免疫反应，使之产生的抗体也对神经末梢突触前膜产生免疫应答，导致钙通道特别是电压依赖性钙通道不能开放。当神经冲动到达神经末梢时，钙离子不能进入神经末梢，突触前膜不能正常释放乙酰胆碱，导致神经-肌肉接头传递功能障碍。

2. 临床表现

（1）中年男性多见；亚急性起病，进行性对称性肢体近端和躯干肌肉无力、病态疲劳，下肢重于上肢，休息后症状不能缓解。

（2）一般不累及脑神经支配的肌肉，半数以上患者有胆碱能自主神经功能障碍，如口干、便秘、排尿困难、阳痿、直立性低血压等。

（3）体征包括深反射减弱或消失，无感觉障碍。

（4）可以合并其他 PNS，如副肿瘤性小脑变性（PCD）和脑脊髓炎等。

3. 辅助检查

（1）新斯的明或依酚氯铵试验往往阴性，部分患者可有弱反应。

（2）最有特征性改变的是肌电图，表现为低频（3～5Hz）刺激时动作电位波幅变化不大，而高频（>10Hz）重复电刺激时波幅递增到 200% 以上。

4. 治疗

（1）胆碱酯酶抑制剂通常无效。

（2）血浆置换加用免疫抑制治疗有效。

（3）治疗原发肿瘤可使症状明显改善，但不稳定。

第二节　糖尿病神经系统并发症

一、概　　述

糖尿病神经系统并发症检出率明显提高，达 50% 以上，是糖尿病最常见的并发症。

二、发　病　机　制

糖尿病引起的神经系统损伤复杂多样，可侵及脑、脊髓和周围神经，其机制也较复杂，目前认为主要有以下学说。

（一）糖代谢异常导致非酶促蛋白质的糖基化和多元醇、肌醇代谢异常

高血糖使神经髓鞘蛋白和微管蛋白糖基化明显增强，影响微管系统的结构和功能，还可影响周围神经纤维的营养作用；山梨醇和果糖的堆积导致神经纤维内渗透压增高，对肌醇的摄取减少，影响 Na^+-K^+-ATP 酶活性。

（二）微血管病变导致的神经低灌注

长期高血糖导致血脂代谢异常，产生微血管病变，进而导致神经组织缺血、缺氧，造成神经结构和功能损害。

（三）神经生长因子、胰岛素样生长因子-1

部分糖尿病患者体内出现胰岛素抗体可与神经生长因子发生交叉反应，使神经生长因子减少，胰岛素和胰岛素样生长因子 1（IGF-1）作用降低，从而发生糖尿病性神经系统病变。

（四）自身免疫因素

部分患者血清中可以查到抗神经节抗体及抗磷脂抗体等，不仅直接损伤神经组织，也影响到供应神经的血管，导致神经组织的血液循环障碍。

（五）炎症反应

P2 选择素和细胞间黏附分子 1 增高，导致周围神经传导速度减慢。

（六）遗传因素

部分患者的糖尿病性神经病变与糖尿病的严重程度不一定平行，与个体的遗传易感性有关；醛糖还原酶基因多态性与糖尿病微血管病变密切相关。

（七）其他因素

蛋白激酶 C、必需脂肪酸、前列腺素等代谢失调均可引起神经膜结构和微血管改变；氨基己糖代谢异常、脂代谢异常、维生素缺乏、亚麻酸的转化、N-乙酰基-L-肉毒素减少等均可能与糖尿病性神经病变有关。

三、糖尿病性多发性周围神经病

糖尿病性多发性周围神经病又称为对称性多发性末梢神经病，是最常见的糖尿病性神经系统并发症，病变通常为对称性，下肢重于上肢，以感觉神经和自主神经症状为主，而运动神经症状较轻。临床表现如下。

（1）慢性起病，逐渐进展；多数对称发生，不典型者可以从一侧开始发展到另一侧，主观感觉明显而客观体征不明显。

（2）感觉症状通常自下肢远端开始，主要表现为烧灼感、针刺感及电击感，夜间重，有时疼痛剧烈，难以忍受而影响睡眠。还可以出现肢体麻木感、蚁走感等感觉异常，活动后好转，可有手套/袜套状感觉减退或过敏。

（3）自主神经症状较为突出，可出现直立性低血压。此外，皮肤、瞳孔、心血管、汗腺和周围血管、胃肠、泌尿生殖系统均可受累。

（4）肢体无力较轻或无，一般无肌萎缩。查体时可见下肢深、浅感觉和腱反射减弱或消失。

四、糖尿病性单神经病

糖尿病性单神经病是指单个神经受累，如果侵犯两个以上神经称为多发性单神经病。脑神经主要以动眼神经、展神经、滑车神经和面神经常见。脊神经常侵犯腓浅神经、腓肠神经、腓总神经、正中神经、尺神经、桡神经、腋神经，少数可侵及膈神经和闭孔神经。

1. 发病机制 糖尿病性单神经病主要是血液循环障碍所致，多数患者可见较明显的轴索变性及程度不等的节段性脱髓鞘，细小的感觉纤维受损较为显著。

2. 临床表现 以急性或亚急性起病者居多，临床表现为受损神经相应支配区域的感觉、运动障碍，肌电图检查以神经传导速度减慢为主。病程可持续数周到数月，治疗与多发性周围神经病相同。

五、糖尿病性自主神经病

80%的糖尿病患者有不同程度的自主神经受损，最易发生在病程20年以上和血糖控制不良的患者中。交感神经和副交感神经，有髓纤维和无髓纤维均可受累。较常见的糖尿病性自主神经病如下。

1. 糖尿病性胃肠自主神经病　糖尿病常引起胃、肠自主神经损害，导致其功能紊乱，包括胃轻瘫、腹泻、便秘等。

2. 糖尿病性膀胱功能障碍　13%的糖尿病患者合并有膀胱功能障碍，出现排尿困难，膀胱容量增大，称为低张力性大容量膀胱。由于膀胱内长时间有残余尿，因此常反复发生泌尿系统感染。

3. 糖尿病性性功能障碍　男性糖尿病患者有接近半数出现阳痿，它可以是糖尿病自主神经障碍的唯一表现，其原因可能是骶部副交感神经受损。40岁以下的女性患者38%出现月经紊乱，此外还有性冷淡和会阴部瘙痒。

六、糖尿病性脊髓病

1. 糖尿病性假性脊髓结核　由脊髓的后根和后索受累引起的，临床表现为深感觉障碍，患者多出现步态不稳、夜间行走困难、走路踩棉花感，闭目难立征阳性。

2. 糖尿病性肌萎缩　约占糖尿病的0.18%，是糖尿病性腰段神经根病变，为免疫介导的微血管神经外膜病变。

（1）多见于老年2型糖尿病患者，体重减轻、血糖变化时容易发生。

（2）多为亚急性起病，主要累及骨盆带肌，特别是股四头肌，往往肌萎缩明显，而肌无力非常轻微。

（3）常以单侧下肢近端无力萎缩开始，病情进展后约有半数患者双侧下肢近端受累，偶可累及下肢远端，部分患者有剧烈的神经痛但查体却无感觉异常。

（4）肌电图显示以支配近端肌肉和脊旁肌为主的神经源性损害。

七、糖尿病脑病

糖尿病脑病（DE）是由糖尿病引起的认知功能障碍、行为缺陷和大脑神经生理及结构改变的中枢神经系统疾病。

糖尿病脑病不同于糖尿病引起的脑血管疾病，该病主要表现为学习能力的下降、记忆功能减退、时间空间定向力减退、语言能力、理解判断和复杂信息处理能力下降，严重的可发展为痴呆。

1. 临床表现

（1）以学习能力、记忆能力、语言表达能力及判断能力下降为主要表现，同时可伴有淡漠、目光呆滞、反应迟钝等，严重的患者生活不能自理。学习记忆障碍是糖尿病脑病的典型表现。

（2）不同类型的糖尿病其认知障碍的表现形式可不相同：1型糖尿病脑病患者主要以联想记忆、学习能力及注意力障碍为主，而2型糖尿病脑病患者主要表现为学习记忆障碍。

2. 诊断　目前尚无明确的统一诊断标准。该病的检测可通过认知功能量表进行筛查。常用的量表包括简易智能精神状态评价量表（MMSE）、蒙特利尔认知评估量表（MoCA）、韦氏记忆量表、韦氏智力量表。

3. 鉴别诊断　需要排除其他原因导致的认知功能下降，尤其是需要与血管性痴呆以及阿尔茨海默病等可引起认知功能障碍的疾病相鉴别。

八、糖尿病神经系统并发症诊断

根据上述分类和相应的临床表现，结合血糖升高或糖耐量异常等不难诊断。

1. 脑血管疾病需进行头部CT、MRI检查。

2. 脊髓血管病多数可通过 MRI 检出。

3. 周围神经病诊断主要依据为感觉和自主神经症状、血糖异常、肌电图示神经传导速度减慢。

九、糖尿病神经系统并发症鉴别诊断

1. 农药、重金属和一些有机化合物中毒引起的多发性周围神经病。

2. 癌性周围神经病。

3. 亚急性联合变性。

4. 慢性炎症性脱髓鞘性多发性周围神经病。

5. 遗传性周围神经病。部分年轻患者应与晚发遗传性周围神经病，特别是遗传性运动感觉性神经病的Ⅰ型和Ⅱ型鉴别。部分晚发遗传性周围神经病患者合并糖尿病，其运动神经也同样受累并可出现肌萎缩，检查常有家族遗传史，神经活检和基因检测等可帮助鉴别。

十、治 疗

1. 控制血糖 将血糖控制在理想范围内，包括控制饮食、口服降糖药、使用胰岛素等，注意避免治疗中低血糖的发生。

2. B族维生素 由于糖尿病性神经病变多以髓鞘改变为主，故B族维生素的使用非常重要。

3. 控制血脂水平 在有糖尿病的情况下，高血脂使动脉硬化加重，从而加重血管的狭窄及增加缺血性脑血管疾病的发生，一般应将低密度脂蛋白胆固醇（LDL-C）控制在 2.6mmol/L（100mg/dl）以下。

4. 疼痛 卡马西平、苯妥英钠。

5. 精神症状 情绪不稳可用抗焦虑和抗抑郁药物。

6. 自主神经症状 治疗比较困难，可对症治疗。

7. 认知功能障碍糖尿病脑病 轻度认知功能障碍的患者可考虑采用综合干预方法，如地中海饮食法，以蔬菜、鱼、五谷杂粮、豆类和橄榄油为主，加强体育锻炼以及进行认知功能训练，注意维生素E及微量元素的摄入；对于中、重度认知功能障碍的患者可考虑给予乙酰胆碱酯酶抑制剂（多奈哌齐）或NMDA受体拮抗剂（美金刚）治疗。

第三节 系统性红斑狼疮的神经系统表现

一、概 述

系统性红斑狼疮（SLE）是一种累及全身各系统的常见自身免疫病，是由于遗传、内分泌和环境因素相互作用而导致机体免疫失调引起的慢性炎性疾病。中国人患病率约为 21.4/10 万，其中90%以上是女性患者。临床表现多样，约半数患者出现不同程度的神经精神症状，称为神经精神狼疮（NPSLE）。美国风湿病协会（ACR）共规定了 19 种 SLE 相关的 NPSLE，其中较为常见的有三叉神经炎、无菌性脑膜炎、头痛、癫痫、脑血管疾病、精神异常、周围神经炎等。

二、病 因

SLE 导致的神经损伤原因较为复杂，可能涉及多种方面因素。

1. 遗传因素 不同种族的发病率不同，提示有种族遗传性，且有家族发病集中趋势，尤以同胞姐妹和单卵双胎发病更多。

2. 感染 许多学者认为病毒感染与 SLE 相关，在部分患者体内发现抗麻疹病毒、副流感病毒、腮腺炎病毒及 EB 病毒抗体，同时血清中干扰素水平增高，但还没有在 SLE 患者体内分离出这些病毒。

3. 内分泌因素 女性患者明显多于男性患者，且多为育龄妇女，妊娠和分娩可以加重或诱发本病，提示可能与内分泌有关。

4. 物理损伤　紫外线照射使皮肤细胞核内 DNA 成为抗原，刺激产生抗核抗体损伤皮肤，产生炎症反应。

5. 药物　有些药物也可使核蛋白和 DNA 变性，造成免疫反应。

三、发病机制

目前较为公认的机制是免疫介导 SLE 相关的神经损伤，主要机制有以下几种。

（一）抗体对神经细胞的直接损伤

在患者体内可以检测出多种自身抗体，如抗神经元抗体、抗神经胶质细胞抗体、抗淋巴细胞抗体，这些抗体可直接损伤神经组织。

（二）抗体对脑血管的损伤

在患者内皮细胞膜磷脂上查到抗心磷脂抗体，可造成内皮损伤，导致血小板黏附、聚集形成血栓；抗内皮细胞抗体还有单核细胞趋化作用，单核细胞浸润于血管壁内，破坏血管壁和促进动脉硬化形成。

（三）抗体对凝血系统的影响

抗磷脂抗体表面带有正电荷，与带有负电荷的磷脂结合影响凝血机制。

通过 β_2 糖蛋白 I 发挥促血栓形成的作用。

与磷脂竞争性结合，延长磷脂依赖的凝血过程。

（四）抗原-抗体对脉络膜和血脑屏障的损伤

抗原-抗体复合物对脉络膜和血脑屏障造成损伤，可使抗体进入脑组织，导致神经损伤。

四、病　理

SLE 神经系统病理改变包括中枢神经系统和周围神经系统。

1. 脑损害可弥漫全脑，表现为新旧不一的微梗死、出血，也可有大面积脑梗死、脑出血及蛛网膜下腔出血，但比较少见。

2. 脑血管广泛受累，以小血管病变为主，可表现为透明样变、血管内皮增生，也可出现血管炎性改变，此种改变多发生在大脑皮质及脑干。

3. 白质可出现脱髓鞘改变。

4. 周围神经以多灶性不对称的脱髓鞘改变为主，滋养神经的小血管病变也可导致轴索改变。

五、临床表现

SLE 神经症状可以出现在 SLE 的各个时期，狼疮脑病按临床表现将神经精神损害分为 3 型。

1. 轻型　头痛和（或）呕吐、视物模糊。

2. 中型　除上述表现外，同时并发精神异常、抽搐发作、病理征或眼底改变。

3. 重型　除中型表现外，有昏迷、典型的癫痫发作。

六、常见的神经精神症状

（一）头痛

头痛为 SLE 神经系统最常见的症状，占 32%～70%。主要表现为偏头痛，其次是紧张性头痛。偏头痛可以是有先兆的偏头痛，也可以无先兆，且可在 SLE 诊断之前单独出现。

（二）癫痫

癫痫占 17%～37%，发作形式有全身强直-阵挛发作、单纯部分性发作、复杂部分性发作、癫痫持续状态、反射性癫痫、精神运动性发作等。5%～10% 的 SLE 患者以癫痫为首发症状，亦可在 SLE 早期，但最常见于 SLE 晚期，患者应用抗癫痫药物后效果很好。

（三）脑血管疾病

脑血管疾病占 3%～15%，包括脑梗死、脑出血和蛛网膜下腔出血，病变可累及大脑、小脑和脑干。原因可以是脑血管本身病变，也可以是来源于心脏附壁血栓的脱落造成脑栓塞。

（四）认知障碍及精神症状

主要表现为记忆力减退，可恢复，亦可复发；严重者可表现为胡言乱语、意识模糊、躁动不安、幻觉、痴呆、抑郁等。

（五）无菌性脑膜炎

无菌性脑膜炎包括急、慢性脑膜炎，常出现在 SLE 早期，可为首发症状，易复发，表现为头痛、呕吐、颈强直等；查体有脑膜刺激征。

（六）运动障碍

主要是狼疮性舞蹈症，偶可见到帕金森综合征。舞蹈症可出现在疾病的任何时期，但在急性发作期多见。30 岁以下青年女性多见，多为一过性，少数持续数年。可以是单侧舞蹈，也可以是双侧，复发率约为 25%。

（七）脊髓病

脊髓病为约 50%SLE 患者的首发症状，也可发生在疾病不同时期，常是急性或亚急性发病，胸髓、颈髓受累居多，表现为双下肢无力，甚至完全性截瘫，受损平面以下各种感觉减退和消失、大小便功能障碍等。

（八）脑神经病变

主要为视神经受累，也可累及面神经、三叉神经及后组脑神经。在病变侵及大脑、脑干时，也可同时累及脑神经。

（九）脊神经病变

脊神经病变较少见，可有以下几种情况。

1. 非对称性神经炎，最常见的症状是感觉异常，可有手套/袜套状痛觉减退。

2. 感觉性共济失调。

3. 累及神经根，表现为急、慢性炎症性脱髓鞘性多发性周围神经病。

4. 少数情况下可表现为单神经病、多发单神经病、弥漫性神经病等。

七、辅 助 检 查

（一）血清免疫学

首先免疫方面检查符合 SLE 的诊断，血清中一些抗体与神经系统损害的临床表现有一定的关系，如抗淋巴细胞抗体与认知障碍有关，抗核蛋白 P 抗体与神经症有关，抗心磷脂抗体与脑梗死、舞蹈症和脊髓炎有关。

（二）脑脊液

1. 35%的患者脑脊液压力升高，一般为轻度升高，但也有高达 $400mmH_2O$ 以上者。

2. 74%的患者有蛋白质含量升高，多在 0.51～2.92g/L。

3. 18%的患者可伴有白细胞计数轻度升高，以淋巴细胞升高为主。

4. 糖和氯化物含量多正常，个别报道糖含量降低。

5. 抗神经元或淋巴细胞的 IgG 抗体，半数患者出现寡克隆带。

6. C4 补体和糖的含量降低常提示活动性狼疮性脑病。

（三）影像学

SLE 脑病的 CT、MRI 表现多样，主要有以下几种。

1. 脱髓鞘样改变　CT 表现为片状低密度灶，以脑白质为主，MRI 示大脑、小脑半球的深部白质、基底核或脑干区长 T_1、长 T_2 信号，病灶多发，呈条状、斑片状，无周围水肿和占位效应。

2. 大片脑梗死　单发或多发。

3. 腔隙性脑梗死。

4. 脑出血。

5. 脑炎性改变　MRI 示脑实质内片状长 T_1、长 T_2 信号，邻近脑回肿胀。

6. 脑萎缩　可单独出现，亦可同时伴有梗死灶。虽然 MRI 的表现没有特征性，但在发病 24 小时内有典型的长 T_1、长 T_2 信号，应用激素后迅速消退均提示 SLE 脑病的存在。

（四）脑电图

目前并没有特异性脑电图提示 SLE 脑病，但是脑电图的异常可反映发病早期的脑功能异常，对早期诊断、疗效观察以及判断预后有一定的意义。根据脑电图将 SLE 脑病分为 3 种程度。

1. 轻度异常　主要表现为 α 波，较多散在或短至中程 H 波节律活动，以额、中央、颞区多见。

2. 中度异常　主要表现为基本频率减慢，以 H 波及 D 波活动为背景，少量 α 波，呈长程阵发性、持续性、弥漫性出现。

3. 重度异常　弥漫性非节律性 δ 波或 θ 波发放。弥漫性损害者，脑电图多表现为轻度异常，与自身抗体免疫损伤有关，激素治疗效果较好。局限性损害者，脑电图多表现为中重度异常。

（五）肌电图

累及周围神经患者可出现神经传导速度减慢，个别显示轴索损害的改变。

八、诊断及鉴别诊断

1. 诊断　根据典型的 SLE 表现且伴有神经精神症状，不难诊断，但如果 SLE 本身症状不典型，特别是神经精神症状出现在 SLE 之前者容易误诊。SLE 的诊断目前仍采用美国风湿病协会 1982 年的诊断标准。

根据青中年女性起病，伴有皮肤损害、关节疼痛、低热、乏力等症状，伴有神经精神症状、红细胞沉降率快、白细胞和血小板降低、蛋白尿或管型尿、抗核抗体阳性等可以确诊 SLE。脑脊液检查示白细胞计数和蛋白质含量轻度升高、抗核抗体阳性，大剂量皮质激素治疗好转有助于诊断 SLE 神经精神并发症。

2. 鉴别诊断

（1）明显的动脉硬化及其他危险因素所致的脑梗死、脑出血及蛛网膜下腔出血。

（2）多发性硬化：也常见于中青年女性，临床亦表现为缓解—复发的特点，通过影像学难以鉴别，主要通过脑脊液及血清免疫学等检查辅助诊断。

九、治　疗

（一）一般治疗

应尽早诊断、尽早治疗。长期随访和咨询，不断调整治疗方案。目前没有很好的根治方法，患者要树立与疾病长期斗争的信念。

尽量避免一些诱发因素，如尽量避免紫外线照射、感染、精神刺激，妊娠和生育也会加重病情；慎用普鲁卡因胺、肼苯达嗪等药物；尤其注意避免应用肾毒性药物。

（二）神经科治疗

主要是对症治疗。

1. 癫痫可应用抗癫痫药物治疗。

2. 高凝状态可应用抗血小板聚集及改善循环药物。

3. 周围神经病可用类固醇皮质激素和 B 族维生素治疗。

4. 舞蹈症可用氟哌啶醇治疗。

5. 颅内压增高可使用降低颅内压等药物治疗。

6. 无菌性脑膜炎可以用激素治疗。

7. β-七叶皂苷钠有激素样作用，既可抗脑水肿又可发挥免疫调节作用，但该药易导致静脉炎，注射部位可出现疼痛。

（三）SLE 治疗

SLE 主要治疗方法是肾上腺糖皮质激素或免疫抑制治疗或两者合用。

1. 目前普遍采用甲泼尼龙冲击治疗，然后给予地塞米松或泼尼松治疗。

2. 免疫抑制剂治疗，如环磷酰胺、硫唑嘌呤静脉注射，氨甲蝶呤鞘内注射等治疗。

应注意激素和免疫抑制剂的不良反应和继发感染。

本病预后不良，晚期出现多器官衰竭，特别是肾衰竭，也可死于癫痫、大面积脑梗死以及药物不良反应等。

第四节　甲状腺疾病神经系统并发症

一、甲状腺功能亢进的神经系统病变

甲状腺功能亢进症简称甲亢，是指由多种原因导致的甲状腺功能增强，甲状腺激素分泌过多引起的多系统受累的高代谢症候群。可累及多种系统，包括循环系统、消化系统、神经系统等。甲亢相关的神经系统病变起病可急可缓，急性多见，多由服药不规则或停药诱发，也可独立存在。

发病机制：甲亢神经系统损害的机制尚不清楚，可能是甲状腺激素大量释放，使神经细胞线粒体氧化过程加速，消耗大量能量，导致细胞缺氧及能量不足所致。

（一）甲状腺毒性脑病

1. 临床表现

（1）不同程度的意识障碍，大量错觉、幻觉以及明显的精神运动性兴奋，患者可很快进入昏迷状态。

（2）还可表现为去皮质状态、癫痫发作、延髓麻痹、锥体束受累、脊髓丘脑束受累、锥体外系受累等。

（3）精神异常可为兴奋状态，亦可为抑郁状态。

2. 辅助检查

（1）脑脊液示无色透明，细胞数多正常，可有压力增高及蛋白质含量升高。

（2）脑电图示中、重度异常，以弥漫的高波幅慢波为主。

（3）头颅 CT 早期多示正常，也可在额颞区、半卵圆中心及基底核出现欠均匀低密度灶。

（4）头 MRI 可见相应部位长 T_1、长 T_2 异常信号。

（二）急性甲状腺毒性肌病

1. 较为罕见，表现为发展迅速的肌无力，严重时可在数日内发生软瘫。

2. 常侵犯咽部肌肉而发生吞咽及发音障碍，甚至累及呼吸肌引起呼吸麻痹。

3. 少数患者可侵犯眼肌及其他脑神经所支配的肌肉。

4. 肌腱反射常降低或消失，肌萎缩不明显，括约肌功能保留，无感觉障碍。

（三）慢性甲状腺毒性肌病

1. 中老年男性常见，儿童少见。

2. 特点为进行性肌萎缩与肌力下降，而甲亢症状并不明显。

3. 易侵犯近端肌，伸肌较屈肌更易受累。

4. 少数患者可同时侵犯肢体远端肌和面肌，但无单纯远端肌萎缩者。

5. 一般肌萎缩与肌无力程度一致，但有些女性患者肌力下降明显而萎缩不明显。

6. 本病常同时侵及双侧，少数可以单侧为主。

7. 肌腱反射正常或亢进，少数患者萎缩肌肉可伴束颤。

（四）甲状腺毒性周期性瘫痪

1. 甲亢合并周期性瘫痪的概率为 1.9%～6.2%，男性多见。

2. 发作特点为常在夜间或白天安静时突然发生肢体软瘫。

3. 主要累及近端肌，很少累及躯干和头颈部。

4. 可伴有自主神经障碍，如心动过缓或过速、低血压、呕吐、烦渴、多汗、瘫痪及水肿等。

5. 血钾降低，但补钾并不能改善肌力。

二、甲状腺功能减退性神经病变

甲状腺功能减退症（简称甲减）性脑损害，主要表现为不同程度的神经精神症状。轻者记忆减退、反应迟钝、精神抑郁、淡漠、轻度智能障碍等；重者走路不稳、共济失调、嗜睡、痴呆、精神错乱，甚至出现甲减性昏迷而死亡。甲减如为先天性或发生在出生后早期，可引起精神发育不良，智能缺陷。

（一）甲减性脊神经病

甲减性脊神经病变较常见，表现为四肢远端感觉异常，如刺痛、麻木、烧灼感等。其中一半有感觉症状，如振动觉、痛觉及触觉障碍；部分患者有手套/袜套样感觉障碍。

（二）甲减性脑神经病

甲减性脑神经病变可有嗅、味、视、听觉减退，真性眩晕，视物模糊、视野缺损、视神经萎缩。视觉改变一般认为是甲减继发脑垂体肿大压迫视神经所致。此外也可有三叉神经痛及面神经麻痹。

需要注意的是，甲减极易导致阻塞型睡眠呼吸暂停低通气综合征，进而引起头昏、嗜睡、认知功能受损。

本病经甲状腺素治疗后，大部分临床症状可很快消失，预后良好。

三、桥本脑病

桥本脑病（HE）是一种与自身免疫性甲状腺疾病相关的脑病。以抗甲状腺抗体增高为特征，而甲状腺功能可为正常、亢进或低下。本病病程呈复发—缓解或进展性，应用激素后可有显著疗效，所以桥本脑病又被称为自身免疫性甲状腺炎相关的激素反应性脑病（SREAT）。

1. 发病机制　目前 HE 的发病机制尚不清楚，其发生与甲状腺功能水平无关，抗甲状腺抗体也不是导致脑病的直接原因。多认为甲状腺炎和脑病都与免疫系统的过度激活有关，可能与以下因素相关。

（1）自身免疫反应介导微血管病变导致的脑内低灌注。

（2）促甲状腺激素过度释放引起的毒性效应。

（3）自身免疫性复合物攻击髓磷脂碱性蛋白触发脑血管性炎症而造成脑水肿。

（4）甲状腺组织与神经组织有共同的抗原决定簇，因此在病理状态下产生的自身抗体可同时对神经细胞或 α-烯醇化酶（NAE）产生免疫杀伤作用。

2. 病理改变　主要为脑实质内毛细血管周围、动静脉、脑膜血管周围特别是以静脉为中心的淋巴细胞浸润及髓鞘和（或）轴突损害。

3. 临床表现　本病多急性或亚急性起病，少数慢性起病，中年女性多见。根据发病类型可分为两类。

（1）卒中样发作型：为本病特异症状之一，病程呈复发—缓解形式，临床表现为锥体束症状如偏瘫、四肢瘫，也可出现失语、失用、失读、小脑性共济失调、感觉障碍等。

（2）进展型：多为精神症状，幻觉以幻听为多，兴奋症状如激越、易怒、不安等。亦可出现抑郁、淡漠、意志缺乏、认知功能低下，也可有妄想、人格改变、行为异常等。

4. 诊断

（1）抗甲状腺过氧化物酶抗体（抗 TPO 抗体）阳性，可高出正常几倍或几百倍；抗甲状腺球蛋白抗体（抗 TG 抗体）可以阳性也可以阴性。

（2）脑脊液可见蛋白质含量正常或轻度升高，但也有达 300mg/dl 者，细胞数轻度增加。

（3）脑电图呈全面慢波，亦可出现三相波、棘波、棘慢波、突发性慢波；本病虽然可以全身性痉挛为多发症状，但在脑电图上呈现癫痫样改变者少，这可能为本病的特征之一。

（4）大部分患者 CT、MRI 无特异性改变，或 MRI 显示非特异性的大脑皮质下白质区 T_2WI、FLAIR 高信号，随着病情好转，白质区高信号可以恢复正常。

（5）SPECT：显示脑部低血流信号，主要发生在额叶，其次是颞叶、顶叶、枕叶及小脑半球。

5. 治疗

（1）类固醇：为首选治疗药物，给药后 1～2 天多数患者开始出现明显的效果；对于症状反复出现者可重复用药。

（2）免疫抑制剂：如环磷酰胺、硫唑嘌呤。

（3）免疫球蛋白治疗、血浆交换治疗。

（4）极少数患者可自愈；如治疗合理、及时，本病预后良好。